DIAGNOSTIC ET TRAITEMENT

DES

AFFECTIONS OCULAIRES

PAR LES DOCTEURS

X. GALEZOWSKI
PROFESSEUR LIBRE D'OPHTHALMOLOGIE

V. DAGUENET
MÉDECIN-MAJOR DE 1re CLASSE

III

NERF OPTIQUE
ANOMALIES DE LA RÉFRACTION. — TROUBLES
DE L'ACCOMMODATION. — MUSCLES DE L'ŒIL
PAUPIÈRES. — VOIES LACRYMALES
ORBITE. — BLESSURES DE L'ŒIL
P. 673 A 1094
Titre, Préface, Table.

Avec figures intercalées dans le texte.

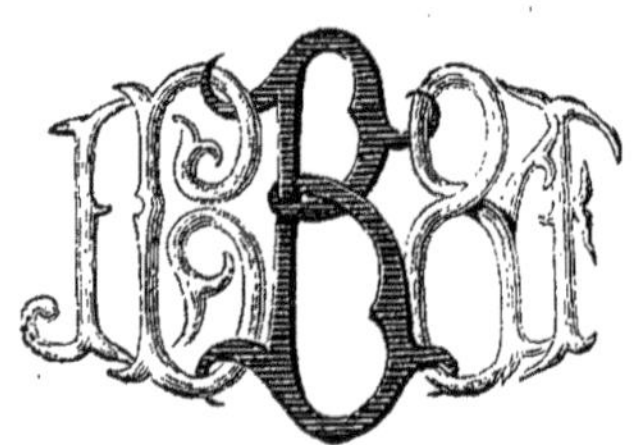

PARIS
LIBRAIRIE J.-B. BAILLIÈRE ET FILS
19 rue Hautefeuille, près du boulevard Saint-Germain
1885

Ce fascicule doit être remis gratis aux souscripteurs.

DIAGNOSTIC ET TRAITEMENT

DES

AFFECTIONS OCULAIRES

DU MÊME AUTEUR

Traité des maladies des yeux. *Deuxième édition.* Paris, 1875. 1 vol. in-8 de xvi-980 pages, avec 416 figures .... 20 fr.
— *Le même*, cartonné .... 21 fr.

Traité iconographique d'ophthalmoscopie, comprenant la description des différents ophthalmoscopes, l'exploration des membranes internes de l'œil et le diagnostic des affections cérébrales et constitutionnelles, 2e *édition*. Paris, 1886, 1 vol. gr. in-8 de 355 pages accompagné d'un atlas de 28 planches chromolithographiées, cartonné .... 35 fr.

Du Diagnostic des maladies des yeux par la chromatoscopie rétinienne, précédé d'une étude sur les lois physiques et physiologiques des couleurs. Paris, 1868, 1 vol. in-8 de 267 pages avec 31 figures, une échelle chromatique comprenant 44 teintes et cinq échelles typographiques tirées en noir et en couleurs .... 7 fr.

Échelles optométriques et chromatiques pour mesurer l'acuité de vision, les limites du champ visuel et la faculté chromatique, accompagnées de tables synoptiques pour le choix des lunettes. Paris, 1883, 1 vol. gr. in-8 avec 34 pl. noires et col., cart .... 7 fr. 50

Échelles portatives des caractères et des couleurs, pour mesurer l'acuité visuelle. Paris, 1880, in-18 obl., 34 pl. noires et coloriées, cart .... 2 fr. 50

Schéma du champ visuel, 100 feuilles .... 2 fr. 50

Étude ophthalmoscopique sur les altérations du nerf optique et sur les maladies cérébrales dont elles dépendent. Paris, 1866, 1 vol. in-8 de 1800 pages, avec une pl. en chromolithographie .... 5 fr.

Sur les altérations de la rétine et de la choroïde dans la diathèse tuberculeuse. Paris, 1867, in-8 de 16 pages, avec une pl. en chromolithographie ...... 2 fr.

Des Amblyopies et des Amauroses toxiques, 1879, 1 vol. in-8 .... 3 fr. 50

Des Cataractes et de leur traitement. 1er *fascicule*. Paris, 1885, 259 pag. 3 fr. 50

Journal d'Ophthalmologie. Recueil pratique de médecine et de chirurgie oculaires. Paris, 1872, 1 vol. in-8, avec figures.

Recueil d'Ophthalmologie. 1874 à 1878, 5 vol. in-8. — Nouvelle série, 1879 à 1885, tomes I à VII.

Migraine ophthalmique, 1 vol. in-8.

TRAVAUX DE M. LE Dr DAGUENET :

Manuel d'ophthalmoscopie, diagnostic des maladies profondes de l'œil. Paris, 1875, 1 vol. in-18 avec figures .... 4 fr.

3554-85 — Corbeil. — Typ. et stér. Crété.

DIAGNOSTIC ET TRAITEMENT

DES

AFFECTIONS OCULAIRES

PAR LES DOCTEURS

X. GALEZOWSKI
PROFESSEUR LIBRE D'OPHTHALMOLOGIE

V. DAGUENET
MÉDECIN-MAJOR DE 1re CLASSE

Avec figures intercalées dans le texte

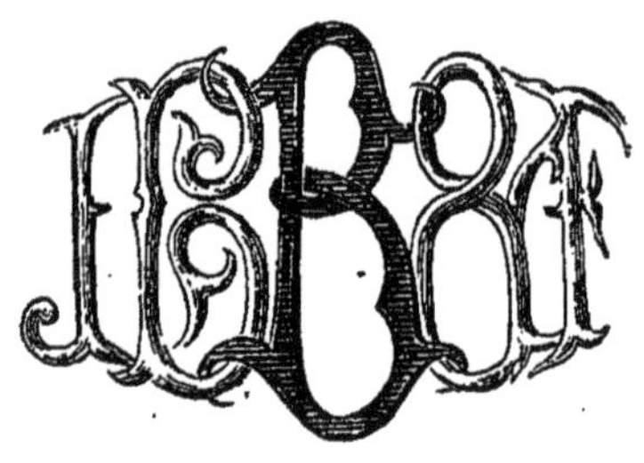

PARIS
LIBRAIRIE DE J.-B. BAILLIÈRE ET FILS
19, Rue Hautefeuille, près le boulevard Saint-Germain

1886

PRÉFACE

Les affections oculaires tiennent une grande place dans la pathologie, d'autant que, dans ces dernières années, leur domaine s'est considérablement étendu, et que leur étude est devenue nécessaire, non seulement aux ophthalmologistes, mais aussi à tous les médecins en général.

Pour bien connaître ces maladies, on ne peut pas se contenter d'une simple exposition de leur symptomatologie, mais il faut encore, et surtout, chercher à développer le diagnostic différentiel, dont la connaissance permettra d'assigner à chacune des lésions oculaires le rôle qui lui incombe relativement à la constitution de l'organisme tout entier.

Le diagnostic des affections oculaires a atteint un degré de précision qui dépasse, on peut bien le dire, celui des autres branches de la médecine. Il le doit aux méthodes d'exploration, aussi variées qu'exactes, auxquelles l'œil se prête merveilleusement et qui ont été mises en pratique pendant ce dernier quart de siècle.

On pourrait être tenté, d'après cela, de croire que le toucher, la palpation, l'examen ophthalmoscopique, la chromatoscopie, la réfraction, l'examen de l'acuité visuelle et du champ périphérique, sont des moyens d'investigation tellement infaillibles, que rien ne peut leur échapper.

Néanmoins, le diagnostic des maladies des yeux n'est pas exempt de difficultés, il exige surtout de la part du praticien une très grande sagacité pour découvrir les causes qui leur ont donné naissance.

Cela tient d'abord à ce que l'œil se compose de tissus variés, qui peuvent subir des atteintes, soit isolément, soit simultanément, et sous l'influence d'une seule cause ou de plusieurs à la fois. De plus, les membranes de l'œil ont entre elles des rapports très intimes, elles sont souvent alimentées par les mêmes vaisseaux, innervées par les mêmes nerfs; il n'est donc pas surprenant que leurs altérations ne restent pas toujours limitées à la partie primitivement atteinte, mais envahissent de proche en proche les membranes voisines, créant ainsi des complications qui sont souvent plus graves que la maladie elle-même, et dont il importe au plus haut point de reconnaître la nature et la filiation morbides. Enfin, les affections oculaires sont souvent sous la dépendance des diathèses, ou bien elles sont amenées par des altérations du cerveau, du cœur, des reins, de l'utérus, etc.

Reconnaître ces différentes causes d'après l'état des membranes de l'œil, tel est le but que nous nous sommes proposé d'atteindre, en donnant les plus grands développements à l'étude des phénomènes qui sont propres à éclairer le diagnostic.

La thérapeutique découle du diagnostic précis : en le connaissant, on évitera facilement de grosses erreurs dans la prescription du traitement. C'est pourquoi nous avons cru utile de réunir dans cet ouvrage ces deux branches capitales de l'ophthalmologie, et de leur consacrer tous les développements que méritait l'importance des questions que nous avions à approfondir.

Dans l'étude de la thérapeutique, nous avons rappelé les

propriétés des médicaments, afin de mieux connaître les armes que nous avons à manier.

Nous nous sommes également efforcés de mettre en relief les indications à remplir dans chaque affection, afin que le traitement soit toujours assis sur des bases rationnelles.

Ce traité comprend d'abord les maladies de la *conjonctive*, de la *cornée*, de la *sclérotique*, de l'*iris*, du *cristallin*, du *corps vitré*, de la *choroïde*, de la *rétine* et du *nerf optique*. Viennent ensuite les troubles de la *réfraction* et de l'*accommodation*, les affections des *muscles*, les maladies des *paupières*, des *voies lacrymales*, de l'*orbite*.

Enfin nous terminons par un exposé des *blessures de l'œil*, sujet que nous avons préféré traiter à part et dans son ensemble, plutôt que d'en éparpiller la description à l'occasion de l'étude de chaque membrane en particulier.

Ce travail est le résumé d'une expérience déjà longue, que nous avons acquise dans la pratique des affections oculaires ; aussi espérons-nous que nos confrères y trouveront quelques conseils utiles, et qu'ils réserveront à cet ouvrage le même accueil bienveillant qu'ils ont toujours accordé aux travaux publiés antérieurement par chacun de nous.

X. GALEZOWSKI, V. DAGUENET.

Paris, le 15 septembre 1885.

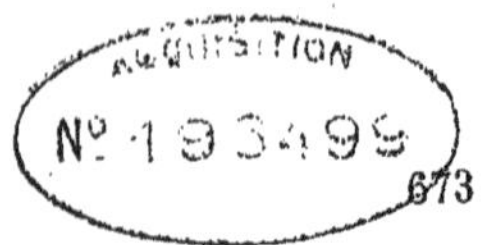

l'œil, bien propre à éveiller la sollicitude des parents. Beer regardait ce reflet chatoyant de l'œil comme pathognomonique du cancer de la rétine ; mais l'expérience a appris qu'il peut aussi exister, quoique plus rarement, dans le sarcome de la choroïde et dans certaines choroïdites suppuratives.

De ces deux affections, il est facile d'éliminer la première, puisque l'âge seul du malade le permet et que nous pouvons avancer qu'il n'y a pas de gliome de la rétine après douze ou quinze ans, et qu'il n'existe pas de sarcome de la choroïde avant quinze ou vingt ans. Mais autant ce diagnostic est simple, autant il est quelquefois difficile de séparer le gliome de la rétine de la choroïde purulente. Nous ne possédons en effet aucun signe distinctif absolument certain, de sorte que c'est par l'ensemble des caractères propres à ces deux affections, et par l'étude des conditions dans lesquelles elles se produisent, que nous pouvons arriver à les reconnaître. Voici mis en parallèles les principaux traits saillants qui peuvent servir de guide :

GLIOME DE LA RÉTINE.	CHOROÏDITE PURULENTE.
1° Se développe pendant la vie intra-utérine et apparaît surtout pendant les deux premières années de la vie. On ne le rencontre plus après l'âge de quinze ans.	1° Se développe quelquefois aux mêmes périodes de la vie que le gliome.
2° Se manifeste sans cause connue et quelquefois chez les enfants d'une même famille.	2° Se manifeste quelquefois sans cause connue, mais souvent à la suite d'accidents cérébraux ou d'une méningite cérébro-spinale.
3° Débute et progresse d'une façon silencieuse, sans aucun phénomène de réaction.	3° Des phénomènes de réaction marquent souvent le début de la choroïdite purulente : quelques rechutes inflammatoires en traversent le cours et des synéchies postérieures en révèlent la nature.

4° A la lumière solaire (Knapp), le gliome a un aspect jaune doré métallique.

5° Tension intra-oculaire augmentée.

4° Aspect plus terne et plus grisâtre des masses suppuratives.

5° Tension intra-oculaire diminuée.

Mais ces différents caractères ne sont pas toujours suffisamment tranchés pour ne permettre aucune confusion, et les cliniciens les plus expérimentés ont pu commettre des erreurs, ce qui doit nous engager à la plus grande circonspection.

4° *Avec un glaucome simple.* — Dans la période glaucomateuse, le diagnostic se fonde sur le reflet du fond de l'œil et sur ce fait que chez les enfants le glaucome est toujours symptomatique. En conséquence, s'il n'existe aucune lésion de la cornée, de l'iris, du cercle ciliaire ou du cristallin qui puisse l'expliquer, on est en droit de l'attribuer à une néoplasie du fond de l'œil.

5° Enfin lorsque la tumeur a perforé le globe, elle ne saurait être méconnue, grâce à son aspect fongueux, saignant, et à sa rapide propagation.

Traitement. Le traitement consiste dans l'énucléation de l'œil, en ayant soin de sectionner le nerf optique le plus loin possible, car on n'est jamais assuré de son intégrité parfaite. Cette opération doit être pratiquée dès que la nature de la maladie est reconnue, mais on ne sera en droit de compter sur un succès définitif qu'après un intervalle de trois à quatre ans. A ce sujet, les recherches du Dr Vetsch, médecin assistant du professeur Horner, sont très instructives.

Sur un total de treize enfants opérés de gliome de la rétine par énucléation, Vetsch rapporte qu'il y eut d'abord huit morts rapides par récidive et cinq survivants. Les récidives se firent cinq fois dans l'orbite, en moyenne cinq à six semaines après l'opération, et la mort survint vers la onzième semaine. Toutefois, pour expliquer ces récidives aussi promptes, l'auteur fait remarquer que dans cinq cas il existait, au moment de l'opération, des symptômes semblant indiquer un commencement de propagation de la maladie dans l'orbite (légère exophthalmie).

Sur les cinq survivants, l'un eut une récidive sur la parotide, après un intervalle de trois ans; un autre fut atteint d'un gliome de l'autre œil, également trois ans après l'opération. Quant aux trois derniers, deux peuvent être regardés comme définitivement guéris, car l'opération remonte chez le premier à neuf ans, chez le second à sept ans; le troisième, n'étant opéré que depuis huit mois, continue à être tenu en observation.

Une telle statistique prouve bien toute la gravité de la maladie et nous fait voir que l'intervention est loin d'être toujours favorable; toutefois c'est la seule ressource qui reste, car Vetsch nous apprend, comme on pouvait du reste s'y attendre, que dans neuf cas où l'on n'a tenté aucune opération, la mort a toujours eu lieu, seize mois en moyenne après le début de la maladie.

L'affection prend surtout un caractère de gravité considérable, lorsque la tumeur a perforé la coque oculaire et envahi l'orbite. Il est alors nécessaire de procéder à l'extirpation de toutes les parties molles de cette cavité, en y joignant même le grattage du périoste avec une rugine. Cette opération peut compter comme une des plus graves de la chirurgie, mais quelques succès publiés sont de nature à enhardir l'opérateur et à lui laisser quelque espoir.

MALADIES DU NERF OPTIQUE

ORIGINES DES NERFS OPTIQUES. — ASPECT PHYSIOLOGIQUE DE LA PAPILLE. — ATROPHIE DE LA PAPILLE. — NÉVRITE OPTIQUE. — TUMEURS DU NERF OPTIQUE.

ORIGINES DES NERFS OPTIQUES

« Dans le plan général de l'économie, dit le professeur Charcot, les nerfs encéphaliques doivent rencontrer, avant de pénétrer dans le cerveau, un ou plusieurs amas de substance grise qu'on est convenu d'appeler des noyaux d'origine, et ce sont des expansions nées dans ces noyaux, qui d'une façon indirecte mettent ces nerfs en rapport avec l'écorce grise des hémisphères cérébraux. »

Les nerfs optiques n'échappent pas à cette loi, et de fait, on les voit prendre leur origine à la base de l'encéphale, dans trois noyaux de substance grise qui sont la couche optique, les corps genouillés et les tubercules quadrijumeaux. Quelques détails relatifs à cette disposition anatomique sont ici nécessaires.

On sait que les nerfs optiques, à leur origine apparente, naissent par trois racines, l'une grise et les deux autres blanches. La racine grise, dont nous ne nous occuperons pas, est située au-devant et au-dessus du chiasma et dépend de la masse grise qui revêt les hémisphères. Les racines blanches sont constituées par le dédoublement de chaque bandelette optique, nom que prennent les nerfs optiques après s'être entre-croisés dans le chiasma : l'une de ces racines est externe, l'autre est interne.

La racine externe, qui est de beaucoup la plus importante, prend naissance dans trois amas de substance grise par trois faisceaux différents : le premier est destiné au corps genouillé externe, qui par sa structure est un véritable centre nerveux; le second pénètre dans la couche optique (Meynert, Huguenin); le troisième se rend dans le tubercule quadrijumeau antérieur du même côté (Gratiolet, Vulpian).

La racine interne pénètre dans le corps genouillé interne, qui n'est qu'un centre nerveux rudimentaire ; après l'avoir traversé, les fibres arrivent, comme celles de la racine externe, au tubercule quadrijumeau antérieur correspondant. On pourrait croire d'après cela que les tubercules quadrijumeaux postérieurs ne prennent aucune part à la vision, ce qui a probablement lieu chez beaucoup d'animaux; mais, d'après Huguenin, ils sont reliés chez l'homme à la racine interne, soit directement, soit par l'intermédiaire du corps genouillé interne, de sorte qu'ils jouent aussi un certain rôle dans la fonction visuelle.

De telles recherches anatomiques sont pleines de difficultés et fécondes en erreurs, mais l'anatomie pathologique et expérimentale leur prête souvent un singulier appui. C'est ainsi qu'on a pu se rendre compte que chez certains animaux, la racine externe des nerfs optiques est la seule qui serve à la vision. En effet, Gudden ayant enlevé les yeux de jeunes lapins a vu, après plusieurs mois, une atrophie consécutive se manifester sur les couches optiques, les corps genouillés externes et les tubercules quadrijumeaux antérieurs (nates), tandis que les corps genouillés internes et les tubercules quadrijumeaux postérieurs (testes) étaient indemnes.

Chez l'homme au contraire, la racine blanche interne concourt aussi à la vision et les tubercules quadrijumeaux postérieurs y prennent part, car Charcot, confirmant les recherches d'Huguenin, a eu occasion de voir plusieurs fois, dans l'atrophie papillaire tabétique, la dégénérescence grise arriver par l'intermédiaire des bandelettes optiques jusqu'aux corps genouillés, tandis que les nates et les testes avaient subi eux-mêmes une notable atrophie.

Maintenant comment les centres dont nous venons de parler sont-ils mis en connexion avec l'écorce de l'encéphale? quel est le chemin intra-cérébral que parcourent les fibres optiques? à quelle région corticale aboutissent-elles? Ici les dispositions sont tellement compliquées et tellement inextricables que toutes ces questions sont loin d'être résolues. Toutefois certains points paraissent acquis, et si on ne peut encore suivre pas à pas les fibres nerveuses optiques, on connaît au moins la direction générale qu'elles prennent et les principales étapes qu'elles parcourent dans leur trajet intra-cérébral.

La connexion des centres avec l'écorce s'établit par les expansions postérieures de la couche optique, expansions qui sont souvent désignées sous le nom de radiations optiques de Gratiolet, du nom de l'anatomiste qui les a découvertes. Ces radiations ou faisceaux de fibres se mettent de suite en rapport avec les fibres de la capsule interne, ainsi que les faits expérimentaux et pathologiques le prouvent, et voici les considérations intéressantes auxquelles cette disposition donne lieu.

On sait que la partie postérieure de la capsule interne constitue un espace circonscrit, une sorte de carrefour, selon l'expression de Charcot, où se rencontrent toutes les fibres sensitives de la moitié opposée du corps, aussi bien celles qui président à la sensibilité spéciale de chaque sens que celles de la sensibilité générale. Il en résulte qu'une seule lésion peut les altérer toutes, ce qui donne lieu au syndrôme connu sous le nom d'hémianesthésie cérébrale, syndrôme qui correspond à un siège fixe et constitue une localisation cérébrale distincte.

Dans cette hémianesthésie à laquelle prennent part tous les sens, l'œil présente tous les caractères d'une véritable amblyopie. Ce fait a lieu de surprendre, car, d'après la théorie généralement acceptée de la semi-décussation des fibres optiques dans le chiasma, toute lésion intra-cérébrale unilatérale devrait produire l'hémianopsie. Ainsi l'hémisphère gauche, par exemple, recevant les fibres de la moitié gauche de chaque rétine, ses lésions devraient retentir sur chaque œil et donner lieu à une hémianopsie homonyme gauche. Cependant il n'en est rien et c'est bien une véritable amblyopie de l'œil droit que l'on constate, l'autre restant indemne, ce qui prouve bien que toutes les fibres optiques droites se réunissent dans l'hémisphère gauche et subissent par conséquent un entre-croisement complet.

Pour donner une explication satisfaisante de ce fait, tout en n'abandonnant pas la théorie de la semi-décussation dans le chiasma, Charcot a émis des idées nouvelles sur le trajet des fibres optiques. Dans un schéma devenu classique, il admet que les fibres qui n'ont pas subi l'entre-croisement dans le chiasma s'entre-croisent plus loin, dans les tubercules quadrijumeaux par exemple, de sorte que l'entre-croisement des fibres optiques finit par être total. Toutes se trouvent ainsi réunies dans la capsule interne du côté opposé, et on comprend alors à merveille qu'une lésion de cette région donne lieu à l'amblyopie unilatérale croisée.

Au delà du carrefour sensitif, les fibres s'éparpillent en éventail pour gagner l'écorce cérébrale. Il semblerait en résulter qu'une lésion en foyer d'un hémisphère doit toujours donner lieu à l'amblyopie croisée et c'est, en effet, ce que l'on observe dans un grand nombre de cas; mais ce qui complique singulièrement la question, c'est que certains faits parfaitement constatés (thèses de Bellouard, de Feré) sont venus prouver que lorsque la lésion siège vers l'écorce des circonvolutions, ce n'est plus l'amblyopie croisée que l'on observe, mais de nouveau l'hémianopsie, comme dans la lésion des bandelettes optiques. Il faut donc admettre, avec Grasset, que les fibres qui se sont entre-croisées dans les tubercules quadrijumeaux, après une incursion dans l'hémisphère opposé, subissent un nouvel entre-croisement en sens inverse du premier, qui les fait retourner dans l'hémisphère d'où elles sont parties et les assimile de nouveau à des fibres directes.

Pouvons-nous poursuivre plus loin le trajet des fibres nerveuses et déterminer le centre sensoriel de la vision? On se rappelle que Flourens provoquait la cécité chez les animaux en enlevant l'extrémité postérieure des hémisphères et tout fait présumer qu'on doit placer le centre visuel dans l'écorce du lobe occipital. Ferrier, cherchant à préciser davantage, le localisa dans le gyrus angulaire. Munck admet que les fibres nerveuses émanées de différentes parties de la rétine aboutissent à des stations corticales particulières, à des sphères visuelles plus ou moins bien circonscrites, situées dans l'écorce du lobe occipital. Mais des localisations aussi précises sont loin d'être démontrées et ne constituent encore que des hypothèses.

ASPECT PHYSIOLOGIQUE DE LA PAPILLE

La papille est l'extrémité intra-oculaire du nerf optique, dont elle représente en quelque sorte la coupe. C'est elle qui sert de point de repère pour toutes les explorations méthodiques du fond de l'œil; c'est elle qui est le siège des lésions qui compromettent le plus souvent la vision; c'est son diamètre qui est pris comme unité de mesure pour évaluer l'étendue des altérations des membranes profondes, de sorte qu'il y a un intérêt considérable à bien la connaître, à l'état physiologique et à l'état pathologique. Étudions donc avec soin ses principaux caractères.

1. *Aspect.* — La papille se présente sous l'apparence d'un disque arrondi ou d'un ovale à grand axe vertical, dont la coloration blanc rosé tranche vigoureusement sur le fond rouge de l'œil et dont le centre est le point d'émergence des vaisseaux rétiniens.

2. *Situation.* — Elle n'est pas située sur l'axe antéro-postérieur de l'œil, ce qui ne saurait être puisqu'elle constitue un punctum cœcum, mais elle est placée à trois ou quatre millimètres en dedans de cet axe et à deux millimètres au-dessous environ.

3. *Forme.* — Sa forme est ordinairement circulaire, quelquefois ovalaire dans un sens ou dans un autre. Cet aspect ovalaire est souvent physiologique, surtout si le grand axe de l'ovale est vertical; mais il peut être pathologique, c'est-à-dire déterminé par l'astigmatisme. Pour différencier ces deux états, il suffit d'examiner l'œil à l'image droite et à l'image renversée. Si l'astigmatisme est en jeu, la forme de l'ovale change selon le mode d'examen : à l'image droite, par exemple, son grand axe est ver-

tical; à l'image renversée, il est horizontal et inversement.

4. *Coloration.* — La coloration générale de la papille est d'un blanc rosé demi-transparent, teinte qui lui est donnée par les fibres nerveuses et par les capillaires. Cette coloration, variable selon les individus et selon l'âge, paraît d'un rouge plus foncé chez les enfants et les personnes pléthoriques que chez les vieillards et les anémiques. Ce sont là des variations de teinte avec lesquelles il est important de se familiariser, afin de ne pas confondre un état physiologique avec un état pathologique.

Nous devons aussi remarquer que la coloration de la papille n'est pas uniforme. Sous ce point de vue, on a divisé le disque optique en trois zones distinctes :

Au centre, la papille est blanche dans une étendue plus ou moins grande. Cette blancheur correspond à une petite excavation centrale physiologique, due à l'inflexion des fibres nerveuses, dont l'épanouissement se fait du centre à la périphérie. Comme cette excavation peut varier d'étendue et occuper quelquefois le tiers ou le quart de la papille, il en résulte que la partie blanche centrale est elle-même plus ou moins grande.

La zone environnante est rosée : c'est elle qui représente la presque totalité de la papille, à moins d'excavation physiologique exceptionnellement étendue, et c'est principalement sur sa coloration que l'on se base, pour juger de l'état normal ou pathologique du nerf optique. Il est utile de rappeler ici que la moitié temporale de la papille est toujours plus blanche que la moitié nasale (image droite), par suite d'une inégale répartition des fibres nerveuses et des vaisseaux sanguins.

Enfin, la troisième zone ou la zone la plus périphérique

est représentée par un cercle blanchâtre étroit et plus ou moins complet qu'on appelle anneau sclérotical.

5. *Contour.* — La papille a un contour net, bien limité, et bien distinct de la rétine avoisinante. Elle est souvent entourée d'un petit anneau blanchâtre complet ou en forme de croissant, dû à ce que le trou choroïdien, destiné à livrer passage aux fibres nerveuses, est plus grand que le trou sclérotical et permet de voir la coloration blanche de la sclérotique tout autour du nerf optique (anneau sclérotical). On peut donc souvent en réalité distinguer à la papille une limite scléroticale interne et une limite choroïdienne externe, celle-ci présentant fréquemment de petits amas pigmentaires d'une étendue variable.

6. *Grandeur.* — Le diamètre réel de la papille est d'environ 1^{mm} 1/2, mais sa grandeur apparente dépend : 1° du numéro de la lentille dont on se sert ; 2° de la réfraction de l'œil observé ; 3° du procédé d'examen par l'image renversée ou par l'image droite.

Ainsi, plus la lentille employée est forte, plus elle concentre les rayons lumineux dans un petit espace et plus l'image est bien éclairée mais petite.

D'un autre côté, la papille de l'œil hypermétrope paraît plus grande que celle de l'œil myope, ce qui tient à ce que les rayons lumineux sortent de l'œil à l'état de divergence dans le premier cas, à l'état de convergence dans le second. Il est facile, en effet, de se rendre compte que la même lentille réunira en un plus petit espace des rayons lumineux déjà convergents que des rayons au contraire divergents.

Mais c'est surtout le choix du procédé d'examen qui a l'influence la plus considérable sur la grandeur apparente du disque optique. Ainsi, le calcul nous apprend que la papille vue à l'image renversée apparaît quatre ou cinq fois plus grosse qu'elle ne l'est en réalité, tandis que l'image droite donne un agrandissement d'environ quatorze diamètres.

Vascularisation. — Les véritables vaisseaux nourriciers de la papille sont les vaisseaux capillaires. Ceux-ci lui viennent de plusieurs sources : en premier lieu, des artères cérébrables, par l'intermédiaire des gaînes du nerf optique; en second lieu, des vaisseaux ciliaires postérieurs (Leber) et enfin des vaisseaux centraux eux-mêmes (Sappey).

Les gros vaisseaux qui émergent de son centre sont principalement destinés à la rétine : ce sont l'artère et la veine centrale.

L'artère centrale vient de l'ophthalmique, pénètre dans le nerf à un centimètre environ de la sclérotique et arrive sur la papille où elle se sépare en deux branches, l'une supérieure et l'autre inférieure. Lorsque ces branches ont atteint la périphérie du disque optique, elles se divisent de nouveau et se subdivisent, mais sans s'anastomoser entre elles ni avec les vaisseaux de la choroïde. Vu dans son ensemble, leur trajet représente une courbe dont la concavité regarde la macula, d'où il résulte que la moitié temporale de la rétine est moins riche en vaisseaux que la moitié nasale.

La veine centrale se bifurque dans l'intérieur même du nerf optique (Donders), de sorte qu'elle apparaît sur la papille sous la forme d'une ou plusieurs branches accompagnant les artères et se subdivisant de la même façon.

Ainsi constitués, les vaisseaux rétiniens se distinguent facilement des vaisseaux choroïdiens. Leur émergence du centre de la papille, leur relief apparent, leur belle coloration rouge, leur disposition en ramifications régulièrement arborescentes, et enfin, dans certains cas, leur reflet blanchâtre, linéaire, sont autant de caractères qui les font aisément reconnaître. Bien différents de ceux-ci, les vaisseaux choroïdiens ne sont pas toujours apparents : lorsqu'ils sont visibles, ils se présentent sous forme de rubans aplatis, rougeâtres, s'entre-croisant d'une façon tout à fait irrégulière, ce qui ne permet jamais aucune confusion.

Les artères et les veines de la rétine sont également faciles à différencier les unes des autres. Les artères sont plus petites et plus superficielles que les veines, au devant desquelles elles passent le plus souvent. Elles sont, en outre, moins flexueuses, d'une coloration rouge clair, et laissent apercevoir sur leur trajet un reflet blanchâtre, linéaire, qui fait presque constamment défaut dans les veines. Leurs pulsations spontanées sont rares et toujours pathologiques.

Les veines au contraire sont grosses, sinueuses, d'un rouge plus sombre, et ne présentent que très rarement un reflet central blanchâtre. Leurs pulsations spontanées sont fréquentes et peuvent être considérées comme physiologiques.

Tels sont les principaux caractères distinctifs qui existent entre le système artériel et le système veineux de la rétine, mais nous devons nous arrêter ici sur quelques-uns de ces caractères et en donner l'explication.

Le reflet blanchâtre des artères nous intéresse en premier lieu. Il est dû à ce que les rayons lumineux qui traversent les parties centrales du vaisseau sont directement réfléchis d'arrière en avant, de sorte que ces parties paraissent vivement éclairées, tandis que ceux qui frappent les parois latérales sont réfléchis obliquement et donnent lieu à une coloration plus sombre. Si pareil phénomène n'a pas lieu pour les veines, c'est que celles-ci ont des parois plus aplaties : deviennent-elles cylindriques et tendues sous l'influence d'une pression intra-veineuse exagérée, le reflet blanchâtre se manifeste, mais c'est là un cas exceptionnel. Remarquons encore que c'est la coloration du sang qui donne lieu à ce reflet, et non les parois vasculaires elles-mêmes, car celles-ci sont complètement transparentes et invisibles à l'ophthalmoscope, lorsque les vaisseaux sont exsangues.

Les pulsations vasculaires constituent un phénomène non moins remarquable, dont il est important de comprendre la signification.

Le pouls veineux vient après le pouls radial et n'est appréciable que sur la papille, au point d'émergence des grosses veines. Il n'est pas continu et existe surtout chez les personnes dont la circulation vient d'être accélérée par la marche. Une légère pression du globe avec le doigt le provoque facilement.

En voici l'explication : lorsque le cœur se contracte, les vaisseaux artériels de l'œil reçoivent une plus grande quantité de sang. Le corps vitré en éprouve une certaine compression et comprime à son tour les veines qui deviennent plus petites. Aussitôt la systole du cœur terminée, celles-ci reprennent leur calibre normal et paraissent se dilater.

Quant aux pulsations artérielles, on peut les faire naître en pressant assez fortement l'œil avec le doigt; mais lorsqu'elles sont spontanées, elles sont toujours pathologiques et tiennent à une pression intra-oculaire exagérée (glaucome). Sous l'influence de cette pression, le calibre de l'artère diminue et peut même s'effacer complètement : mais arrive l'ondée sanguine envoyée par la systole cardiaque, qui écarte au-devant d'elle les parois affaissées du vaisseau et rétablit son calibre. Ces pulsations ne sont également visibles que sur la papille.

Papille avec excavation physiologique. — Nous venons de décrire la papille normale; la variété suivante s'éloigne plus ou moins de ce type classique, mais sans cesser d'être physiologique.

On sait que toute papille présente une légère dépression centrale, due au mode d'inflexion que prennent les fibres nerveuses pour s'épanouir dans la rétine. Dans certains cas, cette dépression est assez considérable pour occuper le quart ou même la moitié du disque optique et constituer une petite excavation que l'on désigne sous le nom d'*excavation physiologique*.

Cette excavation présente les caractères suivants : 1° Toute la partie excavée est blanche, décolorée et tranche ainsi sur la coloration rosée du reste de la papille.

2° A son niveau, les gros vaisseaux paraissent plus profondément situés que sur le reste du disque. On les voit s'incurver légèrement, pour sortir de l'excavation dont ils suivent la pente. Si celle-ci est taillée à pic, ce qui est rare, ils forment sur ses bords un coude d'autant plus prononcé qu'elle est plus profonde.

3° L'excavation physiologique est toujours partielle, caractère qui la distingue de l'excavation glaucomateuse qui est toujours totale, c'est-à-dire comprend toute la surface de la papille.

4° Enfin, elle n'a aucune influence sur la vision, qui reste normale.

ATROPHIES DE LA PAPILLE

Une papille atrophiée est une papille qui a perdu ses propriétés fonctionnelles et qui est devenue complètement blanche, par suite de la disparition de ses vaisseaux capillaires.

Cette affection reconnaît les causes les plus diverses et, sous ce point de vue, nous admettons les cinq principales variétés suivantes :

1° Atrophie progressive ;

2° Atrophie consécutive à la névrite optique;

3° Atrophie consécutive à l'ischémie de l'artère centrale (embolie, thrombose, etc.);

4° Atrophie consécutive à la rétinite pigmentaire et à des altérations vasculaires ;

5° Atrophie glaucomateuse ;

1° *Atrophie progressive.*

L'atrophie progressive est la forme la plus commune de la maladie, celle qui peut lui servir de type, car la plupart des symptômes qu'elle présente se retrouvent plus ou moins marqués dans les autres variétés d'atrophie. On en fait aisément le diagnostic, à l'aide des caractères suivants :

1° Symptômes ophthalmoscopiques.

1° *Aspect blanchâtre de la papille.* — L'aspect blanchâtre de la papille est le signe pathognomonique de l'atrophie. Dans cette affection, la papille conserve, en effet, la même forme et la même étendue qu'à l'état physiologique, mais elle perd sa coloration rosée, pour revêtir un aspect blanc nacré ou blanc bleuâtre, qui la fait vigoureusement ressortir sur le fond rouge de l'œil et rend son contour très accusé. Cette décoloration du disque optique tient à l'atrophie de ses vaisseaux capillaires qui lui viennent de la pie-mère par l'intermédiaire du névrilème interne et constituent ses véritables vaisseaux nourriciers. Quant aux gros vaisseaux, provenant de l'ophthalmique et plus spécialement destinés à la rétine, ils conservent pendant fort longtemps leurs dimensions normales et ne les perdent que dans les périodes très avancées de la maladie.

2° *Perte de transparence.* — En même temps que la papille se décolore, elle perd sa transparence, ce que l'on constate surtout par l'impossibilité d'apercevoir une partie du trajet intra-nerveux des vaisseaux rétiniens.

3° *Excavation atrophique.* — Le tissu de la papille atrophiée, étant devenu un peu moins résistant, se laisse légèrement refouler par la pression intra-oculaire : de là, une légère incurvation que prennent quelquefois les vaisseaux au niveau de l'anneau sclérotical.

Les symptômes fonctionnels, beaucoup moins importants pour le diagnostic que les précédents, forment cependant un ensemble assez caractéristique. 2° Symptômes fonctionnels.

1° *Début.* — Le début de la maladie est lent, insidieux, annoncé par un léger brouillard qui voile les objets et les rend confus, brouillard qui est surtout prononcé à la lumière vive et qui disparaît le soir au crépuscule.

2° *Acuité visuelle.* — L'acuité visuelle est rapidement compromise : le malade ne voit plus les objets éloignés et cesse de distinguer les fins caractères de l'échelle typographique ; il ne reconnaît bientôt plus que les grosses lettres et sa vue va sans cesse en s'affaiblissant, jusqu'à ce qu'il finisse par perdre toute perception lumineuse.

3° *Vision périphérique.* — La vision périphérique éprouve elle-même des altérations importantes. Le champ visuel se rétrécit, sinon tout au début de la maladie, du moins pendant son évolution. Ce rétrécissement s'opère, tantôt d'une façon concentrique, tantôt par secteurs disposés souvent symétriquement dans les deux yeux. Ce n'est que dans des cas très rares qu'on observe soit un scotome central, soit ce rétrécissement particulier du champ visuel, connu sous le nom d'hémiopie homonyme ou croisée.

4° *Dyschromatopsie.* — La dyschromatopsie est également un symptôme très important de l'atrophie. C'est le vert qui disparaît le premier, puis vient le tour du rouge : le jaune et le bleu sont les couleurs les plus persistantes.

Cette disparition des couleurs ne marche pas toujours de pair avec l'affaiblissement de la vision, mais elle a une grande valeur au point de vue du pronostic, car elle annonce d'avance les progrès de l'affection. Elle constitue du reste un phénomène tantôt précoce, tantôt tardif, qui joue un rôle important dans la distinction que l'on a cherché à établir entre les atrophies parenchymateuses et les atrophies interstitielles, ainsi que nous le verrons tout à l'heure.

5° *Nyctalopie.* — Le malade voit toujours mieux le soir qu'en plein jour, où il est comme gêné et ébloui par la lumière.

6° *Photopsies.* — Les photopsies sont assez rares ; cependant certains malades se plaignent de sensations de lueurs ou d'éclairs, qui ne sont autre chose que des phosphènes spontanés, dus à l'excitation anormale des fibres nerveuses et susceptibles de persister, alors que la vision est cependant complètement abolie.

7° *Marche progressive de la maladie.* — Un des caractères également distinctifs de la maladie, c'est sa marche lente et sans cesse progressive. C'est à peine, en effet, si on observe quelques moments d'arrêt dans le cours de son évolution, qui aboutit en quelque sorte fatalement à la cécité, après une durée moyenne de quatre ou cinq ans.

8° *Affection binoculaire.* — Un autre symptôme important à signaler, c'est que l'atrophie atteint les deux yeux ordinairement à peu d'intervalle, mais toujours à un degré inégal, l'un restant plus faible que l'autre, signe qui est d'une grande utilité pour la distinguer à son début des diverses amblyopies toxiques.

9° *Attitude du malade.* — Il n'est pas jusqu'à l'attitude du malade qui ne soit quelquefois caractéristique. En effet, dans les périodes avancées de l'affection, on le voit marcher la tête haute, les yeux dirigés vers le ciel, comme pour y chercher la lumière qui lui échappe : bien différent en cela du sujet atteint de cataracte, qui s'achemine la tête basse, et inclinée vers le sol.

10° *Myosis.* — Un myosis tout particulier accompagne assez fréquemment l'atrophie de la papille, lorsqu'elle est de nature tabétique. Ce myosis, souvent assez prononcé pour rendre très difficile l'éclairage du fond de l'œil, présente ce fait curieux mis en relief par Argyll Robertson, à savoir que les pupilles contractées n'obéissent plus à l'action de la lumière, mais se meuvent encore sous l'influence de l'accommodation. Nous devons aussi rappeler que cette contracture des pupilles n'est pas égale dans les deux yeux, et peut quelquefois exister avant que l'atrophie se soit déclarée.

11° *Symptômes généraux.* — Notons enfin qu'on trouve souvent les symptômes d'une affection spinale ou cérébrale dont l'atrophie est ordinairement symptomatique, à savoir : des douleurs fulgurantes dans les membres inférieurs, l'absence du réflexe du genou, la perte de sensation du sol, de la diplopie, des vertiges, des douleurs lancinantes dans la sphère du trijumeau, des plaques d'anesthésie sur les tempes et les joues, etc.

Tels sont les différents symptômes de l'atrophie papillaire : étudions-en maintenant les causes.

Les causes sont nombreuses et peuvent être rangées dans les différents groupes suivants : Causes.

1° *Causes spinales.* — De toutes les affections spinales,

c'est la sclérose des cordons postérieurs, ou autrement dit l'ataxie locomotrice, qui est la cause la plus fréquente. Nous l'avons notée 33 fois sur un total de 166 cas et Leber de son côté l'a signalée 23 fois sur 87 cas observés : toutefois, vu le grand nombre des ataxiques, cette complication du tabes n'est pas aussi commune qu'on pourrait le croire et Gowers estime qu'elle ne se manifeste guère que 15 fois environ sur 100.

Quoi qu'il en soit, un fait digne de remarque, c'est l'influence incontestable du sexe et de l'âge sur la production de l'atrophie tabétique. Ainsi, sur 100 cas de cette atrophie, il y en a 80 ou 90 qui appartiennent au sexe masculin. En outre, la maladie respecte les enfants, ne se développe guère avant 25 ou 30 ans et débute très rarement après la cinquantaine.

Quelle relation y a-t-il entre le tabes et l'atrophie papillaire? On sait que l'altération du nerf optique ne progresse pas d'arrière en avant, mais débute au contraire par la papille pour s'avancer de la périphérie vers les centres. Il y a donc lieu d'admettre, ainsi que les recherches anatomo-pathologiques l'ont du reste démontré, que la dégénérescence grise est une altération qui a tendance à se montrer par foyers multiples dans le grand système sensitif. Elle atteint les nerfs optiques en même temps et au même titre que la moelle et l'encéphale, et souvent même plusieurs années avant que les centres nerveux ne soient eux-mêmes atteints (Charcot).

La sclérose disséminée ou la sclérose en plaques peut aussi retentir sur la papille et déterminer son atrophie ; mais cette complication est assez rare, et l'atrophie présente alors certains caractères particuliers sur lesquels nous aurons à revenir dans l'étude du diagnostic.

2° *Causes cérébrales.* — Parmi les causes cérébrales de l'atrophie papillaire, nous pouvons noter la dégénérescence athéromateuse des vaisseaux de l'encéphale, ainsi que les affections des bandelettes optiques et des tubercules quadrijumeaux (sclérose, ramollissement). L'hémorrhagie cérébrale est très rarement suivie d'atrophie. Quant aux tumeurs de l'encéphale, elles donnent lieu à la névrite optique beaucoup plus souvent qu'à l'atrophie progressive.

3° *Causes constitutionnelles.* — L'atrophie du nerf optique est parfois manifestement liée à certaines altérations du sang, telles que la glycosurie, l'alcoolisme, l'intoxication palustre, l'intoxication quinique. Ce sont là des faits démontrés, mais un sujet plus controversé est de savoir si la syphilis peut amener d'emblée une atrophie simple des papilles, ou autrement dit, une atrophie qui n'a été précédée ni de névrite ni de choroïdite. La réponse à cette question doit être affirmative, si on admet avec le professeur Fournier que le tabes est souvent d'origine syphilitique, opinion à laquelle nous nous rangeons pour notre part et dont nous tirerons des conséquences importantes pour la thérapeutique.

A côté de ces atrophies de cause constitutionnelle, nous devons aussi mentionner celles qui surviennent à la suite des troubles mentruels et, dans certains cas très rares, comme manifestation d'accidents sympathiques.

4° *Causes traumatiques.* — Dans la recherche des causes de l'atrophie, il ne faut pas oublier l'influence que peuvent avoir sur sa production les chocs violents portés sur le crâne : c'est ainsi que nous avons trouvé cette origine traumatique 22 fois sur 168 cas. Parmi ces atrophies, les unes sont dues à des altérations de l'encéphale lui-même (commotion, contusion) et sont binoculaires; les autres succèdent souvent à une fracture se prolongeant jusqu'au trou optique et sont monoculaires.

5° *Causes intra-oculaires.* — L'atrophie de la papille peut aussi succéder à une choroïdite. Elle est alors caractérisée dès le début par la diminution des vaisseaux centraux, à l'inverse de ce qui a lieu dans l'atrophie tabétique où ces vaisseaux conservent leur calibre normal.

6° *Causes orbitaires.* — Enfin toutes les affections de l'orbite (exostose, carcinome, tumeurs diverses) capables de déterminer une compression du nerf optique peuvent en amener l'atrophie. Celle-ci est alors monoculaire, accompagnée d'exophthalmie et souvent de paralysie de certains muscles de l'œil. C'est également par suite de la compression exercée sur le nerf optique que l'érysipèle de la face peut amener l'atrophie d'une papille, lorsqu'il a gagné le tissu cellulaire de l'orbite. (Despagnet.)

2° *Atrophie consécutive à la névrite optique.*

La seconde variété d'atrophie est celle qui est consécutive à la névrite optique, variété qui emprunte à sa cause des caractères tout particuliers.

On la reconnaît aux signes ophthalmoscopiques suivants :

1° La papille est blanche, mais souvent d'un blanc sale, opaque, ne laissant pas voir la lame criblée et masquant en partie le point d'émergence des vaisseaux.

2° Son contour n'est pas net comme dans la variété précédente, mais se trouve en partie voilé par des exsudations qui mettent un temps fort long à se résorber.

3° Les veines rétiniennes restent grosses, tortueuses, irrégulières, signes manifestes d'une circulation difficile.

4° Enfin, on aperçoit souvent le long des vaisseaux des

traînées blanchatres, vestiges non encore disparus de l'inflammation du nerf qui a amené l'atrophie.

Les troubles fonctionnels ont aussi pour le diagnostic une importance considérable. En effet, ce n'est plus une atrophie lente, insidieuse, progressive, que l'on voit se développer; mais il s'agit au contraire d'une affection à marche rapide, entraînant en quelques mois une perte plus ou moins complète de la vision.

En second lieu, cette atrophie n'est pas fatalement progressive comme dans la variété précédente, mais peut s'arrêter et rester stationnaire, si la maladie qui lui a donné naissance est elle-même arrêtée dans son évolution.

Enfin l'âge du malade est un élément dont on doit tenir compte dans le diagnostic, car la presque totalité des atrophies de la papille qui surviennent dans le jeune âge sont des atrophies consécutives à la névrite optique.

C'est dans la classe des atrophies par névrite que l'on range ces cas curieux d'*atrophie héréditaire*, que l'on voit survenir sur les membres d'une même famille, entre l'âge de quinze à quarante ans, et qui ont pour principaux caractères de se développer rapidement, de déterminer un scotome central plus ou moins étendu et de rester ensuite stationnaires. L'aspect de la papille ne laisse aucun doute sur leur origine inflammatoire, et nous les attribuons à une périostose de nature scrofuleuse ou hérédo-syphilitique, qui se développe à la base du crâne, au voisinage du chiasma, et amène ainsi l'inflammation des nerfs optiques.

3° *Atrophie consécutive à l'ischémie de l'artère centrale.*

L'atrophie de la papille peut aussi succéder à l'arrêt brusque et subit de la circulation de l'artère centrale, tel que celui qui est produit par une embolie ou une thrombose.

Les traits distinctifs de cette atrophie sont d'être monoculaire et de survenir à la suite d'une affection caractérisée par la perte soudaine et complète de toute vision dans l'œil atteint. Cet ensemble de symptômes est pathognomonique et permet d'établir le diagnostic avec beaucoup plus de certitude que ne peut le révéler l'examen du fond de l'œil. En effet, la papille rapidement atrophiée présente bien pendant un certain temps une légère infiltration qui en voile les contours et peut faire soupçonner l'origine du mal, mais cette infiltration ne tarde pas à disparaître, et on a alors sous les yeux une papille atrophiée, dont l'aspect ne diffère pas de celui qu'on rencontre dans l'atrophie progressive.

4° *Atrophie consécutive à la rétinite pigmentaire.*

La rétinite pigmentaire, arrivée au terme de son évolution, donne lieu à l'atrophie de la papille, par suite de l'épaississement des parois vasculaires amenant lentement l'oblitération de leur calibre et l'arrêt presque complet de toute circulation.

Cette variété d'atrophie présente des caractères tout particuliers. Comme les altérations vasculaires débutent par les vaisseaux de la périphérie, c'est la vision périphérique qui est la première atteinte. Elle se rétrécit d'une façon concentrique et s'éteint bien avant la vision centrale, de sorte que le malade peut encore lire les caractères n° 4 ou 5 de l'échelle typographique, alors qu'il ne saurait se conduire dans la rue, tant son champ visuel est étroit. Un autre symptôme non moins caractéristique est l'héméralopie qu'accuse le malade, phénomène qui contraste avec la nyctalopie que l'on rencontre dans les autres variétés d'atrophie, et qui à lui seul permet déjà de soupçonner la nature de l'affection.

Quant aux symptômes ophthalmoscopiques, ils ne sont ni moins nets, ni moins tranchés que les précédents. Ainsi la papille est d'un blanc sale et, ce qui est pathognomonique, ses gros vaisseaux sont considérablement rétrécis, presque filiformes et présentent le long de leur trajet des taches noires, pigmentaires, surtout abondantes dans la région de l'ora serrata.

A côté de cette atrophie de cause toute spéciale, nous pouvons ranger d'autres espèces d'atrophie qui succèdent à des choro-rétinites et particulièrement à la choro-rétinite syphilitique. Les altérations portent également ici sur l'élément vasculaire de la rétine : aussi ces atrophies sont-elles remarquables par le rétrécissement des gros vaisseaux et par les altérations rétino-choroïdiennes qui en sont le point de départ.

5° *Atrophie glaucomateuse.*

L'atrophie glaucomateuse est une atrophie par compression. C'est la tension intra-oculaire exagérée qui est l'agent compresseur ; aussi produit-elle en même temps l'excavation de la papille, excavation qui est le caractère essentiel de cette variété d'atrophie.

A une pathogénie toute spéciale correspondent également des symptômes fonctionnels spéciaux et nous avons vu en étudiant les affections glaucomateuses que ce n'est pas la vision centrale qui est la première atteinte, mais la vision périphérique et en premier lieu sa moitié interne (Voir *Glaucome*).

Diagnostic des atrophies des papilles.

Après cet aperçu sur les différentes espèces d'atrophie, arrivons à l'étude du diagnostic. Reconnaître l'existence de l'atrophie, en déterminer la variété et par conséquent les causes, telles sont les questions à résoudre.

I. *Existence de l'atrophie.* — Lorsque l'atrophie de la papille est en pleine évolution, il est facile d'en faire le diagnostic, car l'aspect complètement blanchâtre du disque optique est très caractéristique, mais à sa période de début, alors que la décoloration de la papille est encore incomplète et douteuse, on ne peut asseoir son jugement que sur l'ensemble des symptômes fonctionnels et on est exposé à certaines méprises.

A. L'erreur qu'on peut le plus facilement commettre consiste à confondre cette atrophie avec une amblyopie toxique, car les caractères fonctionnels de ces deux affections ont entre eux une grande ressemblance : toutefois, en les analysant avec soin, on constate les différences suivantes :

1° L'amblyopie toxique a un début moins insidieux que l'atrophie de la papille, et le trouble de la vision est rapidement assez prononcé pour que le malade ne puisse plus lire que les caractères n° 5 ou 7 de l'échelle typographique. Quelques semaines suffisent pour amener un pareil résultat, alors que dans l'atrophie plusieurs mois sont nécessaires pour affaiblir au même degré l'acuité visuelle.

2° Dans l'amblyopie toxique, l'affaiblissement de la vision est dû à un scotome central dont on peut préciser les limites et qui laisse toujours le champ visuel périphérique complètement intact, caractère qui manque dans l'atrophie et qui est de la plus haute importance.

3° La perversion chromatique existe principalement

pour les objets brillants, le malade ne pouvant plus distinguer l'or de l'argent et confondant les couleurs, surtout quand on les lui présente successivement et rapidement, phénomène que l'un de nous a décrit sous le nom de contraste successif des couleurs.

4° Le trouble visuel se manifeste toujours dans les deux yeux et à un degré égal, ce qui n'a pas lieu dans l'atrophie où un œil reste plus faible que l'autre.

5° La marche de la maladie est stationnaire ou présente des intermittences, des périodes d'aggravation et d'amélioration qui ne sont pas dans les allures ds l'atrophie, dont l'évolution est régulièrement progressive.

6° Il existe enfin des symptômes généraux d'alcoolisme chronique tels que : pituite, tremblement des membres, cauchemars, hallucinations, symptômes qui achèvent de confirmer le diagnostic.

B. La confusion dont nous venons de parler n'est pas la seule que l'on puisse commettre au début de la maladie. On sait que, selon les individus et selon l'âge, il existe de grandes différences dans la vascularisation et par conséquent dans la coloration de la papille. Dans certains cas, on pourrait donc croire en voie d'atrophie une papille physiologique un peu plus pâle que d'habitude, si on s'en rapportait exclusivement à l'épreuve ophthalmoscopique. Il est donc nécessaire, dans les cas douteux, de recourir à l'examen de l'acuité visuelle, car son intégrité fait cesser toute incertitude.

II. *Variétés de l'atrophie.* — La seconde partie du diagnostic consiste à déterminer quelle est la variété de l'atrophie. On trouvera énumérés dans le tableau suivant les principaux caractères qui permettent d'arriver rapidement à la solution de cette question.

Tableau synoptique des différentes variétés d'atrophie progressive des Papilles.

ATROPHIE PROGRESSIVE.	ATROPHIE SUITE DE NÉVRITE OPTIQUE.	ATROPHIE PAR ISCHÉMIE DE L'ARTÈRE CENTRALE.	ATROPHIE CONSÉCUTIVE A LA RÉTINITE PIGMENTAIRE.	ATROPHIE GLAUCOMATEUSE.
I. — *Symptômes ophthalmoscopiques.*				
Papille blanc nacré. Contour net et très accentué. Les gros vaisseaux conservent longtemps leur calibre normal. Les capillaires disparaissent.	Papille blanc sale. Contour voilé. Artères fines. Veines tortueuses. Des traînées blanchâtres oxsudatives existent souvent le long des gros vaisseaux.	Mêmes caractères que ceux de l'atrophie progressive, si ce n'est que les vaisseaux centraux diminuent dès le début de l'affection.	Papille blanc-rosé ou grisâtre. État filiforme des gros vaisseaux qui peuvent même finir par disparaître. Taches noires pigmentaires formant un réseau à mailles plus ou moins larges, dans la région de l'*ora serrata*.	Papille blanche et excavée. Vaisseaux refoulés sur le côté interne de la papille (à l'image droite), et formant des crochets caractéristiques à la périphérie du disque optique. Pouls artériel spontané.
II. — *Symptômes fonctionnels.*				
1° Début lent, insidieux, progressif.	Début assez rapide.	Début brusque, instantané.	Début très lent.	Début succédant souvent à des attaques de glaucome aigu; lent, insidieux dans le glaucome chronique.
2° La vision centrale s'affaiblit la première et se perd progressivement jusqu'à ce qu'arrive la cécité.	L'affaiblissement visuel arrivé à un certain degré peut rester stationnaire.	Perte immédiate et complète de la vision dans l'œil atteint.	La vision centrale se perd peu à peu, mais toujours après la vision périphérique.	La vision centrale s'éteint peu à peu, après le rétrécissement préalable du champ visuel interne.
3° La vision périphérique se rétrécit d'une façon concentrique ou par secteurs.	Les scotomes centraux ou périphériques sont beaucoup plus fréquents que dans l'atrophie progressive.	Perte immédiate de la vision périphérique: après quelques jours un petit éclaircissement apparaît souvent dans le champ visuel externe.	La vision périphérique se perd la première, d'une façon régulièrement concentrique.	La vision périphérique commence à se perdre par la moitié interne ou nasale.
4° La perception des couleurs disparaît dans l'ordre suivant: vert, rouge, jaune, bleu.	La vision des couleurs est beaucoup plus longtemps conservée que dans l'atrophie progressive.	Le malade, privé de toute vision, ne peut distinguer aucune couleur.	Dyschromatopsie dans les dernières périodes de la maladie.	La vision des couleurs est longtemps conservée.
5° Nyctalopie.	Idem.	Idem.	Héméralopie.	Nyctalopie.
6° Marche fatalement progressive.	Marche progressive, mais quelquefois stationnaire.	La cécité soudaine est ordinairement définitive.	Marche extrêmement lente.	Marche progressive, mais susceptible d'être arrêtée par l'iridectomie ou la sclérotomie.
7° Affection binoculaire.	Binoculaire, lorsque la cause est cérébrale.	Monoculaire.	Binoculaire.	Binoculaire.
8° Symptômes fréquents d'une affection spinale ou cérébrale (douleurs fulgurantes, ancienne diplopie, etc.).	Symptômes fréquents d'une affection cérébrale.	Symptômes d'une affection organique du cœur, ou de lésions vasculaires dyscrasiques.	»	Signes généraux de sénilité, d'arthritisme ou de la goutte.

Telles sont les principales variétés d'atrophie et leurs caractères différentiels, mais ce n'est là qu'un tableau sommairement esquissé et que nous avons à compléter par quelques détails, en raison de l'importance du sujet.

A. Voyons d'abord les atrophies progressives, atrophies qui constituent un groupe largement ouvert, comprenant de nombreuses variétés que nous devons passer successivement en revue.

1° La plus intéressante de ces variétés, parce qu'elle en représente le type, est l'atrophie tabétique, et nous devons nous demander de suite si on trouve des caractères ophthalmoscopiques capables de la faire reconnaître. On a signalé en premier lieu l'aspect grisâtre de la papille, aspect qui la fait souvent appeler atrophie grise, par opposition à l'atrophie blanche qui appartiendrait à d'autres variétés ; mais ce caractère n'a pas grande valeur, et beaucoup d'auteurs s'accordent au contraire à regarder comme plus caractéristique l'aspect blanc bleuâtre que peut prendre la papille. On a cité aussi, comme propre à l'atrophie tabétique, la conservation du calibre des gros vaisseaux et l'absence d'excavation atrophique, parce que le tissu cellulaire se substitue ici au tissu nerveux, mais il faut avouer que tous ces caractères sont insuffisants pour entraîner la conviction.

On s'est adressé aussi aux symptômes fonctionnels pour obtenir des renseignements plus précis : la perte concentrique du champ visuel, une dyschromatopsie précoce, la marche lente et progressive de la maladie ont été invoquées ; mais ici encore, nous croyons qu'il serait téméraire d'asseoir le diagnostic sur des signes aussi peu significatifs.

C'est plutôt dans l'ensemble des symptômes généraux qu'on trouve, selon nous, les éléments nécessaires pour juger la question. Comme l'atrophie se développe surtout au début du tabes, elle ne s'accompagne pas, il est vrai, de phénomènes spinaux très prononcés, mais il est rare cependant de ne pas rencontrer des douleurs fulgurantes soit dans les membres inférieurs, soit dans la sphère du trijumeau. Une ancienne diplopie, l'absence du réflexe du genou sont aussi des signes de grande valeur. Enfin le myosis, quand il existe, est également un symptôme tabétique important. Nous avons vu qu'Argyll Robertson a démontré que dans ce myosis les pupilles n'obéissent plus à l'action de la lumière, mais se meuvent encore sous l'influence de l'accommodation. Ce caractère peut aussi se rencontrer en l'absence de tout myosis alors que la pupille a conservé ses dimensions normales, de sorte qu'il faut toujours le rechercher avec soin pour en tirer la valeur séméiologique qu'il comporte.

Il existe toutefois des cas où l'atrophie du nerf optique se déclare au milieu de la santé la plus parfaite et sans que le moindre signe puisse renseigner sur la cause du mal. On appelait autrefois ces atrophies des atrophies essentielles, mais le professeur Charcot a fait voir qu'elles sont le plus souvent la première manifestation de l'ataxie et précèdent quelquefois de dix ans et même davantage l'apparition des autres symptômes.

2° A côté des atrophies tabétiques, nous trouvons d'autres atrophies de cause spinale, telles que celles qui sont produites par la sclérose en plaques. Celles-ci diffèrent des premières par le nystagmus qui les accompagne, par le tremblement caractéristique des mains, par la diminution du champ visuel en forme de secteur, par la conservation de la perception des couleurs et surtout par ce grand fait qu'elles n'amènent que très rarement la cécité absolue.

Une telle différence dans les symptômes et dans l'évolution de la maladie implique nécessairement une différence dans la lésion, et ceci nous conduit à parler des atrophies parenchymateuses et des atrophies interstitielles, et des moyens que nous avons d'en faire le diagnostic.

3° Les atrophies parenchymateuses sont celles dans lesquelles l'altération primitive porte sur les éléments nerveux eux-mêmes et sont les plus grosses ; les atrophies interstitielles sont des atrophies dans lesquelles le processus morbide atteint d'abord le tissu conjonctif du nerf, qui, par sa prolifération abondante, finit par étouffer et détruire les fibres nerveuses. Ces deux variétés d'atrophies ont pour types : la première, l'atrophie tabétique ; la seconde, l'atrophie par sclérose disséminée ; mais à côté de ces affections types, on rencontre fréquemment dans la pratique des cas d'atrophie progressive mal dessinés, qu'on ne sait dans quelle classe ranger.

Si on cherche les éléments du diagnostic dans les caractères ophthalmoscopiques, on n'en trouve aucun qui ait quelque importance. L'analyse des symptômes fonctionnels est plus instructive, et on a noté, comme des caractères propres à l'atrophie interstitielle, une dyschromatopsie tardive, un rétrécissement du champ visuel s'opérant par secteurs plutôt que concentriquement, les sensations de lueurs ou d'éclairs, résultant de la compression mécanique que subissent les fibres nerveuses, et enfin une marche plus lente de la maladie. Mais ce n'est là encore qu'un sujet à peine ébauché et une voie ouverte pour de nouvelles recherches.

4° Les atrophies de cause cérébrale nous retiendront moins longtemps que les atrophies de cause spinale. On en établit le diagnostic par les symptômes cérébraux qui les accompagnent ou qui se déclarent pendant leur évolution, car, ici encore, l'atrophie peut être un des premiers symptômes observés. La céphalalgie, les vertiges, la perte de mémoire, les vomissements, les troubles aphasiques, paralytiques, hémiplégiques ou d'ordre mental, servent souvent de cortège à cette atrophie et en révèlent le point de départ.

5° Quant aux autres variétés d'atrophie produites par des causes diverses, telles que la glycosurie, la syphilis, les intoxications palustre, alcoolique ou nicotinique, les traumatismes du crâne, les troubles menstruels, l'ophthalmie sympathique, etc., elles rentrent dans la grande classe des atrophies progressives, mais il est impossible de leur assigner des caractères précis. C'est en interrogeant avec soin les antécédents et l'état général, et en procédant par élimination qu'on arrive à en établir le diagnostic. Il est bon de faire toujours l'analyse de l'urine, dans les cas douteux, à cause de l'influence du diabète. Il est également utile de se renseigner sur le mode de début et de développement de la maladie : on constate ainsi qu'il y a des atrophies qui ne surviennent que plusieurs années après des troubles visuels très prononcés et marqués par des intermittences et des rechutes : ce sont les atrophies alcooliques et nicotiniques.

B. La seconde variété d'atrophie, dont nous avons à faire le diagnostic, est l'atrophie consécutive à la névrite optique. A ce sujet, nous n'avons rien à ajouter aux caractères que nous avons précédemment exposés. Ils suffiront, dans l'immense majorité des cas, à faire reconnaître la maladie, surtout si on pratique l'examen ophthalmoscopique par le procédé de l'image droite, qui permet de voir les plus fines altérations. Si, après une certaine durée, tous les produits inflammatoires finissent par se résorber, si l'atrophie par névrite prend l'aspect de l'atrophie progressive, on peut encore l'en différencier par son mode de début et par les conditions particulières qui ont présidé à son développement.

Un point sur lequel nous devons insister, c'est qu'on ne saurait prendre trop de soin à bien établir un tel diagnostic. Il y a, en effet, une importance considérable à ne pas confondre l'atrophie par névrite avec l'atrophie progressive. Nous en avons la preuve, si nous nous rappelons que l'atrophie par névrite est jusqu'à un certain point curable, peut rester stationnaire et laisser au malade une vision relativement assez satisfaisante, au lieu d'aboutir fatalement à la cécité, comme l'atrophie progressive. En outre, elle est parfois la seule et dernière manifestation d'une affection encéphalique ou autre définitivement arrêtée, de sorte qu'elle est compatible avec une santé générale parfaite, tandis que l'atrophie progressive n'est le plus souvent que le prélude de symptômes ataxiques et cérébraux fort graves pour l'avenir du malade. Notons, enfin, que ces deux variétés d'atrophie ont chacune une valeur séméiologique particulière, qui peut être mise à profit pour différencier entre eux des troubles cérébraux mal définis, tels que ceux qui sont sous la dépendance d'une tumeur cérébrale ou d'une ataxie fruste et anormale (Charcot).

C. Notre troisième variété d'atrophie est l'atrophie par ischémie de l'artère centrale de la rétine.

Pour la reconnaître, il est nécessaire de se rappeler qu'elle est monoculaire, et que la cécité de l'œil atteint a été soudaine et immédiate. Ces caractères doivent toujours s'accompagner pour permettre d'établir le diagnostic, car, à ne voir que l'atrophie d'une papille, alors que l'autre œil est encore absolument sain, on pourrait conclure à une atrophie par embolie, quand il peut agir au contraire d'une atrophie tabétique, qui, contrairement à la règle, s'est complétée d'abord dans un œil, avant d'envahir son congénère.

Cette variété toute particulière d'atrophie était autrefois exclusivement attribuée à l'embolie de l'artère centrale, mais l'un de nous a fait voir que la thrombose de cette artère peut amener le même résultat. Malheureusement, si le fait est démontré, nous ne sommes pas toujours en mesure de différencier entre elles ces deux espèces d'atrophie, et nous n'avons souvent pour cela que des signes de présomption. Ainsi l'existence d'une maladie du cœur plaide en faveur de la nature embolique de l'atrophie; l'absence de toute affection cardiaque, l'existence de la diathèse syphilitique ou goutteuse, fera au contraire songer à une atrophie par thrombose, tant les altérations vasculaires sont fréquentes dans ces dyscrasies.

D. Nous ne nous arrêterons pas sur le diagnostic de l'atrophie consécutive à la rétinite pigmentaire, car les signes ophthalmoscopiques et fonctionnels très nets qui l'accompagnent permettent toujours de la reconnaître facilement. Mais nous dirons un mot des difficultés du diagnostic qui peuvent être considérables, dans certains cas d'atrophie glaucomateuse.

Rien de plus aisé à différencier qu'une atrophie simple d'une atrophie glaucomateuse, dans l'immense majorité des cas, grâce à l'excavation de la papille; rien de plus difficile dans d'autres. Qu'on en juge par l'exemple suivant : nous avons vu un malade se plaindre de phénomènes d'arc-en-ciel en regardant une bougie allumée, accuser des douleurs périorbitaires revenant par crises et présenter une atrophie double des papilles avec excavation assez marquée. En apparence, il s'agissait d'une atrophie glaucomateuse; en réalité, on avait affaire à une atrophie progressive. Les phénomènes d'arc-en-ciel étaient dus à une légère conjonctivite et à la décomposition de la lumière par le prisme lacrymal; les douleurs périorbitaires étaient provoquées par des crises de migraine ophthalmique, et enfin l'atrophie était survenue sur des papilles présentant une vaste excavation physiologique.

Dans des cas analogues qui sont fort embarrassants, c'est-à-dire lorsque la tension de l'œil ne fournit que des renseignements incomplets, lorsque le pouls artériel fait défaut, lorsque l'image ophthalmoscopique laisse l'observateur indécis, on peut tirer un grand parti de l'étude approfondie des symptômes fonctionnels. La perception des couleurs conservée plaide en faveur de l'atrophie glaucomateuse; sa perte presque complète ou son absence indique plutôt la dégénérescence atrophique de la papille. Mais, selon nous, c'est le champ visuel qui est le meilleur guide à consulter : ainsi la perte du champ visuel interne est un très bon signe d'affection glaucomateuse, tandis que son rétrécissement concentrique ou par secteurs appartient essentiellement à l'atrophie progressive.

Traitement. Quelles indications thérapeutiques retirerons-nous de l'étude que nous venons d'entreprendre et particulièrement des notions étiologiques que nous avons acquises? Le premier fait qui s'en dégage, c'est que les atrophies papillaires reconnaissant des causes très diverses comportent un pronostic variable, quoique toujours fort redoutable, et exigent un traitement différent.

Parmi ces atrophies, les plus graves et malheureusement les plus fréquentes sont les atrophies progressives. Celles qui relèvent du tabès ont surtout un pronostic fort sombre et vont nous occuper en premier lieu.

Si nous recherchons d'abord quelles peuvent être les bases du traitement prophylactique des atrophies tabétiques, nous sommes arrêtés dès les premiers pas. En effet, les différents auteurs qui s'occupent des maladies du système nerveux assignent comme causes de l'ataxie et de l'atrophie des papilles les fatigues physiques et intellectuelles, les émotions morales vives, les refroidissements longtemps prolongés, les troubles nutritifs ayant détérioré la constitution, les excès vénériens, etc.

Ces causes, surtout lorsqu'elles sont combinées entre elles, ont certainement une grande influence sur le développement de l'atrophie, ce qui explique sa fréquence assez grande chez les militaires fatigués par de longues campagnes, et chez les médecins appelés à faire des courses de nuit (Rosenthal); mais toutes sont du ressort de l'hygiène ordinaire et aucune d'elles n'est souvent assez précise pour être combattue directement.

Une question à l'ordre du jour est celle de l'origine syphilitique de l'ataxie et de l'atrophie des papilles. Cette opinion, défendue par le professeur Fournier, est de nature à fournir une base plus solide au traitement prophylactique, en faisant voir l'importance de combattre énergiquement et longtemps la syphilis, dès les premiers accidents qui apparaissent, quelle que soit l'apparence bénigne avec laquelle ils se montrent. Elle est également destinée à ouvrir de nouvelles voies à la thérapeutique, ainsi que nous allons le voir tout à l'heure.

Si nous passons maintenant au traitement curatif de l'atrophie tabétique, nous voyons qu'un grand nombre d'agents thérapeutiques ont été proposés, agents sur lesquels il est bon d'être fixé, afin de savoir les résultats que l'on peut en attendre.

Un des médicaments qui ont été le plus en vogue est le nitrate d'argent, préconisé d'abord contre le tabès par Wunderlich, puis par les professeurs Charcot et Vulpian, et accepté ensuite contre l'atrophie tabétique par la plupart des ophthalmologistes. On l'administre en pilules faites avec de la mie de pain, à la dose de 1 à 2 centigrammes par jour. Il est juste de reconnaître qu'il fait quelquefois cesser rapidement les douleurs fulgurantes et amène une certaine amélioration, mais il ne nous a jamais rendu de services dans l'atrophie de la papille, et son emploi peut même être préjudiciable, s'il vient à troubler les fonctions digestives.

Nous passons sous silence les préparations de phosphore et l'ergot de seigle qui n'ont pas donné de bons résultats.

L'iodure de potassium est encore employé par un certain nombre de médecins à la dose de 2 à 3 grammes par jour. Il constitue un des meilleurs résolutifs que nous possédions et on peut combiner son action avec celle des bains sulfureux et avec celle des différents toniques (fer, quinquina), mais nous ne lui avons jamais reconnu la moindre efficacité contre l'atrophie papillaire.

Que dire des révulsifs? Ils ont été appliqués sous toutes leurs formes : cautères sur la région rachidienne, frictions avec des pommades irritantes, vésicatoires, moxas, sétons, etc. Ces divers moyens ne sont plus guère employés et ont été avantageusement remplacés par les pointes de feu appliquées en nombre variable le long de la colonne vertébrale. Ces cautérisations ponctuées sont pratiquées de préférence avec le thermo-cautère de Paquelin et peuvent être renouvelées tous les six ou huit jours. Elles ne donnent lieu à aucune plaie lorsqu'elles sont superficielles, sont facilement supportées et présentent tous les avantages d'une révulsion énergique. Mais s'il est vrai qu'elles ont quelquefois une influence favorable sur la marche de l'ataxie, nous avons toujours constaté leur complète impuissance contre l'atrophie de la papille.

Nous en dirons autant des vessies remplies de glace appliquées sur le rachis et même de l'hydrothérapie, arme à deux tranchants, comme le dit le professeur Dujardin-Beaumetz qu'il faut manier avec la plus grande réserve. Il arrive en effet qu'elle congestionne souvent la moelle au lieu de l'anémier, de sorte qu'il est nécessaire d'en surveiller l'emploi et de la remplacer, dans certains cas, par des douches chaudes ou même des douches tempérées, comme le conseille le Dr Beni-Barde.

Nous arrivons maintenant aux deux agents thérapeutiques qui sont encore aujourd'hui les plus vantés, à savoir, les injections hypodermiques de strychnine et les courants continus.

Les injections de strychnine se pratiquent tantôt sur une tempe, tantôt sur l'autre, à la dose suivante :

Sulfate de strychnine	0^{gr},10
Eau distillée	10 grammes.

(Injecter progressivement 5 à 10 gouttes de cette solution tous les jours ou tous les deux jours.)

A entendre certains auteurs, ces injections surtout préconisées par Nagel et par Woinow se montrent parfois très efficaces contre l'atrophie tabétique, et il n'est pas d'année où les journaux étrangers ne leur attribuent certains cas d'arrêt de la maladie. Pour notre part, nous les avons employées très fréquemment et nous n'avons jamais pu constater le moindre résultat avantageux. Nous expliquons les succès qu'on leur attribue, à ce fait qu'on les a mises en usage contre des atrophies toxiques ou consécutives à la névrite optique et non contre de véritables atrophies tabétiques.

L'électricité et surtout les courants continus ont eu aussi leurs jours de vogue. Pour les appliquer, on fait généralement usage de 6 à 8 couples de la pile de Gaiffe et on place le pôle négatif sur les paupières fermées et le pôle positif derrière l'oreille, sur l'apophyse mastoïde, de façon à électriser chaque nerf séparément. Certains auteurs préfèrent électriser les deux nerfs à la fois, et placent les électrodes sur chacune des deux tempes. Quel que soit le procédé mis en usage, il est bon de renouveler une fois par jour les séances électriques, de ne les prolonger que pendant deux ou trois minutes et de les suspendre s'il se manifeste des vertiges ou des étourdissements. Ainsi employés, les courants continus provoquent de véritables phosphènes, au moment de leur établissement ou de leur interruption et paraissent dans certains cas avoir une certaine influence sur la nutrition du nerf optique, mais l'atrophie grise se montre toujours rebelle à leur action.

Tels sont les principaux agents thérapeutiques mis en usage contre l'atrophie tabétique et dont nous n'avons pu que constater l'inefficacité.

En face de médications aussi impuissantes et acceptant les idées du professeur Fournier qui considère la syphilis comme la cause la plus fréquente de l'ataxie, nous nous sommes adressés aux préparations mercurielles, pour combattre l'atrophie de la papille et en arrêter la marche. Les frictions hydrargyriques combinées à l'iodure de potassium et employées dès le début des accidents donnent déjà dans certains cas des résultats favorables, mais nous nous sommes demandé s'il n'y avait pas nécessité de faire parvenir le mercure dans l'organisme sous une forme plus assimilable, plus apte à modifier les éléments nerveux altérés. Nous avons mis pour cela en usage les injections sous-cutanées de cyanure de mercure, à la dose suivante :

Cyanure de mercure	0gr,10
Eau distillée	10 grammes.

(De cinq à dix gouttes par jour en injection.)

Ces injections sont pratiquées de préférence sur la région dorsale et toujours dans les parties profondes du tissu cellulaire pour les rendre le plus indolentes possible. A la dose que nous indiquons, elles sont du reste bien supportées et peuvent être continuées longtemps, sans interruption, car elles ne provoquent généralement ni stomatite, ni phénomènes gastro-intestinaux qui obligent à en suspendre l'emploi.

Lorsque l'organisme a été saturé de mercure, lorsque le virus syphilitique paraît enrayé, nous modifions notre thérapeutique, en nous basant sur les expériences si intéressantes du Dr Burcq qui ont démontré les bons effets de la métallothérapie *intus et extra*, dans les affections nerveuses en général. Nous avons expérimenté principalement le cyanure d'or et de potassium, en injections hypodermiques, selon la formule suivante :

Cyanure d'or et de potassium	0gr,20
Eau distillée	10 grammes.

On commence d'abord par injecter chaque jour cinq gouttes de cette solution et on arrive progressivement jusqu'à dix et même quinze gouttes, puis on en diminue le nombre, de façon à revenir graduellement à la dose primitive, afin de ne pas trop fatiguer l'organisme. Ces injections sont pratiquées comme les précédentes dans le tissu cellulaire profond de la région dorsale. Il est rare de les voir provoquer une irritation locale, que l'on calmerait du reste facilement par des applications d'eau froide.

C'est à ce mode de traitement que nous devons jusqu'ici nos meilleurs résultats. Chez certains malades, nous avons manifestement enrayé la marche de l'atrophie; chez d'autres, nous avons eu la satisfaction de voir la vision s'améliorer. Il en est toutefois chez qui nous n'avons rien obtenu, peut-être parce qu'ils étaient réfractaires au métal employé. En tout cas, c'est là une voie ouverte à de nouvelles recherches et dont les premiers essais nous paraissent déjà très encourageants.

Après cette étude sur les différents agents thérapeutiques employés contre l'atrophie tabétique, il nous reste à dire un mot du traitement des autres atrophies progressives. Celles-ci, quoique fort graves, n'ont pas le même cachet d'incurabilité que la précédente, offrent plus de ressources à la thérapeutique et sont susceptibles, dans certains cas, d'être arrêtées dans leur marche par un traitement général dirigé contre la cause qui leur a donné naissance. On retire également de bons effets des révulsifs locaux, des vésicatoires promenés sur le front et les tempes et surtout des injections de strychnine et des courants continus, qui font quelquefois merveille, ainsi que bon nombre d'observations en témoignent.

D'autres atrophies progressives paraissent liées à des troubles cérébraux vagues et mal définis et sont justiciables d'un traitement par les dérivatifs intestinaux, auxquels on joint de faibles doses d'iodure de potassium et les toniques de toutes sortes, si le malade est débilité. On voit, par ces quelques exemples, combien il est important de se renseigner sur les causes de la maladie, afin d'en déduire les règles thérapeutiques à observer.

Pour compléter notre sujet, il nous reste à parler du traitement des atrophies qui sont consécutives à la névrite optique, à l'ischémie de l'artère centrale de la rétine, à la rétinite pigmentaire et au glaucome, mais le traitement de ces atrophies se confond avec celui de la maladie principale dont elles dépendent.

NÉVRITE OPTIQUE.

La névrite optique est l'inflammation du nerf optique. Elle se présente à l'ophthalmoscope sous deux aspects principaux qui correspondent, selon nous, à deux variétés distinctes du même processus.

Dans une première variété, l'inflammation envahit d'emblée toute la papille, y reste localisée et y produit des désordres très accentués : c'est la névrite optique proprement dite (*Stauungspapille*).

Dans une seconde variété, le processus phlegmasique se propage du cerveau le long des gaines du nerf optique plutôt que le long des fibres nerveuses elles-mêmes, de sorte que l'inflammation atteint de préférence les couches circonférencielles de la papille. Elle donne alors lieu à des lésions plus atténuées que dans la forme précédente, mais envahit la rétine dans une plus grande étendue ; c'est la névrite descendante de de Græfe, la périnévrite ou la neurorétinite d'un grand nombre d'auteurs.

1° *Symptômes ophthalmoscopiques.* — Le diagnostic de la névrite optique s'établit surtout à l'aide des symptômes ophthalmoscopiques qui sont très caractéristiques. Ces 1° Symptômes ophthalmoscopiques.

symptômes dépendent tous de l'augmentation de volume qu'éprouve la papille enflammée et du véritable étranglement qu'elle subit, dans l'anneau sclérotical inextensible qui l'emprisonne.

1° *Agrandissement et saillie de la papille.* — Lorsque la maladie est déclarée, un des phénomènes qui frappent le plus l'observateur est l'agrandissement de la papille. En effet, sous l'influence de l'infiltration séreuse dont elle est le siège, son tissu déborde au delà des limites qui l'enserrent pour s'étaler sur le plan de la rétine, de sorte que son étendue paraît quelquefois avoir doublé ou triplé.

En même temps et pour les mêmes raisons, elle se tuméfie et devient turgescente au point de former une légère saillie dans l'intérieur de l'œil. Cette saillie la rapproche du cristallin et on peut alors en voir l'image droite avec le réflecteur, comme dans l'hypermétropie. En outre, si, en l'observant à l'image renversée, on imprime quelques mouvements de latéralité à la lentille, on remarque que la saillie papillaire semble se déplacer d'un mouvement qui n'est pas uniforme avec celui de la rétine avoisinante, déplacement qui indique que ces deux parties occupent manifestement des plans différents (déplacement parallactique).

2° *Contour indistinct.* — La papille ainsi tuméfiée perd le contour net et régulier qu'elle a à l'état physiologique. Son bord s'efface, devient irrégulier et se recouvre d'exsudations, de sorte qu'on ne reconnaît plus le disque optique que par le point d'émergence des gros vaisseaux.

3° *Changements dans les vaisseaux.* — Tous les vaisseaux, capillaires, veines et artères, souffrent à leur manière de la compression qu'ils subissent et en témoignent chacun à leur façon. Les capillaires prennent un développement énorme et communiquent quelquefois à la papille une coloration d'un rouge intense. Les veines, dont la circulation en retour est entravée, deviennent tortueuses, variqueuses, sujettes à se rompre et à donner lieu à des extravasations sanguines. Les artères sont au contraire pâles, filiformes, car le sang n'y arrive plus en quantité normale. Ces divers vaisseaux sont quelquefois voilés et masqués par des exsudations, de sorte qu'ils disparaissent pendant une certaine partie de leur trajet et semblent coupés et divisés en tronçons plus ou moins nombreux.

4° *Intégrité des parties périphériques.* — Toutes ces altérations sont localisées sur la papille et sur une étroite zone avoisinante. Le reste de la rétine conserve son intégrité normale et son apparence physiologique, ce qui contraste singulièrement avec l'aspect profondément tourmenté du disque optique.

5° *Période atrophique.* — Après une durée variable de deux ou trois mois, la période inflammatoire cesse, les produits exsudatifs se résorbent, mais les fibres nerveuses longtemps comprimées ne reprennent plus leur aspect normal et restent atrophiées. Cette atrophie se distingue de l'atrophie dite progressive par de nombreux caractères sur lesquels nous avons déjà eu occasion d'insister, et qui permettent de faire le diagnostic rétrospectif de l'ancienne névrite qui a existé.

Les troubles fonctionnels ont pour le diagnostic une importance beaucoup moindre que les précédents, et sont du reste sujets à de grandes variations. 2° Symptômes fonctionnels.

1° *Début.* — C'est ainsi que le début de la maladie est parfois lent, parfois très rapide, si la cause est cérébrale et dépend d'une tumeur située au voisinage des nerfs ou des bandelettes optiques.

2° *Vision centrale.* — Le trouble de la vue peut être

tellement prononcé que, dans l'espace de quelques heures ou de quelques jours, le malade est en quelque sorte frappé de cécité. Dans d'autres cas, la vision n'est que très peu atteinte, malgré des altérations ophthalmoscopiques en apparence très accentuées, ce qui dépend de la compression plus ou moins grande éprouvée par les fibres nerveuses. Jackson a beaucoup insisté sur ces faits et a recommandé avec raison l'examen systématique du fond de l'œil, chez tous les malades atteints d'accidents cérébraux, alors même qu'ils n'accuseraient aucune diminution de la vision.

Ce que nous devons aussi noter, c'est que la présence de scotomes centraux est ici assez fréquente, à l'inverse de ce qui se passe dans l'atrophie progressive où ils sont au contraire très rares.

3° *Vision périphérique.* — La vision périphérique se perd par secteurs ou d'une façon irrégulièrement concentrique, en même temps que la vision centrale. Dans d'autres cas, le champ visuel est parsemé de scotomes qui vont en s'élargissant avec les progrès de l'affection.

4° *Dyschromatopsie.* — La perception des couleurs est atteinte dans une mesure variable, sans rien présenter de caractéristique qui mérite d'être signalé.

5° *Photopsies.* — Les photopsies constituent un symptôme important de la maladie, car elles sont très fréquentes. Elles résultent de la compression éprouvée par les fibres nerveuses, compression qui est un des caractères principaux de l'affection qui nous occupe et un des grands dangers qu'elle présente.

6° *Affection binoculaire.* — Un des caractères à peu près constants de la maladie est d'être binoculaire, lorsque sa cause est cérébrale, ce qui résulte de l'entre-croisement des nerfs optiques dans le chiasma et de la facilité avec laquelle les altérations d'un nerf peuvent se communiquer à l'autre, grâce à cette disposition anatomique.

7° *Mydriase.* — Un autre caractère qui ne fait presque jamais défaut, dans les névrites optiques cérébrales, c'est la mydriase des deux pupilles, symptôme qui fait contraste avec le myosis si remarquable de l'atrophie tabétique.

8° *Symptômes cérébraux.* — Enfin, ce qui achève d'éclairer le diagnostic de la névrite, ce sont les symptômes de compression ou d'irritation cérébrale qui lui font habituellement cortège, à savoir: une céphalalgie intense, des vomissements se produisant à jeun, des paralysies diverses, des accès épileptiformes, la perte de la mémoire, etc.

La névro-rétinite ou périnévrite diffère de la névrite par des lésions moins accentuées, mais étendues sur une plus grande surface. Ici la papille est notablement injectée ; une infiltration séreuse plus ou moins abondante se répand à sa surface et voile ses contours, tout en permettant cependant de les reconnaître. Il n'est pas rare de rencontrer quelques hémorrhagies péripapillaires, mais ce qui distingue surtout cette affection de la variété précédente, c'est que les altérations, au lieu de se localiser et de se circonscrire sur le disque optique, s'étendent sur une assez grande partie de la rétine avoisinante, à une distance qui va souvent jusqu'à deux ou trois diamètres papillaires. Névro-rétinite.

Quant aux troubles fonctionnels, ils sont moins prononcés que dans la névrite proprement dite. La mydriase est également moins accentuée et le pronostic moins grave.

Si nous passons maintenant à l'étude des causes de la névrite optique, nous voyons qu'elles sont nombreuses et variées. Parmi ces causes, nous devons citer en premier lieu les affections cérébrales proprement dites. Viennent ensuite un certain nombre de maladies diverses (troubles Causes.

menstruels, insolation, fièvres graves, etc.), qui se relient à la cause précédente par les poussées congestives et inflammatoires qu'elles provoquent du côté du cerveau. Nous devons signaler aussi certaines maladies générales, telles que l'albuminurie, la syphilis, l'intoxication saturnine et enfin toutes les maladies de l'orbite, capables d'amener la compression du nerf optique. L'étude de ces causes doit nous arrêter un instant, car ce sont elles qui fournissent à la thérapeutique ses plus utiles indications.

1° *Causes cérébrales.* — Toutes les affections cérébrales sont loin d'amener la névrite optique avec la même fréquence. Ainsi l'hémorrhagie cérébrale, le ramollissement, la sclérose, les maladies mentales, n'en sont que rarement l'origine, et donnent plutôt lieu à l'atrophie progressive de la papille ; au contraire, les tumeurs cérébrales, les méningites de la base et les méningo-encéphalites, et quelquefois les lésions traumatiques du cerveau (Panas) en sont la source la plus fréquente.

Cette fréquence est surtout considérable lorsqu'il s'agit de tumeurs. Selon Jackson, qui s'est beaucoup occupé de cette question, la névrite optique accompagne presque constamment les tumeurs cérébrales. Annuske l'a constatée 41 fois sur 43 cas ; Gowers ne l'admet que dans les quatre cinquièmes des cas, chiffre que nous croyons au-dessous de la réalité, mais qui prouve encore combien l'existence de la névrite optique est importante pour permettre d'établir le diagnostic d'une tumeur cérébrale.

La nature de la tumeur ne paraît avoir aucune influence sur la production de la névrite. On voit, en effet, celle-ci se développer aussi bien dans les tumeurs à évolution lente que dans les tumeurs à marche rapide, et on la retrouve indistinctement dans toutes les productions morbides cérébrales (sarcomes, gliomes, abcès, cysticerques, tumeurs syphilitiques, tubercules isolés du cerveau). Le siège de la tumeur a au contraire une importance considérable sur le développement de la maladie. On peut, sans doute, voir la névrite se développer, à la suite d'une tumeur occupant un point quelconque de la masse encéphalique ; mais ce sont surtout les tumeurs avoisinant les organes centraux visuels (tubercules quadrijumeaux, corps genouillés), qui retentissent le plus sûrement et le plus rapidement sur le nerf optique.

Dans les méningites, la fréquence relative de la névrite optique est très controversée. Les uns, et parmi ceux-ci le professeur Bouchut, la déclarent très fréquente ; les autres la regardent comme très rare. Cette divergence d'opinion tient à ce que la vascularisation de la papille est très variable selon les individus, et à ce que certains auteurs ont pu prendre un simple écart physiologique, pour une congestion inflammatoire de la papille et un état pathologique.

Quoi qu'il en soit, c'est dans les méningites étendues de la base que l'on rencontre le plus souvent la névrite optique. Le processus inflammatoire gagne alors facilement le chiasma et s'étend de proche en proche jusque sur les papilles ; au contraire, lorsque la méningite occupe la convexité des hémisphères, elle peut traverser toutes ses phases et aboutir à une issue fatale, sans que les papilles révèlent jamais le moindre désordre.

L'existence de la névrite optique a surtout été recherchée dans la méningite tuberculeuse. On a voulu en faire un signe diagnostique différentiel de cette maladie ; mais, en général, lorsqu'elle éclate, c'est à une période où l'affection des méninges est déjà très nettement déclarée. Toutefois, dans des cas obscurs et mal dessinés, nul doute que l'existence d'une névrite optique ne puisse singulièrement éclairer le diagnostic.

A côté des névrites optiques dont nous venons de parler, il en est un certain nombre d'autres qui rentrent également dans le grand groupe des névrites cérébrales et qui se distinguent par une marche toute particulière. On les voit survenir surtout chez les enfants et les jeunes gens, quelquefois chez les adultes, et s'accompagner de symptômes cérébraux plus ou moins graves, tels que vomissements, vertiges, maux de tête violents. Les caractères de la névrite sont quelquefois assez prononcés pour faire craindre l'existence d'une tumeur, puis on est surpris de voir les accidents se calmer peu à peu et disparaître complètement, ne laissant à leur suite qu'une atrophie plus ou moins complète de la papille, et l'on se demande quelle est l'affection cérébrale qui a été leur point de départ. La réponse est fort difficile : chez les enfants il est probable qu'il s'agit de méningites simples circonscrites, plutôt que de poussées inflammatoires passagères de nature scrofuleuse, survenant du côté du périoste et des os de la paroi interne du crâne, ainsi que le suppose Abadie. Chez les adultes, nous sommes enclins à voir là des accidents larvés de syphilis cérébrale ; c'est pourquoi nous mettons toujours en usage, dans ces sortes de cas, un traitement mixte énergique.

C'est encore dans ce groupe des névrites optiques cérébrales que nous devons ranger les névrites optiques qui se déclarent à la suite d'affections fort diverses, dans lesquelles nous pouvons citer : les troubles menstruels, l'insolation, la diathèse rhumatismale, l'infection purulente et quelquefois les maladies graves, telles que la fièvre typhoïde ou les fièvres éruptives. Les névrites, que l'on observe dans ces cas, peuvent être attribuées à des accidents congestifs ou inflammatoires qui surviennent du côté des méninges, et sont en général moins graves que celles qui sont dues à des méningites primitives ou spontanées.

2° *Causes constitutionnelles.* — Certaines maladies constitutionnelles ou dyscrasiques, telles que la syphilis, l'albuminurie et l'intoxication saturnine donnent également lieu à la névrite optique.

La syphilis agit ici de deux façons différentes. Dans certains cas, elle n'atteint que l'extrémité périphérique du nerf, survient soit sur un œil soit sur les deux yeux, au même titre que d'autres altérations oculaires, et s'accompagne presque toujours d'une choroïdite qui la précède ou qui la suit à court intervalle : c'est la névrite syphilitique périphérique. Dans d'autres cas, au contraire, elle ne retentit sur la papille qu'après avoir donné lieu, soit à une méningite gommeuse, soit à une tumeur syphilitique du cerveau : c'est la névrite syphilitique centrale, qui rentre dans la grande classe des névrites de cause cérébrale.

L'albuminurie peut aussi donner lieu à des altérations de la papille qui rappellent complètement celles de la névrite optique ; mais ces altérations s'étendent sur une si vaste étendue de la rétine, qu'on les décrit plutôt dans les rétinites.

Enfin, on a signalé la névrite optique à la suite de l'intoxication saturnine (Hutchinson). On ne peut reconnaître cette forme qu'en prenant en considération la profession des malades et ses antécédents pathologiques (coliques et encéphalopathie saturnines).

3° *Causes orbitaires.* — Enfin les maladies orbitaires, agissant par compression ou irritation directe sur le nerf optique, peuvent aussi être cause de névrite ou plus fréquemment de périnévrite.

De ce nombre sont les tumeurs diverses, les phlegmons, les kystes, etc. Ces diverses affections donnent lieu à une périnévrite qui a pour caractères d'être monoculaire, de s'accompagner d'exophthalmie et souvent de paralysies de divers muscles de l'œil. Notons que la tumeur peut occuper le centre même du nerf optique. Elle donne alors lieu à une névrite généralement sans exophthalmie, remarquable par les nombreuses hémorrhagies qu'elle occasionne et par la perte complète de la vue qu'elle entraîne rapidement, à moins qu'elle ne se développe avec une extrême lenteur.

Telles sont les différentes causes de la névrite optique; étudions sa pathogénie.

Pathogénie. Si tous les auteurs sont d'accord pour reconnaître l'influence des affections intracrâniennes (tumeurs et méningites, sur la production de cette névrite, la question de savoir par quel mécanisme ces affections retentissent ainsi sur la papille est encore loin d'être complètement élucidée; ainsi que le prouvent les nombreuses théories qui cherchent à l'expliquer et que nous allons successivement passer en revue.

1° *Théorie de l'étranglement par stase veineuse* (*de Graefe*). — Dans le cas de tumeur, de Graefe pensait que par suite de l'augmentation de la pression intra-crânienne, la circulation se ralentit dans le sinus caverneux et, de proche en proche, dans la veine ophthalmique qui s'y déverse et enfin dans la veine centrale de la rétine. Cette gêne de la circulation en retour produit l'œdème de la papille, et comme à ce niveau le nerf optique est emprisonné dans le trou sclérotical inextensible, il en résulte des phénomènes d'étranglement et une véritable inflammation (névrite par étranglement ou *Stauungspapille*).

Cette théorie fut d'abord généralement admise, mais les

objections ne tardèrent pas à surgir et la firent bientôt abandonner. En effet, les parois ostéo-fibreuses du sinus caverneux sont très résistantes et très peu compressibles : d'un autre côté, la veine ophthalmique a de très larges anastomoses avec les veines faciales, de sorte que le sang peut refluer dans ces dernières avec la plus grande facilité, dès que sa progression vers le sinus est gênée ou entravée; enfin, on voit de jeunes enfants atteints de névrite optique consécutive à une tumeur cérébrale, alors que les os du crâne n'étant point encore soudés peuvent permettre un écartement suffisant, pour éviter toute compression de la masse encéphalique et par conséquent de son système vasculaire.

2° *Théorie de la migration du liquide céphalo-rachidien dans l'espace sous-vaginal.* — Lorsque Schwabbe eut découvert qu'il existe entre les deux gaines du nerf optique un espace dit espace sous-vaginal, qui communique par le trou optique avec la grande cavité de l'arachnoïde, une nouvelle théorie prit naissance.

Schmidt, Manz, Leber, admirent que l'augmentation de la pression intracrânienne peut faire refluer le liquide arachnoïdien entre les deux gaines : d'où la compression directe du nerf et les accidents qui en découlent. Leber attribua même à ce liquide des propriétés phlogogènes et une action irritante sur la papille.

Les recherches anatomiques ont, en effet, démontré que dans certains cas de névrite on trouve une plus ou moins grande quantité de sérosité accumulée entre les deux gaines du nerf optique. Elle peut être assez abondante pour faire doubler ou tripler les dimensions habituelles de l'espace vaginal, mais bien souvent cette sérosité fait défaut ou est en quantité tout à fait insignifiante; bien plus, on la rencontre quelquefois en assez grande abondance, sans qu'il y ait la moindre trace de névrite, ainsi que nous l'avons constaté avec le professeur Roger sur des enfants atteints de fièvre typhoïde. Il résulte de ces faits, que la présence ou l'absence du liquide intra-vaginal n'est nullement en rapport avec les symptômes de la névrite optique et n'a pas, sur le développement de cette maladie, l'influence qu'on lui a prêtée.

3° *Théorie de la névrite par gêne de la circulation lymphatique.* — Nous en dirons autant de la théorie nouvellement émise par le Dr Parinaud qui cherche à rattacher la névrite optique à une gêne de la circulation lymphatique. Les différentes affections intra-crâniennes (tumeurs, méningites), dit cet auteur, ne produisent la névrite optique qu'autant qu'elles se compliquent d'hydrocéphalie. L'épanchement ventriculaire produit à son tour l'œdème cérébral par gêne de la circulation lymphatique, et consécutivement l'œdème de la papille, dont le réseau lymphatique est une dépendance de celui du cerveau. Cette assertion nous paraît peu fondée, car si dans une tumeur cérébrale par exemple l'hydrocéphalie peut être constatée vers la fin de la maladie, son existence est plus que problématique dans les premières périodes du mal, c'est-à-dire à l'époque où précisément la névrite optique fait souvent son apparition. En outre, si l'hydropisie ventriculaire était la condition déterminante et obligée de toute névrite, pourquoi celle-ci ne revêtirait-elle pas toujours la même forme et présenterait-elle des caractères cliniques aussi tranchés que ceux de la névrite optique et de la névro-rétinite.

4° *Théorie vaso-motrice.* — Rappelons encore ici la théorie vaso-motrice mise en avant par Benédickt et Brown-Séquard. Selon ces auteurs, ce sont des troubles vaso-moteurs ou trophiques, dépendant de l'irrritation de certains points du cerveau, qui produisent l'œdème de la papille. Cette théorie nous explique pourquoi les tumeurs cérébrales peuvent produire la névrite optique, quels que soient leur siège, leur volume et leur nature. Elle a également le mérite de ne pas s'adapter à un fait isolé dans la symptomatologie des tumeurs cérébrales, car c'est également par action réflexe qu'on explique l'intermittence de la plupart des accidents qui peuvent se présenter (vertiges, phénomènes transitoires d'anesthésie et d'hyperesthésie, accès épileptiformes), mais cette hypothèse échappe malheureusement à toute vérification.

5° *Théorie de la névrite descendante.* — Selon nous, les diverses théories que nous venons de rapporter ne nous donnent que des explications insuffisantes, et la névrite optique nous paraît être la conséquence d'un processus inflammatoire partant du cerveau pour suivre les nerfs optiques et aboutir jusqu'à la papille. Cette transmission de la maladie est surtout évidente dans les cas de méningite de la base et de Graefe l'avait déjà admise. Elle est moins nette dans les cas de tumeur, mais nous sommes déjà loin du temps où on pensait, avec Schweiger, que les lésions de la névrite optique sont exclusivement limitées à la papille. Schwable, Manz ont fait voir que des altérations peuvent exister dans les gaines mêmes du nerf, ce qui a été le point de départ de leur théorie; mais, bien plus, divers observateurs ont constaté la présence de corpuscules lymphoïdes, entre les fibres nerveuses elles-mêmes et à une distance assez grande de la papille. Lorsque ces recherches seront poursuivies avec tous les soins minutieux qu'elles réclament, nous avons la conviction que notre opinion se trouvera pleinement justifiée, opinion qui est déjà aujourd'hui partagée par une partie de l'École anglaise, par Gowers, par S. Mackensie, ainsi qu'on peut s'en assurer dans le compte rendu du congrès ophthalmoscopique de Londres.

Diagnostic. Les caractères ophthalmoscopiques de la névrite optique et de la périnévrite sont assez nets et assez tranchés pour permettre de reconnaître facilement ces affections. Une rétinite, en général, ne saurait guère prêter à la confusion, car la papille n'est que légèrement infiltrée et n'est pas le principal théâtre des altérations qui sont au contraire groupées à son voisinage, tantôt sur la macula, tantôt le long des principaux vaisseaux. Il est cependant une rétinite particulière qui fait exception et qui peut simuler la névrite optique, c'est la rétinite albuminurique. Ici le boursouflement de la papille est considérable, la maladie est binoculaire, et l'on pourrait quelquefois la confondre avec une névro-rétinite, si les taches blanchâtres groupées en éventail autour de la macula, les hémorrhagies linéaires, et surtout l'analyse de l'urine ne permettaient d'éviter toute erreur.

Une autre affection de la rétine, l'embolie ou la thrombose de l'artère centrale, a aussi quelquefois la plus grande ressemblance avec une névrite optique. En effet la papille est boursouflée, tuméfiée, et présente les mêmes apparences que dans la névrite; mais l'aspect de la macula, qui se détache de l'opacité diffuse qui l'entoure comme une tache rouge simulant une tache hémorrhagique, vient de suite éclairer le diagnostic. On a, du reste, dans les signes suivants, trois grands caractères qui appartiennent en propre à l'embolie. En premier lieu, cette affection se déclare subitement; en second lieu, elle est monoculaire et enfin elle entraîne immédiatement la cécité de l'œil atteint, caractères qui ne se rencontrent pas dans la névrite optique et qui différencient de suite ces deux maladies.

Mais pour faire un diagnostic complet, il ne suffit pas d'établir l'existence de la névrite, il faut aussi en rechercher la cause, car c'est à cette source que nous puisons nos principales indications thérapeutiques.

Sous ce rapport, il y a d'abord tout un groupe bien distinct de névrites optiques qu'il faut séparer avec soin de tous les autres groupes : ce sont les névrites optiques d'origine cérébrale. Elles ont pour caractères communs d'avoir un début souvent rapide, d'être presque invariablement binoculaires, de s'accompagner de mydriase et surtout de troubles cérébraux divers, tels que : céphalalgie, vomissements, paralysies de certains nerfs crâniens, hémiplégie, troubles intellectuels, etc. Il n'y a en général aucune difficulté à les reconnaître, et ce sont du reste celles qui sont de beaucoup les plus fréquentes.

Lorsque l'origine cérébrale de la névrite est admise, on doit se demander quelle est l'affection qui lui a donné naissance. S'agit-il d'une méningite de la base? s'agit-il d'une tumeur ? Ce sont là les deux premières questions que l'on doit s'adresser, car c'est généralement entre elles que se circonscrit le problème à résoudre.

La solution de cette question a d'abord été demandée aux symptômes ophthalmoscopiques, et un certain nombre d'auteurs pensent que ces symptômes sont suffisants pour trancher toute difficulté. Ils estiment, en effet, que la névrite à lésions très accentuées et limitées à la papille, en un mot la névrite par étranglement, est caractéristique des tumeurs cérébrales, tandis que celle qui est liée à la méningite ou à la méningo-encéphalite se révèle plutôt par les caractères de la névro-rétinite. Selon nous, cette distinction, souvent exacte, est loin d'être toujours absolue.

C'était du reste l'avis de de Graefe lui-même, qui reconnaissait la difficulté qu'il y a dans certains cas à séparer une névrite par étranglement à la forme atténuée d'une névrite descendante. C'est aussi l'opinion de H. Jackson qui n'admet qu'une seule sorte de névrite optique, pouvant présenter différents degrés et qu'il désigne, pour éviter toute confusion, sous le nom de gonflement de la papille.

L'examen ophthalmoscopique nous laisse donc souvent indécis et nous devons alors chercher ailleurs nos éléments de diagnostic. Nous les trouvons alors dans les symptômes généraux et dans les allures propres à ces deux genres d'affections.

En faveur de la méningite, le jeune âge du malade est une indication de grande valeur, car cette maladie est commune dans l'enfance, alors que les tumeurs cérébrales sont rares ; mais ce sont surtout les phénomènes fébriles et aigus qui l'accompagnent qui sont de nature à former notre conviction. Ainsi une fièvre continue ou avec des exacerbations périodiques, une période d'excitation (vomissements, délire, contractures) faisant graduellement place à une période de dépression (paralysies, coma), permet d'affirmer l'existence de la méningite.

Tout autres sont généralement les allures des tumeurs de l'encéphale. Elles ont souvent un début lent et insidieux, demeurent apyrétiques tant qu'elles ne se compliquent pas de méningite ou d'encéphalite, et se signalent par l'intermittence de la plupart des accidents. La céphalalgie, les vertiges, les vomissements à jeun, les accès épileptiformes, constituent leurs symptômes les plus habituels. Enfin, les paralysies de divers nerfs moteurs et les troubles de l'intelligence et de la sensibilité achèvent d'en compléter le tableau clinique. Toutefois, il faut bien le dire, le diagnostic reste parfois incertain et on est aux prises avec les plus grandes difficultés pour porter un jugement non erroné sur l'avenir du malade. Voilà, en effet, un jeune malade atteint d'une névrite optique accompagnée de vomissements, de céphalalgie intense et même de troubles de la sensibilité et de la motilité. La présence de la névrite ne nous laisse aucun doute sur l'existence d'une affection cérébrale; on croit à une tumeur, on porte un pronostic très grave, et cependant le malade revient à la santé, à part qu'il a perdu la vue par suite d'atrophie des papilles. Il faut se défier de pareils cas, dont nous avons déjà eu l'occasion de parler et qui se présentent surtout chez les enfants et les jeunes personnes. Le rôle du médecin est de se tenir dans une sage réserve, car c'est la marche seule de la maladie qui peut éclairer le diagnostic.

Poursuivons cette étude et supposons le cas où le diagnostic de névrite par tumeur cérébrale a pu être porté. Sommes-nous en mesure de reconnaître la nature de cette tumeur et d'en préciser le siège ? Ces deux questions demandent à être examinées chacune séparément.

Relativement à la nature de la tumeur, l'ophthalmoscope ne peut nous fournir aucune indication, et le plus souvent nous n'avons pour baser notre jugement que des signes de présomption et de probabilité. Le malade est-il jeune, nous sommes portés à admettre qu'il s'agit d'un tubercule du cerveau, surtout si ses poumons sont atteints et si la diathèse tuberculeuse est héréditaire dans sa famille. Est-il au contraire âgé, nous songeons de préférence à une néoplasie de nature cancéreuse, et nous recherchons avec soin les signes de cachexie qui peuvent confirmer ce diagnostic. S'agit-il, au contraire, d'un adulte ou d'un sujet adolescent, nous pensons de suite à une tumeur syphilitique. C'est là le cas le plus favorable qui puisse se présenter, car la tumeur syphilitique est la seule tumeur cérébrale que nous puissions guérir, à la condition toutefois de recourir rapidement à un traitement énergique.

On voit l'intérêt considérable qu'il y a, au point de vue du pronostic et du traitement, à reconnaître la nature spécifique de la tumeur. La chose est facile, quand les antécédents du malade ne laissent aucun doute sur l'existence de la diathèse syphilitique et quand on peut suivre les différentes étapes qu'elle a parcourues. Le diagnostic est au contraire difficile, quand l'histoire pathologique du malade reste muette, quand celui-ci nie tout accident primitif ou consécutif. Ses assertions peuvent être faites de bonne foi, car Broadbent et Fournier nous ont appris que les accidents cérébraux syphilitiques succèdent souvent à des chancres minuscules, suivis de manifestations d'apparence bénigne qui peuvent facilement passer inaperçues. L'erreur est encore d'autant plus explicable que ces accidents sont souvent tardifs, se montrent surtout entre la troisième et la dixième année après la contamination, mais peuvent en être séparés par un intervalle de quinze, vingt ans et même davantage.

Comme conclusion de pareils faits, on se gardera bien d'attacher une importance absolue aux réponses du malade; on interrogera avec soin les ganglions inguinaux, les moindres cicatrices qui peuvent se trouver sur la verge; on recherchera la syphilis dans ses retraites les plus cachées, à la voûte palatine, dans le cuir chevelu, sur l'iris et la choroïde. Du côté du cerveau, on s'informera s'il existe une céphalalgie tenace, persistante, avec exacerbations nocturnes, céphalalgie qui est souvent un signe prémonitoire de syphilis cérébrale; — on examinera s'il s'est manifesté une paralysie complète ou partielle de la troisième paire, qui est la paralysie syphilitique par excellence, si le malade est atteint de convulsions épileptiformes unilatérales ou partielles qui portent aussi le cachet de la spécificité. C'est sur cet ensemble de signes qu'on établira le diagnostic. S'ils font défaut, et si aucune autre cause ne donne l'explication de la tumeur cérébrale existante, on agira encore sagement en ne renonçant pas complètement à toute idée de spécificité, tant il y a d'intérêt à ne pas méconnaître une cause qui peut avoir une si grande influence sur le traitement.

Relativement au siège de la tumeur, l'ophthalmoscope est également impuissant à nous renseigner. Nous savons bien que ce sont les tumeurs de la base du crâne, c'est-à-dire celles qui sont en rapport direct ou de voisinage avec les tubercules quadrijumeaux, les bandelettes optiques ou le chiasma, qui donnent le plus rapidement et le plus sûrement naissance à la névrite optique, mais nous savons aussi qu'un néoplasme situé dans un point quelconque de l'encéphale peut déterminer la même névrite. Nous ne pouvons donc déterminer le siège de la tumeur et en faire le diagnostic topograhique que par les symptômes de foyer auxquels elle s'associe et notamment par les paralysies diverses dont elle s'accompagne. Voici, à ce sujet, les principaux cas qui peuvent se présenter :

TUMEUR CÉRÉBRALE.	SIÈGE PROBABLE DE LA TUMEUR.
1° Avec aphasie.	1° Sur la troisième circonvolution frontale gauche.
2° Avec paralysie limitée à un bras ou à un bras et à la face.	2° Sur les circonvolutions fronto-pariétales ascendantes.
3° Avec hémiplégie alterne.	3° Dans le mésocéphale.
4° Avec hémiplégie et hémianesthésie.	4° Sur la région postérieure de la capsule interne.

5° Avec blépharoptose.	5° Sur la partie postérieure du lobe pariétal du côté opposé.
6° Avec paralysie complète de la troisième paire.	6° Au voisinage de l'espace interpédonculaire.
7° Avec paralysie des deux sixièmes paires.	7° Au voisinage du quatrième ventricule, c'est-à-dire du point où ces deux paires nerveuses ont leurs noyaux d'origine.

Nous venons de passer en revue les névrites optiques consécutives aux tumeurs cérébrales. Celles qui reconnaissent pour causes des méningites doivent aussi nous arrêter un instant.

De même que nous avons vu l'ophthalmoscope être impuissant à nous révéler la nature d'une tumeur du cerveau, de même il ne peut nous renseigner sur la variété de méningite à laquelle nous avons affaire. Celle-ci est-elle simple, tuberculeuse, syphilitique, cérébro-spinale ? C'est aux symptômes concomitants qu'il faut le demander. On comprend toute l'importance d'une pareille question au point de vue du pronostic et du traitement, car, par exemple, autant nous serons en quelque sorte désarmés en face d'une névrite consécutive à une méningite tuberculeuse, autant nous pourrons conserver un légitime espoir de guérison lorsque la névrite est sous la dépendance d'une méningite syphilitique.

En dehors de la diathèse tuberculeuse et syphilitique, il y a encore nombre de causes de méningite et de névrite optique dont on doit se préoccuper. Ces affections se sont-elles développées sous l'influence de troubles menstruels, d'une insolation, du rhumatisme, ou sont-elles consécutives à des fièvres graves ou éruptives? Toutes ces questions ont un intérêt considérable pour le traitement, ce qui fait voir toute l'importance qu'il y a à faire diagnostic complet.

Nous en avons fini avec le grand groupe des névrites optiques cérébrales et de toutes celles qui s'y rattachent d'une façon plus ou moins directe. Les autres variétés que nous avons à passer en revue sont moins importantes et ne nous demandent plus que quelques mots, car nous avons déjà eu occasion de signaler leurs caractères différentiels. C'est ainsi que la névrite optique syphilitique, que nous appelons périphérique, se reconnaît aux altérations de la papille qui sont celles d'une périnévrite, à la choroïdite qui l'accompagne, aux autres manifestations spécifiques que peut présenter le malade, et enfin à l'absence de tout accident cérébral, ce qui la sépare de la forme centrale, dont nous avons longuement parlé.

Nous n'avons rien à ajouter à ce que nous avons dit de la névrite optique par intoxication saturnine et des névrites dont la cause est une affection orbitaire. Leurs principaux caractères ont été tracés dans la description que nous en avons donnée et permettront toujours d'en faire facilement le diagnostic.

Quelles que soient les causes de la névrite optique, le traitement doit d'abord être dirigé contre l'élément inflammatoire de la maladie. Il y a, en effet, un intérêt considérable à en atténuer la violence, à en abréger la durée, à faire cesser au plus vite l'étranglement dont souffrent les fibres nerveuses, afin de prévenir autant que possible l'atrophie consécutive de la papille. Traitement.

Pour remplir cette première indication, nous avons à notre disposition les divers agents antiphlogistiques, les révulsifs locaux, les dérivatifs et enfin les injections de pilocarpine. Voyons, en quelques mots, quel parti nous pouvons en tirer.

1° Parmi les antiphlogistiques, on recourt de préférence à l'emploi des sangsues.

Une bonne méthode, selon nous, consiste à en placer une ou deux derrière chaque oreille et à les remplacer lorsqu'elles tombent, afin d'entretenir un écoulement de sang peu abondant mais continu, pendant une journée environ. Quelques médecins conseillent d'en appliquer de suite un plus grand nombre, c'est-à-dire cinq ou six sur chaque tempe, ou sur la région anale, ce qui est surtout indiqué chez les hémorrhoïdaires ; d'autres enfin préfèrent recourir aux ventouses scarifiées sur la nuque ou à la ventouse Heurteloup, qui, comme on le sait, a l'avantage de faire perdre rapidement au malade une quantité assez considérable de sang. Toutes ces méthodes sont bonnes et peu importe celle dont on fait choix ; ce qui est plus essentiel, c'est d'en réserver l'application aux cas qui se font remarquer par une intensité toute particulière de phénomènes congestifs ou inflammatoires.

2° On peut aussi tirer un excellent parti des révulsifs cutanés, c'est-à-dire des ventouses sèches et principalement des vésicatoires volants promenés successivement sur les tempes, sur le front, sur la nuque et remplacés à de courts intervalles. Une des règles qui doit présider à leur application, c'est de ne pas les ménager : c'est par série de dix, douze, quinze vésicatoires qu'il faut procéder, car l'affection étant longue et tenace, exige une longue et puissante révulsion.

3° En même temps, quelques dérivatifs intestinaux sont également indiqués. On choisit de préférence les préparations à base d'aloès, afin de profiter de l'effet congestionnant qu'elles ont sur le rectum et les organes du petit bassin. C'est le cas de faire usage, au repas du soir, d'une pilule de Bontius ou de Clerambourg, ou de quelques grains de santé. Nous préférons, en général, les purgations légères et fréquentes aux purgations rares et énergiques : toutefois, ces dernières trouvent leur indication dans les moments de crise et dans les poussées inflammatoires qui peuvent survenir.

4° Les injections hypodermiques de pilocarpine jouent également un rôle auxiliaire important dans le traitement de la névrite. Elles viennent en aide aux moyens précédents pour hâter la résolution, grâce à la sudation abondante qu'elles déterminent. Nous nous servons, à cet effet, de la préparation suivante :

Nitrate neutre de pilocarpine.......	0gr,50
Eau distillée.......................	10

Cinq à dix gouttes en injection, selon l'âge du malade.

Pour en retirer tout le bénéfice qu'elles comportent, il ne faut pas craindre de les pratiquer tous les jours à l'avant-bras, et cela pendant plusieurs semaines consécutives.

La seconde indication du traitement consiste à combattre les causes de la maladie. Voyons, à ce sujet, les divers cas qui peuvent se présenter, leurs différents degrés de curabilité et les indications particulières qu'ils réclament.

1° Les formes les plus graves de la maladie sont incontestablement celles qui sont consécutives à une tumeur cérébrale. A moins que cette tumeur ne soit syphilitique, il n'y a guère d'illusion à se faire sur sa terminaison ; cependant il est indiqué d'agir par les dérivatifs, les révulsifs et même les antiphlogistiques, pour combattre les phénomènes inflammatoires qui aggravent les accidents et leur impriment une marche plus rapide. Ce qui engage aussi à ne pas rester inactif, c'est qu'on peut bénéficier d'un diagnostic resté obscur et incertain. Il peut arriver, en effet, que, contre toute attente, la tumeur soit de nature syphilitique, et c'est dans cet espoir, auquel on cherche toujours à se rattacher, qu'on ordonne souvent un traitement mixte pour ne négliger aucune chance de guérison. On ne court du reste aucun risque à agir ainsi, car les propriétés résolutives du mercure et de l'iodure de potassium ne sauraient nuire dans aucun cas de tumeur cérébrale, à la condition de ne pas administrer ces médicaments à trop haute dose, et d'en suspendre l'emploi lorsqu'ils se montrent complètement inefficaces.

Lorsque le diagnostic a pu établir la spécificité de la tumeur, les indications du traitement mixte deviennent formelles et impérieuses. On se hâtera donc de mettre en usage les frictions mercurielles à la dose de 6, 8, 10 grammes par jour, ou les injections hypodermiques de cyanure de mercure. La dose d'iodure de potassium sera elle-même portée à 4 ou à 6 grammes dans les vingt-quatre heures. Comme on le voit, il faut agir vite et agir énergiquement, sous peine de rester impuissant. Le traitement spécifique ne fera du reste pas oublier la médication révulsive, toutes les fois qu'il se manifeste des poussées inflammatoires; nous ne parlons pas de la médication antiphlogistique, car, dans la syphilis cérébrale, les phénomènes congestifs sont rarement assez prononcés pour en réclamer l'emploi.

Malgré toute l'énergie d'un pareil traitement, qu'on ne se berce pas de trop d'illusions et qu'on ne se croie pas assuré d'obtenir la guérison. Il y a des cas fréquents où, malgré la médication la plus rationnelle, la tumeur syphilitique continue son évolution et produit des accidents mortels. Il y en a d'autres où on n'obtient qu'un demi-succès; les phénomènes cérébraux disparaissent, il est vrai, mais la névrite se termine par l'atrophie des papilles et la vision reste irrémédiablement perdue

2° Les névrites optiques qui se déclarent dans le cours des méningites peuvent aussi être considérées comme ayant une extrême gravité. Leur traitement se confond, du reste, avec celui de la méningite elle-même. On sait que, dans cette maladie, beaucoup d'auteurs conseillent les révulsifs et surtout les révulsifs énergiques, placés sur le cuir chevelu. C'est ainsi qu'au congrès de la Rochelle (1882), le Dr Vovard (de Bordeaux) a publié plusieurs observations de guérison de méningite scrofuleuse obtenue chez des enfants, en faisant raser la tête des malades et en appliquant, trois fois par jour, sur le cuir chevelu, une légère couche d'huile de croton tiglium, jusqu'à production d'une éruption pustuleuse abondante. Toutefois, selon nous, on doit être très réservé dans l'emploi de moyens aussi violents, qui risquent d'aggraver les douleurs, et mieux vaut souvent se borner à l'application permanente de la glace sur la tête du malade préalablement rasée. On ordonnera en même temps le calomel à doses fractionnées, selon la méthode de Trousseau, à savoir :

Calomel.............................. 0gr,05
Sucre en poudre...................... 5

Pour 10 paquets. En prendre un toutes les heures.

Lorsque la méningite qui donne lieu à la névrite optique est sous la dépendance de la syphilis, c'est le traitement mixte qui est indiqué, ainsi que les sudations abondantes provoquées par les injections de pilocarpine. Mais, encore ici, nous faisons les mêmes réserves que pour les tumeurs cérébrales syphilitiques : les accidents ne sont pas toujours enrayés à temps et trop souvent l'atrophie des papilles succède à la névrite.

3° Nous venons de parcourir la partie la plus sombre du tableau; mais à côté des formes graves de la maladie qui conduisent le plus souvent à la cécité, ce qui est malheureusement le cas le plus fréquent, il y a des formes curables, dans lesquelles la vision peut être conservée en partie et même en totalité. Assurément, on n'est pas toujours certain d'arriver à un résultat aussi satisfaisant, mais la possibilité de l'obtenir doit être pour le médecin un puissant encouragement.

Cette curabilité de certaines névrites optiques est un point capital dans la question qui nous occupe et mérite de nous arrêter un instant. Nous avons, pour notre part, obtenu des succès dans des névrites dues à des méningites circonscrites, développées sous l'influence de l'insolation, du rhumatisme, de la ménopause, de lésions traumatiques, de fièvres éruptives, et, dans ces cas, il s'agissait quelquefois non pas de névrites atténuées, mais de névrites aussi accentuées que celles qui surviennent dans les tumeurs cérébrales. Ainsi, pour ne citer qu'un exemple entre plusieurs, nous avons publié, il y a quelques années, une observation très intéressante de névrite optique, survenue chez un enfant à la suite d'une insolation et ayant déterminé une cécité presque absolue des deux yeux. Cette cécité qui durait depuis près d'un mois fut complètement guérie par l'application successive d'une vingtaine de vésicatoires volants sur la tête et sur les tempes, et par l'emploi de l'iodure de potassium à l'intérieur.

Dans la ménopause, il est probable qu'à la suite de la suppression plus ou moins brusque du flux menstruel, il survient du côté des méninges des poussées inflammatoires supplémentaires, qui s'accompagnent d'accidents cérébraux et sont le point de départ de névrites optiques. Nous avons eu occasion de relater plusieurs cas de guérison obtenue dans ces conditions, par une médication antiphlogistique énergique et des vésicatoires volants promenés sur le front et les tempes. Une pratique que nous mettons également en usage consiste à appliquer tous les mois deux sangsues sur la partie supérieure des cuisses, à l'époque présumée de la menstruation.

Parmi les névrites curables, nous devons aussi ranger la névrite syphilitique, mais il y a ici une distinction à établir. Lorsque cette névrite est sous la dépendance d'une tumeur cérébrale spécifique ou d'une méningite gommeuse, nous avons vu que le traitement mixte peut donner d'excellents résultats, mais que le succès est loin d'être toujours certain, surtout au point de vue de la conservation de la vision. Au contraire, lorsqu'elle est périphérique, c'est-à-dire lorsqu'elle se manifeste comme simple affection oculaire ou comme complication d'une iritis ou d'une choroïdite préexistante, elle offre bien moins de gravité, et un traitement suffisamment énergique peut l'arrêter dans sa marche et empêcher l'étranglement des fibres optiques d'être assez prononcé et assez persistant pour en déterminer l'atrophie.

Nous ne nous arrêterons pas sur le traitement de la névrite optique saturnine, car il se confond avec celui de cette intoxication. C'est, du reste, une des formes graves de névrite et dans lesquelles la cécité est presque fatale. Nous ne nous occuperons également pas du traitement en quelque sorte chirurgical que réclame la névrite optique symptomatique d'une tumeur de l'orbite, et nous terminerons cette étude en indiquant les modifications que doit subir la thérapeutique, lorsque l'atrophie de la papille a succédé à son inflammation.

Dans cette dernière étape de la maladie, le premier devoir à remplir est de mettre de côté tout traitement antiphlogistique et débilitant, et de chercher à relever les forces du malade par un régime tonique et fortifiant. A ce titre, les préparations de fer et de quinquina, l'huile de foie de morue, les amers peuvent être utilisés avec succès. Il en est de même de l'hydrothérapie, des bains de mer et des eaux thermales sulfureuses, si tout phénomène d'excitation cérébrale a disparu.

A ce traitement tonique on joindra avec avantage les injections hypodermiques de strychnine et l'emploi des courants continus. Autant ces moyens sont inefficaces contre l'atrophie tabétique, autant ils se montrent quelquefois favorables dans le traitement de l'atrophie consécutive à la névrite optique; c'est pourquoi ils ne doivent jamais être négligés.

TUMEURS DU NERF OPTIQUE.

Les tumeurs du nerf optique sont rares. Leurs principales variétés sont les myxomes (Goldzieher), puis les gliomes et les sarcomes. On y a rencontré aussi des tumeurs syphilitiques (Dixon), des kystes, des névromes (Rotmund), etc.

Les caractères communs de ces diverses tumeurs sont les suivants :

1° *Symptômes ophthalmoscopiques.* — A l'ophthalmoscope, on constate le plus souvent les signes d'une névro-rétinite accompagnée de nombreuses apoplexies disséminées sur la rétine. Dans certains cas cependant, on voit survenir une atrophie simple de la papille, sans diminution des artères, sans état tortueux des veines, ce qui prouve qu'elle a lieu par une dégénérescence directe des fibres nerveuses ou par une compression qui s'exerce en arrière du point où les gros vaisseaux pénètrent dans l'intérieur du nerf.

Il est également fréquent d'observer une forte hypermétropie de l'œil atteint, lorsque la tumeur comprime le bulbe et réduit les dimensions de son axe antéro-postérieur.

2° *Symptômes objectifs.* — Un des principaux caractères de la maladie est l'exophthalmie qui est constante, dès que la tumeur a acquis un certain volume. Cette exophthalmie est directe et non latérale, comme dans la plupart des tumeurs de l'orbite, ce qui constitue un caractère différentiel important entre ces deux ordres de tumeurs.

Les mouvements du globe sont en grande partie conservés, car il est rare qu'une tumeur soit assez volumineuse pour comprimer les muscles ou leurs nerfs moteurs, entre elle et la voûte de l'orbite.

3° *Symptômes fonctionnels.* — La vision se perd d'une façon plus ou moins prompte, mais en général plus rapidement que dans un néoplasme de l'orbite. — La douleur est elle-même très variable : tantôt presque nulle, tantôt au contraire très vive. Il est bon de se renseigner s'il existe des accidents cérébraux concomitants, car les tumeurs du nerf optique s'accompagnent quelquefois d'altérations analogues du côté de l'encéphale.

Diagnostic. — La première question du diagnostic à résoudre est de différencier les tumeurs du nerf optique des tumeurs de l'orbite. On y parvient en général assez facilement, grâce aux caractères suivants :

1° Dans les tumeurs du nerf, le globe est projeté directement en avant. Ses mouvements sont presque toujours conservés et ne se perdent, en tout cas, que lorsque l'exophthalmie est déjà très prononcée.

Dans les néoplasmes de l'orbite, au contraire, le globe est projeté latéralement ; ses mouvements sont rapidement compromis et ce phénomène précède presque toujours l'exorbitis.

2° Un autre caractère très important des tumeurs du nerf optique, c'est qu'elles suivent les mouvements du globe et que le doigt peut toujours passer librement entre la tumeur et la voûte orbitaire, ce qui n'a pas lieu pour les tumeurs de l'orbite.

La seconde partie du diagnostic consiste à déterminer quelle est la nature de la tumeur, mais on se heurte ici à de très grandes difficultés. Rappelons que ce sont les myxomes qui s'observent le plus fréquemment, qu'ils ont une évolution lente, sont peu douloureux et se développent de préférence chez les sujets jeunes (L. Véron). Rappelons aussi que les néoplasmes de mauvaise nature se distinguent surtout par une marche rapide et que les tumeurs syphilitiques ne peuvent qu'être soupçonnées par les autres accidents diathésiques du malade.

Traitement. — Au début de l'affection, nous conseillons de soumettre le malade au traitement mixte, pendant quelques semaines, pour bénéficier des cas où la tumeur serait syphilitique. Si ce traitement reste inefficace, il est nécessaire d'enlever la tumeur, soit en respectant le globe à l'exemple de Knapp, soit en enucléant préalablement l'œil, ce qui facilite l'opération.

AMBLYOPIES ET AMAUROSES.

AMBLYOPIE. — SES VARIÉTÉS. — AMBLYOPIE ALCOOLIQUE, NICOTINIQUE, DANS DIVERSES INTOXICATIONS. — AMBLYOPIE GLYCOSURIQUE, RÉFLEXE. — HÉMIOPIE. — AMBLYOPIE HYSTÉRIQUE. — AMBLYOPIE CROISÉE DANS L'HÉMIANESTHÉSIE CÉRÉBRALE. — MIGRAINE OPHTHALMIQUE OU SCOTOME SCINTILLANT. — AMBLYOPIE CONGÉNITALE. — AMBLYOPIE SIMULÉE. — DALTONISME. — HÉMÉRALOPIE.

L'amblyopie est une diminution de la vision, que n'explique aucune altération de l'œil visible à l'extérieur ou à l'ophthalmoscope.

Ce symptôme se confond, sans limite bien tranchée, avec l'amaurose : toutefois, on s'accorde à dire qu'il y a amblyopie, quand l'acuité visuelle peut encore être mesurée au moyen de l'échelle typographique; amaurose, quand cette mensuration n'est plus possible, et amaurose absolue, lorsque le malade ne distingue plus le jour de la nuit.

D'après la définition que nous venons de donner, le diagnostic de l'amblyopie repose sur un trouble plus ou moins prononcé de la vision, ainsi que sur l'intégrité des milieux transparents et des membranes profondes. Il suppose donc des réponses exactes de la part du malade et nécessite l'emploi de l'ophthalmoscope, afin d'éliminer du cadre des amblyopies et des amauroses toutes les altérations apparentes du fond de l'œil.

D'un autre côté, les anomalies de la réfraction et de l'accommodation et notamment l'astigmatisme régulier et irrégulier peuvent, dans une certaine mesure, simuler des troubles amblyopiques : il est donc nécessaire de s'enquérir avec soin de l'état dioptrique de l'œil.

A ce sujet, il est bon de rappeler que les troubles visuels causés par un vice de réfraction remontent habituellement à l'enfance, sont binoculaires, n'existent que pour la vision de près ou la vision de loin, tandis que les troubles amblyopiques naissent souvent inopinément, atteignent quelquefois des yeux qui jouissaient jusque-là d'une excellente vue et existent pour toutes les distances. Toutefois, dans les cas douteux, il est toujours nécessaire d'examiner la réfraction de l'œil à l'ophthalmoscope et de recourir à l'emploi des verres sphériques ou cylindriques.

La lunette sténopéique de Donders a aussi une grande utilité. On sait qu'en faisant regarder le malade par la fente très étroite de cette lunette ou même par un trou d'épingle percé dans une carte, la vision est toujours améliorée, s'il s'agit d'un défaut de réfraction ou d'accommodation, tandis qu'elle est au contraire amoindrie, par insuffisance d'éclairage, si on a affaire à une amblyopie.

Lorsque l'existence de l'amblyopie est ainsi reconnue, il est nécessaire, pour que le diagnostic soit complet et pour que la thérapeutique ait une base solide, d'en déterminer la nature et d'en préciser la variété. Nous allons donc étudier séparément les principales variétés d'amblyopie connues : elles se relient toutes entre elles, par le trouble de la vision qu'elles occasionnent et par l'absence de lésions ophthalmoscopiques, mais elles se séparent souvent les unes des autres par de nombreux caractères.

1° AMBLYOPIE ALCOOLIQUE.

Une des amblyopies que l'on rencontre le plus souvent est l'amblyopie alcoolique. Signalée pour la première fois par Mackensie, puis par Hutchinson et par Sichel père, elle a, en raison de sa fréquence, suscité un grand nombre de travaux, de sorte que ses caractères sont aujourd'hui parfaitement connus.

Les symptômes de cette amblyopie sont les suivants :

1° *Début.* — Le début de la maladie est en général assez rapide et s'accuse par un trouble de la vision, qui va en progressant pendant deux ou trois semaines et reste ensuite longtemps stationnaire.

Ce trouble est surtout caractérisé par une sorte de brouillard qui voile les objets, empêche le malade de reconnaître les personnes placées à une distance de quelques mètres et les lui fait apparaître avec une teinte pâle et livide. Ce brouillard semble moins épais le matin et le soir que pendant la journée où il existe quelquefois un certain degré de photophobie; aussi la vue est meilleure à ces moments-là. Les temps couverts, les journées brumeuses, amènent aussi une amélioration dans la vision qui, du reste, varie quelquefois d'un jour à l'autre d'une façon assez notable.

2° *Acuité visuelle.* — L'acuité visuelle éprouve toujours une diminution sensible, par suite d'un scotome central que l'on peut délimiter à l'aide du périmètre ou au moyen de petits morceaux de papier. Ce scotome est relatif, parce que la sensibilité n'y est qu'altérée et non abolie; le plus souvent il ne permet au malade que de lire les caractères n°s 6 ou 7 de l'échelle typographique. C'est ce chiffre qui exprime presque toujours le degré de perte de la vision, et il est curieux de le retrouver dans presque tous les cas observés. Toutefois, lorsque la maladie est ancienne, cette limite peut de beaucoup être dépassée et nous avons vu des malades ne pouvoir distinguer que les caractères n°s 20, 30 ou même 50 de l'échelle typographique.

3° *Vision périphérique.* — La vision périphérique reste intacte : c'est pourquoi le malade peut toujours se conduire, tout en ne voyant que confusément les objets placés en face de lui.

4° *Dyschromatopsie.* — Un autre ordre de symptômes, non moins important pour le diagnostic, se tire de l'examen des couleurs.

Il existe ici un scotome chromatique constant, mais il importe de le rechercher avec soin, car il ne s'étend quelquefois pas au delà de 10 à 15 degrés du point de fixation. Si on présente, en effet, au malade un objet coloré d'une certaine dimension, il en reconnaît la coloration, car il la perçoit par les parties périphériques de sa rétine ; mais si on lui fait fixer de petits carrés de papier coloriés, que l'on démasque subitement au devant de son point de fixation, en lui recommandant de n'imprimer aucun mouvement à ses yeux, on remarque qu'il confond les couleurs : le vert et le rouge lui paraissent gris ; le violet n'est plus reconnu ; le jaune et le bleu sont les dernières couleurs qui disparaissent.

Lorsqu'on veut mesurer ce scotome chromatique d'une façon précise, il est nécessaire de faire usage d'un périmètre. On trouve alors qu'il a une forme ovalaire à grand axe horizontal, et qu'il est plus étendu en dehors du point de fixation qu'en dedans ; toutefois, il peut prendre une grande extension et envahir le champ visuel tout entier, au moins pour les nuances composées.

Cette perversion du sens des couleurs s'accuse surtout

d'une façon évidente pour les objets brillants, et c'est ce qui nous explique pourquoi le malade confond souvent les monnaies d'or et d'argent. Ce fait frappe vivement son imagination ; aussi, se voyant exposé à des méprises qui peuvent lui être très préjudiciables, il accourt chez le médecin demander remède à un pareil état.

Un trouble chromatique également caractéristique de l'amblyopie alcoolique est celui que l'un de nous a décrit sous le nom de contraste morbide et successif des couleurs. Ce trouble singulier permet au malade de voir assez bien chaque couleur qu'on lui montre séparément et sur laquelle il peut promener son regard ; mais, dès qu'il passe d'une couleur à une autre, il continue à ne voir que la première, pendant quelques secondes, ce qui résulte de la persistance trop prolongée de chaque impression colorée sur la rétine. Pour nous faire mieux comprendre, choisissons un exemple : si le malade, après avoir regardé du vert, fixe les yeux sur du rouge, il voit encore la couleur verte pendant quelques instants, mais il lui suffit de laisser reposer ses yeux, en les fermant, pour qu'il redresse lui-même son erreur et apprécie parfaitement la couleur rouge qu'on lui présente.

5° *Illusions de la vue.* — Certains malades accusent d'autres troubles visuels bizarres et étranges, mais assez rares. S'ils fixent un objet d'une certaine dimension, tel qu'une maison, un réverbère, ils le voient parfois changer de forme, vaciller, devenir plus gros ou plus petit, paraître s'approcher ou s'éloigner. Ces sortes d'illusions durent quelques secondes et disparaissent pour revenir plus ou moins fréquemment. Elles peuvent être expliquées, selon nous, par les contractions spasmodiques du muscle accommodateur, contractions qui sont suivies de relâchement, ce qui fait que le malade a une impression tantôt nette, tantôt vague du même objet, d'où le phénomène de mobilité et de vacillement de l'image qu'il perçoit.

6° *Diplopie et polyopie.* — On voit aussi l'amblyopie alcoolique s'accompagner, chez quelques sujets, d'une certaine paresse d'accommodation (Romiée), et quelquefois de diplopie ou de polyopie, surtout lorsque les malades veulent fixer de petits objets : témoin ce garçon de café, dont nous avons publié l'observation, qui, chargé de servir des liqueurs aux clients, voyait les objets en double et versait souvent les liquides à côté du verre qu'il devait remplir, ce qui ne tarda pas à lui faire perdre sa place.

7° *Mydriase.* — Un certain degré de dilatation des pupilles a aussi été signalé dans l'amblyopie alcoolique. Cette dilatation est la règle, quand l'intoxication est simplement due à l'alcool; mais comme les grands buveurs sont souvent en même temps de grands fumeurs, on rencontre fréquemment chez eux un mélange des deux principes toxiques, l'alcool et le tabac, ce qui donne lieu à une amblyopie mixte, dans laquelle l'une des pupilles est dilatée et l'autre contractée.

8° *Affection binoculaire.* — Un autre caractère de l'amblyopie alcoolique est d'être toujours binoculaire et d'atteindre les deux yeux à un degré égal, à l'inverse de ce qui a lieu pour l'atrophie des papilles, où un œil reste plus faible que l'autre.

9° *Symptômes généraux.* — Enfin, tout un ensemble de symptômes généraux, relevant de l'alcoolisme chronique, font ordinairement cortège à l'amblyopie que nous venons de décrire. Nous pouvons citer : la pituite, le tremblement des mains, les hallucinations, les cauchemars, la perte d'appétit, etc.

10° *Examen ophthalmoscopique.* — L'examen ophthalmoscopique ne donne que des résultats négatifs : la rétine est saine, la papille a son aspect normal. Mais cette proposition n'est exacte que dans la majorité des cas et non d'une façon absolue : chez certains malades, en effet, on peut constater soit des contractions spasmodiques sur les artères rétiniennes, soit une légère infiltration péri-papillaire ou un état tortueux des veines et, dans des cas très rares, une ou deux petites taches hémorrhagiques le long des veines de la rétine. Lorsque la maladie a duré longtemps, on peut aussi observer quelquefois une décoloration prononcée de la moitié externe de la papille finissant par aboutir à l'atrophie. Ce sont ces altérations qui ont fait considérer la maladie par quelques auteurs, comme l'expression d'une névrite partielle, limitée d'abord à un seul faisceau du nerf optique et pouvant être d'origine centrale et même corticale (Panas).

Diagnostic.

Les divers symptômes que nous venons de retracer sont assez caractéristiques pour permettre de reconnaître facilement l'affection. Toutefois, il est nécessaire de se rappeler que, dans certains cas, elle peut être aisément confondue : 1° avec les troubles visuels qui signalent le début de l'atrophie progressive de la papille ; 2° avec d'autres amblyopies, telles que l'amblyopie nicotinique et l'amblyopie glycosurique ; 3° et enfin exceptionnellement avec des hémorrhagies rétiniennes.

Nous ne reviendrons pas sur le premier point de ce diagnostic différentiel, qui a déjà été traité dans l'étude que nous avons faite des atrophies du nerf optique (1) :

(1) Aux caractères de diagnostic différentiel que nous avons exposés, nous devons ajouter que le Dr Dariez vient de proposer récemment de mettre à profit la réaction électrique du nerf optique, pour permettre de distinguer les amblyopies des atrophies papillaires. Il suffit, dit cet auteur, d'un courant très faible de 1 à 2 dixièmes de milli-Ampère, pour provoquer une sensation lumineuse dans un œil atteint d'amblyopie par intoxication, tandis que le courant doit

nous ne nous occuperons donc que des amblyopies proprement dites que nous venons de citer.

Tout d'abord, si l'amblyopie est monoculaire, aucune hésitation n'est possible : elle n'est pas du ressort de l'alcoolisme et se rapporte soit au nicotinisme, soit à la glycosurie, qui quelquefois n'atteignent qu'un seul œil.

Si l'amblyopie est binoculaire, elle peut être de nature alcoolique, nicotinique ou glycosurique. Les habitudes du malade et l'analyse de l'urine tranchent facilement la question : toutefois, on peut déjà trouver dans l'inspection des orifices pupillaires de précieux renseignements pour le diagnostic. Ainsi les pupilles sont régulièrement dilatées dans l'amblyopie alcoolique et glycosurique ; elles sont rétrécies dans l'amblyopie nicotinique, et inégales dans les amblyopies mixtes dues à l'alcool et au tabac.

Dans un autre ordre de faits, les hémorrhagies rétiniennes qui se déclarent accidentellement dans le cours de la maladie, ce qui du reste est très rare, ne sauraient tromper un observateur attentif sur la nature de l'affection. Ces hémorrhagies sont peu abondantes, peu nombreuses, siègent sur le trajet d'une grosse veine, souvent à une certaine distance de la papille et jamais sur la macula. Le trouble visuel qui existe n'est pas sous leur dépendance, car il est hors de proportion avec celui qu'elles peuvent produire : il faut donc bien se garder de diagnostiquer des

être beaucoup plus fort pour produire le phosphène électrique, s'il s'agit d'une atrophie du nerf optique.

On ne peut encore juger complètement ce nouveau moyen de diagnostic. Les variations considérables qui s'observent d'un sujet à un autre au point de vue des variations produites par les courants électriques semblent rendre les résultats obtenus difficilement comparables. Mais l'auteur prétend que les différences individuelles cessent d'exister, après avoir fait passer plusieurs fois le même courant.

hémorrhagies rétiniennes vulgaires, sans voir l'amblyopie alcoolique qui est la maladie principale et dont elles ne sont qu'un épiphénomène.

Semblablement, lorsqu'après un certain temps une atrophie de la papille se manifeste, il faut encore savoir reconnaître l'origine alcoolique de l'affection, sous ce nouveau caractère. Or, les antécédents du malade et la très longue durée des troubles visuels qui précèdent le processus atrophique caractérisent cette atrophie et en dévoilent la nature.

L'amblyopie alcoolique est une affection facilement curable, si le malade s'astreint à un régime sévère et se soumet aux prescriptions qui lui sont ordonnées. La guérison s'obtient généralememt après trois ou quatre mois de traitement, mais ne reste définitive que si le malade renonce à ses habitudes d'intempérance : autrement, les récidives sont fréquentes et peuvent aboutir à l'atrophie des nerfs optiques, ainsi que nous l'avons signalé. Traitement.

La première indication du traitement — et celle-ci est capitale — consiste à supprimer l'usage de toute boisson alcoolique. Cette suppression doit être brusque et complète : en recommandant cette méthode, nous avons obtenu de meilleurs résultats qu'en cherchant à régler la désaccoutumance du malade, car nous avons remarqué que des doses d'alcool même très minimes entretiennent l'intoxication et mettent obstacle à la guérison.

La seconde indication à remplir est de calmer l'excitation du système nerveux. L'alcoolique dort mal, est sujet à une agitation factice qu'il importe de modérer. C'est dans ces cas, qu'à l'exemple de Gubler nous prescrivons le bromure de potassium, à la dose suivante :

Bromure de potassium..............	20 grammes.
Eau distillée......................	300 —

Une cuillerée de cette solution matin et soir.

Comme moyen local, nous faisons usage des instillations d'ésérine ou de pilocarpine pour resserrer les pupilles qui sont anormalement dilatées, pour venir en aide à l'accommodation qui est défectueuse et pour agir enfin sur l'élément vasculaire du fond de l'œil. En même temps, des conserves teinte fumée sont prescrites, s'il existe de la photophobie, et quelques vésicatoires volants sont alternativement promenés sur les tempes et sur la nuque, à titre de dérivatifs.

Dans les cas où la maladie traîne en longueur ou s'accompagne de troubles gastriques, l'hydrothérapie se montre très utile. Il en est de même des préparations de noix vomique (six à huit gouttes de teinture de noix vomique avant chaque repas), des toniques, de l'emploi des courants continus et des injections de strychnine.

Il est sans inconvénient de permettre au malade de vaquer à ses occupations habituelles, pendant le cours du traitement, mais si comme les mécaniciens de chemins de fer, par exemple, il est chargé d'interpréter des signaux de diverses couleurs, il est nécessaire de lui conseiller de suspendre ses fonctions, au point de vue de la sécurité publique, à cause de la dyschromatopsie qui est un des symptômes constants de son affection.

AMBLYOPIE NICOTINIQUE.

De même que l'alcool pris d'une façon immodérée, le tabac fumé avec excès, c'est-à-dire à la dose de 20 grammes par jour et au-delà, donne quelquefois lieu à une véritable amblyopie. C'est la nicotine qui joue ici le rôle d'agent toxique : aussi le tabac français, qui en contient 8 à 9 pour 100, offre-t-il plus de danger que le tabac de Turquie et de la Havane, qui n'en renferme que 2 à 3 pour 100.

Étudiée d'abord par Mackensie, Sichel père et Desmarres, l'amblyopie nicotinique se présente sous la forme d'un scotome central, tantôt binoculaire, tantôt monoculaire.

La forme binoculaire est de beaucoup la plus fréquente et a une telle ressemblance avec l'amblyopie alcoolique, que ce n'est que par la connaissance des habitudes du malade qu'on peut arriver à établir le diagnostic. L'aspect des pupilles peut cependant être ici d'un grand secours, car l'abus du tabac en provoque la contraction, tandis que l'alcoolisme en amène la dilatation. Toutefois, la confusion entre les deux maladies est d'autant plus facile que les grands buveurs sont en général des fumeurs endurcis, et qu'on est souvent en présence d'une amblyopie mixte, dont il n'est pas toujours facile de dégager l'élément principal.

Sous sa variété monoculaire, l'amblyopie nicotinique se manifeste sous la forme d'un scotome central, s'étendant généralement depuis la papille jusqu'au delà des limites de la macula, mais pouvant envahir une grande étendue de la rétine et amener une cécité momentanée presque complète, en même temps qu'un certain degré d'anémie de la papille.

On ne saurait guère la confondre qu'avec l'amblyopie glycosurique monoculaire, mais l'analyse de l'urine ne laisse subsister aucun doute.

Le diagnostic peut présenter des difficultés plus sérieuses lorsque cette amblyopie se manifeste sur un œil atteint d'altérations diverses, ou se développe au milieu de circonstances qui peuvent donner le change. C'est ainsi que nous avons vu un malade se plaindre, après des manifestations syphilitiques cutanées, d'un scotome central monoculaire survenu rapidement; le premier confrère consulté vit là une manifestation syphilitique oculaire, qu'il traita vainement par les préparations mercurielles, alors qu'il s'agissait d'un scotome nicotinique, dont la guérison fut obtenue après un traitement de quatre mois environ.

Pour combattre cette amblyopie, on met en usage les mêmes moyens que ceux que nous avons indiqués contre l'amblyopie alcoolique, et l'on suspend d'une façon absolue l'usage du tabac.

AMBLYOPIES DANS DIVERSES INTOXICATIONS.

Divers agents toxiques, autres que l'alcool et le tabac, peuvent également donner lieu à l'amblyopie, mais les cas en sont relativement peu fréquents.

Amblyopie quinique.

Citons d'abord l'amblyopie produite par le sulfate de quinine.

Cette amblyopie ne s'observe que très rarement et n'apparaît qu'après de fortes doses de ce médicament (3 à 5 grammes dans les vingt-quatre heures, pendant plusieurs jours de suite). Son début est rapide, quelquefois soudain; la vision centrale est considérablement diminuée; le champ visuel rétréci; la perception des couleurs anéantie, et, dans certains cas, on constate une amaurose complète, au point que le malade ne peut même plus distinguer la lumière. Si nous ajoutons que l'affection siège le plus souvent dans les deux yeux, s'accompagne de mydriase et d'une surdité très prononcée, nous aurons, groupés, les traits les plus saillants de cette amblyopie.

L'examen ophthalmoscopique révèle une anémie très prononcée des papilles et un rétrécissement des vaisseaux rétiniens, altérations qui ont porté certains auteurs à admettre que cette affection est due à l'ischémie de la rétine.

Le pronostic de cette amblyopie est relativement favorable, car la guérison est la règle, guérison qui peut survenir après quelques jours, mais se faire quelquefois attendre plusieurs semaines et même plusieurs mois.

Comme traitement, on a proposé les inhalations de nitrite d'amyle, les injections de strychnine et les courants électriques. L'emploi des diurétiques et de légers purgatifs est également indiqué pour favoriser l'élimination de l'agent toxique; enfin, l'ischémie de la rétine nécessite le maintien du malade dans la position horizontale.

L'intoxication saturnine peut retentir sur l'organe de la vue de différentes façons et donner lieu, tantôt à une névrite optique et à l'atrophie des papilles, tantôt à une rétinite albuminurique de nature saturnine, parfois à une paralysie de certains muscles de l'œil et enfin, dans quelques cas, à une véritable amblyopie sans lésions ophthalmoscopiques. Amblyopie saturnine.

Cette amblyopie a pour principaux caractères d'être soudaine et très passagère, c'est-à-dire de ne durer que quelques heures ou quelques jours, ce qui l'a fait rattacher à un spasme artériel. Dans une observation rapportée par le professeur Duplay, le malade resta pendant quinze jours frappé de cécité, et recouvra ensuite complètement la vision.

Les accidents saturnins qui accompagnent les troubles visuels (coliques, encéphalopathie) et la profession du malade constituent ici les principaux éléments du diagnostic. Il est bon de rappeler, à ce sujet, que certains fards ou certaines teintures employées pour les cheveux ou la barbe peuvent déterminer cette forme d'amblyopie toxique, que l'on combattra efficacement par les purgatifs, les bains sulfureux et l'iodure de potassium à hautes doses.

AMBLYOPIE GLYCOSURIQUE.

On sait combien sont fréquentes les affections oculaires glycosuriques : ce sont parfois des kératites, des iritis ou des irido-choroïdites ; — plus souvent, il s'agit de cataractes, de rétinites, d'atrophies de la papille ou de paralysies des muscles de l'œil; enfin, à cette liste déjà longue, nous devons ajouter l'amblyopie glycosurique.

Cette amblyopie n'offre pas toujours les mêmes caractères : tantôt elle se présente sous forme d'hémiopie, tantôt sous la forme d'une véritable amblyopie centrale.

Cette amblyopie centrale a la plus grande ressemblance avec l'amblyopie alcoolique : même mode de début, même scotome central et chromatique avec légère dilatation pupillaire, même marche stationnaire pendant des mois et même des années. La seule différence, c'est que, tandis que l'amblyopie alcoolique est toujours binoculaire, l'amblyopie glycosurique est quelquefois monoculaire.

On éprouverait donc souvent les plus grandes difficultés pour établir le diagnostic, si on n'avait pour guides les symptômes généraux d'alcoolisme ou de glycosurie qui peuvent exister, et si on ne pouvait facilement remonter à la cause de la maladie. L'analyse de l'urine est donc la pierre de touche à laquelle il faut recourir dans les cas douteux ; cependant, lorsqu'une amblyopie est accompagnée de la paralysie de la 6e paire, elle porte, selon nous, le cachet à peu près certain du diabète.

Cette amblyopie, plus grave que l'amblyopie alcoolique, ne se produit que dans les cas de diabète ancien, ne se déclare guère que chez les personnes âgées et particulièrement chez les hommes, et dénote toujours un état dyscrasique grave.

Le traitement à employer n'est autre que celui du diabète, mais on ne sera guère en droit d'espérer qu'une amélioration, car les guérisons complètes sont rares.

AMBLYOPIE RÉFLEXE.

Parmi les amblyopies réflexes, nous pouvons citer celles qui se manifestent comme une des formes rares de l'ophthalmie sympathique, et celles qui sont liées, chez les enfants, à la présence de vers intestinaux et, chez certaines femmes, à des troubles utérins. Mais ces amblyopies sont surtout fréquentes à la suite de l'irritation des branches de la cinquième paire. On sait depuis longtemps que la lésion du nerf sus-orbitaire peut quelquefois entraîner l'amaurose; on sait aussi combien est grande l'influence de l'irritation des nerfs dentaires sur la fonction visuelle.

Cette irritation se traduit le plus souvent par une fatigue d'accommodation ou une asthénopie très prononcée et rebelle à tous les moyens ordinairement employés. C'est ainsi que certains malades ne peuvent lire ou s'appliquer plus de deux ou trois minutes sans une extrême fatigue, état qui persiste pendant des mois et même des années, jusqu'à ce qu'on songe à faire extraire une dent cariée de la mâchoire supérieure, dent qui parfois n'est le siège d'aucune douleur.

De tels exemples sont fréquents, mais ce qui est beaucoup plus rare, c'est de voir une affection dentaire donner lieu à une véritable amblyopie, ainsi que nous en avons pour notre part cité deux observations remarquables.

Cette amblyopie réflexe est ordinairement monoculaire

et affecte la forme d'un scotome central sans lésion. Ce scotome a pour caractère d'être sujet à d'assez grandes variations et de pouvoir diminuer ou augmenter, au point de produire une amaurose complète.

L'extraction de dents cariées ou quelquefois la suppression d'appareils dentaires prothétiques, tels qu'une dent à pivot, par exemple, mettent fin à cette amblyopie. A ce sujet, il est intéressant de savoir que ce sont presque invariablement les dents de la mâchoire supérieure qui ont ainsi un retentissement fâcheux sur la vue, et parmi celles-ci les molaires, presque jamais les incisives et très rarement les canines, bien qu'on les désigne sous le nom de dents de l'œil, en raison de leur situation et des rapports qu'on leur suppose avec cet organe.

HÉMIOPIE OU HÉMIANOPSIE.

L'hémiopie est le trouble fonctionnel qui résulte de ce que chaque rétine a perdu la moitié de son champ visuel (1).

(1) Le mot hémiopie (ἡμι, ὄψις) signifie littéralement vision par moitié. Or le champ visuel peut être perdu, soit dans la moitié supérieure ou inférieure de la rétine, soit dans sa moitié interne ou externe. Le premier cas constitue l'hémiopie horizontale, qui est presque toujours le résultat d'une affection de l'œil, telle que le décollement de la rétine ou une choroïdite exsudative, car ce n'est que dans des cas très rares, qu'elle est produite par une altération extra-oculaire. Le second cas se rapporte à l'hémiopie verticale, la seule qui reconnaisse toujours une lésion cérébrale et dont nous ayons ici à nous occuper.

Le mot hémiopie prête aussi à une confusion regrettable : d'après son étymologie, on est tenté de croire que l'expression d'hémiopie latérale droite, par exemple, signifie que la vision est conservée dans la partie droite du champ visuel, tandis que d'après l'usage elle indique que la vision n'existe plus à droite. C'est pourquoi il est préférable de se servir, avec Hirschberg, du mot hémianopsie, qui fait cesser toute équivoque, puisqu'il indique la privation de vision du côté que l'on désigne.

Cette affection ou plutôt ce symptôme se présente sous deux formes différentes : l'hémiopie homonyme qui est très fréquente, et l'hémiopie croisée qui est très rare.

Dans l'hémiopie homonyme ou latérale, la moitié du champ visuel est abolie du même côté dans les deux yeux, c'est-à-dire soit à droite, soit à gauche (hémiopie latérale droite et hémiopie latérale gauche).

Dans l'hémiopie croisée, la moitié du champ visuel est perdue à droite pour un œil, à gauche pour l'autre œil.

Pour bien comprendre ce que ces propositions signifient, il est nécessaire de se rappeler la théorie de la semi-décussation des nerfs optiques dans le chiasma, théorie que les recherches anatomiques n'ont pas encore démontrée, mais dont l'anatomie pathologique a confirmé l'exactitude, car elle donne seule une explication facile de faits cliniques bien souvent observés.

Dans cette théorie proposée par Newton et par Wollaston, on admet que l'entre-croisement des nerfs optiques dans le chiasma n'est pas complet : les fibres internes seules s'entre-croisent et passent d'un côté à l'autre, tandis que les fibres externes ne s'entre-croisent pas. La figure ci-dessus nous permet de saisir parfaitement cette disposition et d'en tirer les conséquences suivantes :

1° La bandelette optique gauche anime la moitié externe de la rétine gauche et la moitié interne de la rétine droite. Une lésion de cette bandelette produit donc une hémiopie homonyme droite. De la même façon, la bandelette optique droite innerve la moitié externe de la rétine droite et la moitié interne de la rétine gauche, de sorte que son altération donne lieu à une hémiopie homonyme gauche.

2° Les moitiés internes de chaque rétine sont formées par les fibres optiques internes ou entre-croisées. Une lésion, telle qu'une tumeur placée sur la partie antérieure du chiasma, de façon à n'intéresser que ces fibres, produit donc une hémiopie croisée, dans laquelle l'œil droit ne voit plus

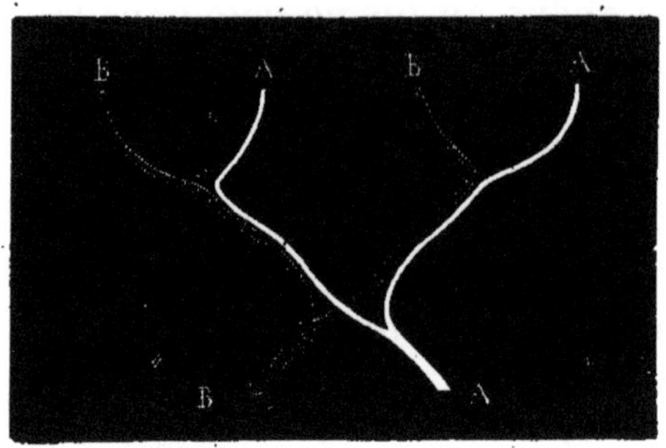

Fig. 8. — Entre-croisement des fibres optiques dans le chiasma et leur distribution dans les deux yeux.

A, A, A, fibres nerveuses de l'hémisphère droit. — B, B, B, fibres optiques provenant de la bandelette et de l'hémisphère cérébral gauche.

à droite et l'œil gauche ne voit plus à gauche. C'est là l'hémiopie temporale qui est un signe de localisation cérébrale très précis, ainsi que Saemish a eu l'occasion d'en rapporter un cas remarquable confirmé par l'autopsie.

3° Les moitiés externes de chaque rétine sont animées par les fibres externes des deux nerfs optiques. L'altération de ces fibres provoque une hémiopie croisée différente de la précédente, dans laquelle l'œil droit ne voit plus à gauche, et l'œil gauche ne voit plus à droite. C'est là l'hémiopie nasale qui est extrêmement rare, et dans laquelle il faut supposer que des lésions symétriques de la base du crâne viennent intéresser les fibres externes ou directes de chaque bandelette optique. Knapp en a rapporté un exemple partout cité, dans lequel la compression de ces fibres était exercée par les artères cérébrales antérieures et communicantes postérieures dilatées et indurées.

Maintenant que nous nous rendons compte de ce qu'est l'hémiopie, voyons comment nous pouvons la reconnaître. Nous n'envisageons ici que l'hémiopie homonyme ou latérale qui est de beaucoup la plus fréquente et la plus intéressante à étudier. En voici les principaux caractères : Symptomatologie.

1° *Début.* — C'est une affection à début brusque et soudain, ce qui ne doit pas nous surprendre, car elle est souvent liée à un trouble circulatoire intra-cérébral (hémorrhagie, thrombose), comme nous le verrons en étudiant les causes qui lui donnent naissance.

2° *Affection binoculaire.* — En second lieu, c'est une affection toujours binoculaire, ce qui résulte de son origine cérébrale et du mode d'entre-croisement des fibres optiques dans le chiasma.

3° *Perte d'une moitié latérale du champ visuel.* — Son caractère essentiel et pathognomonique est la perte du champ visuel dans une des moitiés latérales droite ou gauche de chaque rétine.

Le malade qui dirige son regard directement au devant de lui ne voit donc pas les objets placés soit à sa droite, soit à sa gauche, selon le côté qui est atteint, mais par des mouvements de la tête et des yeux, il corrige instinctivement cette défectuosité visuelle, de sorte qu'il ne l'accuse en quelque sorte jamais et ne se plaint que d'un trouble de la vision dont il ne précise pas le caractère. L'hémiopie est donc un symptôme qu'il faut rechercher : pour cela, l'un des yeux du malade étant fermé, on fait fixer à l'autre œil un doigt directement placé au-devant de lui, et on promène la main dans chacune des moitiés latérales du champ visuel. On constate que d'un côté elle n'est pas aperçue, et en renouvelant la même expérience sur l'autre œil, on arrive à un résultat identique, de sorte que le diagnostic s'établit avec la plus grande facilité.

Pour plus de précision dans cette recherche, on peut se servir du périmètre ; on remarque alors que la ligne qui sépare la moitié persistante du champ visuel de l'autre moitié est plutôt légèrement oblique que verticale ; on remarque également que la perte du champ visuel de chaque rétine n'est pas toujours aussi complètement abolie que nous venons de le dire et peut faire place à une simple obnubilation.

4° *Conservation de l'acuité visuelle.* — Le point de fixation reste le plus souvent en dehors de la partie anesthésiée, de sorte que l'acuité visuelle est à peu près normale. Il n'en est pas moins vrai que le malade ne peut lire ou écrire qu'au prix d'une gêne considérable, surtout dans le cas d'hémiopie latérale droite. En effet, comme la lecture et l'écriture ont lieu de gauche à droite, le malade ne peut plus deviner en quelque sorte les mots qui suivent ceux qu'il fixe directement, ce qui est la source pour lui d'une gêne considérable.

Après un certain temps, cette gêne diminue et le malade accuse une amélioration sensible de la vision, ce qui tient à ce qu'il a appris, par des mouvements de la tête ou des yeux, à remédier à son infirmité et à utiliser les parties saines de son champ visuel.

5° *Diplopie fugace.* — Un trouble visuel particulier qu'il nous reste encore à signaler est une sorte de diplopie qui se manifeste par moments, surtout dans la vision des objets éloignés. Cette diplopie n'est pas une diplopie d'ordre paralytique, car elle est fugace, transitoire, ne dure que quelques instants pour reparaître à intervalles plus ou moins rapprochés.

6° *Attitude du malade.* — L'attitude du malade est souvent assez caractéristique pour mettre sur la voie du diagnostic. En effet, celui-ci tourne la tête du côté où son champ visuel est perdu, pour placer en face de lui la partie de son champ visuel restée normale.

7° *Symptômes cérébraux concomitants.* — Tels sont les principaux caractères de l'hémiopie proprement dite, mais, comme cette affection est toujours d'origine cérébrale, elle est souvent associée à des symptômes cérébraux, tels que : céphalalgie, vertiges, affaiblissement de la mémoire, troubles hémiplégiques, aphasie, etc., symptômes qui sont souvent les premiers à faire soupçonner la nature de l'affection.

Arrivons maintenant à l'étude des causes. Nous venons de dire que l'hémiopie est toujours la manifestation oculaire d'un trouble cérébral. Quelles sont donc les altérations cérébrales qui peuvent lui donner naissance? C'est ce qu'il est intéressant de rechercher. Causes.

Notons d'abord que l'hémiopie est parfois un accident transitoire, ne durant que quelques jours, quelques heures et même quelques instants et revenant par accès. C'est ce que l'on observe, par exemple, chez certaines personnes nerveuses, hystériques, sujettes à des migraines ophthalmiques, et on l'attribue alors à des spasmes vasculaires, survenant dans le département cérébral où s'alimentent les fibres optiques.

Dans d'autres cas plus fréquents, et ce sont ceux-ci que nous avons spécialement en vue, elle constitue un phénomène durable, persistant et inquiétant singulièrement les malades. On l'a considéré alors longtemps, avec le professeur Charcot, comme étant la conséquence forcée d'une lésion intéressant l'une des bandelettes optiques, soit directement, soit par voisinage, lésion qui peut être tantôt une tumeur, tantôt une plaque de sclérose, plus souvent une petite hémorrhagie dont la glycosurie est fréquemment la cause, et parfois enfin un ramollissement dû à une thrombose ou à une embolie. Il en est ainsi dans la grande majorité de cas, mais des faits parfaitement constatés prouvent également que l'hémiopie peut succéder à des lésions en foyer avoisinant l'écorce cérébrale, surtout du côté du lobe occipital. Nous avons déjà traité ce sujet et fait voir tout le parti qu'on peut en tirer pour se renseiguer sur le trajet intra-cérébral des fibres optiques.

Diagnostic. Le diagnostic de l'hémiopie ne peut se faire qu'à la condition d'examiner systématiquement le champ visuel de tout malade atteint d'amblyopie, surtout lorsque celle-ci est subite et s'accompagne de symptômes cérébraux. Toutefois, l'attitude du malade permet souvent de soupçonner l'affection, car il tourne la tête du côté correspondant au trouble fonctionnel, afin d'améliorer sa vision.

Le diagnostic n'est complet que lorsqu'on a reconnu la nature de l'affection cérébrale dont l'hémiopie dépend, ce qui nécessite un examen complet et minutieux du cœur, du système vasculaire et de l'état général. Rappelons l'influence de la goutte, de la syphilis et de l'alcoolisme, sur la production de l'endartérite oblitérante qui peut frapper les vaisseaux du cerveau. Rappelons que c'est surtout dans le cas d'oblitération vasculaire, qu'on voit la maladie coexister avec l'aphasie et des troubles hémiplégiques du côté droit. Signalons enfin que la glycosurie est souvent une cause d'hémiopie, en déterminant de petites hémorrhagies cérébrales, ce qui doit nous engager à faire toujours l'analyse de l'urine dans les cas douteux.

Traitement. Le traitement de l'hémiopie repose tout entier sur les causes présumées qui lui ont donné naissance. On est porté à regarder généralement cette affection comme n'étant pas susceptible de s'aggraver, mais comme essentiellement persistante et durant autant que la vie. Une telle opinion est trop absolue, et, lorsque les antécédents du malade et les manifestations syphilitiques diverses dont il peut encore être atteint, permettent d'admettre que l'hémiopie est de nature spécifique, on voit les frictions mercurielles à hautes doses et l'iodure de potassium pris à l'intérieur amener parfois une guérison complète.

Dans d'autres cas, l'analyse de l'urine révèle la glycosurie, et c'est le traitement antidiabétique qui doit faire les principaux frais de la médication. Encore ici, nous avons obtenu quelquefois des résultats très favorables et même la guérison, après dix-huit mois ou deux ans de traitement, en soumettant le malade à un régime approprié et en insistant sur les révulsifs intestinaux.

Les autres causes d'hémiopie sont plus difficilement accessibles à nos moyens thérapeutiques et il n'est que trop vrai que cette affection dure trop souvent d'une façon indéfinie. La seule consolation à donner au malade est de lui apprendre que sa maladie n'a aucune tendance à amener la cécité. On a bien cité, il est vrai, quelques cas d'atrophie des papilles succédant à une hémiopie, mais ces cas sont tout à fait exceptionnels.

AMBLYOPIE HYSTÉRIQUE.

Les troubles visuels hystériques, signalés depuis longtemps par Briquet, ont surtout été étudiés dans ces derniers temps par le professeur Charcot, avec le concours de MM. Galezowski et Landolt.

Ces troubles visuels très variables sont tantôt un myosis hystérique, tantôt des spasmes du muscle accommodateur ou des différents muscles de l'œil, parfois une hémiopie ou un scotome central passager et, dans certains cas enfin, une véritable amblyopie ou amaurose d'une durée plus ou moins longue, comme l'un de nous l'a décrit le premier (1).

L'amaurose hystérique est rare et peut atteindre tantôt un seul œil, tantôt les deux yeux. Nous en avons observé un cas remarquable à l'Hôtel-Dieu, dans le service du Dr Maurice Raynaud. Il s'agissait d'une jeune femme de vingt-cinq ans, qui, pleine d'effroi à la vue de sa sœur atteinte d'une attaque de choléra, tomba évanouie et se releva complètement aveugle, sans que l'examen ophthalmoscopique pût faire constater la moindre lésion. Après quelques jours, la vision revint par moitié, car l'affection prit alors la forme d'une hémiopie homonyme droite : le champ visuel perdu ne tarda également pas à s'éclaircir et la guérison fut bientôt complète.

Dans l'exemple que nous venons de rapporter, la cécité fut soudaine, succéda à une émotion vive et ne fut que d'assez courte durée. C'est là, en effet, ce que l'on observe le plus souvent, mais il peut arriver que cette cécité ait une marche graduelle, progressive et soit très tenace, car elle est un phénomène de même ordre que les autres paralysies hystériques. Ce qu'il y a également de remarquable, c'est qu'une attaque d'hystérie peut en déterminer subitement la guérison.

L'amblyopie hystérique est bien plus fréquente que l'amaurose hystérique et se divise en monoculaire ou binoculaire. La forme monoculaire est la plus commune et son type classique le plus complet est celui qu'elle présente dans l'hémianesthésie hystérique, hémianesthésie qui,

(1) Galezowski, *Thèse de doctorat*, 1865.

comme on le sait, frappe toute une moitié latérale du corps, insensibilise non seulement la peau, les muqueuses, les muscles, mais atteint tous les sens du côté correspondant, aussi bien les sens supérieurs à origine cérébrale (vue, odorat), que les sens inférieurs à origine bulbaire (goût, ouïe), comme cela a été si bien étudié et décrit par le professeur Charcot.

Cette amblyopie hémianesthésique est surtout caractérisée par l'affaiblissement de la vision centrale, par le rétrécissement du champ visuel et par une perversion remarquable de la faculté chromatique, et cela sans que la moindre lésion ophthalmoscopique apparaisse. Voici en effet ce que l'on constate :

1° La diminution de la vision de l'œil atteint est variable; mais l'acuité visuelle ne descend généralement pas au-dessous de 1/2, 1/3, 1/5.

2° Le rétrécissement du champ visuel est concentrique.

Dyschromatopsie.

3° Enfin il existe constamment des phénomènes de dyschromatopsie ou d'achromatopsie.

Cette perversion du sens des couleurs n'a pas lieu au hasard, mais est soumise à des règles fixes, en rapport avec l'étendue du champ chromatique de chaque couleur. Il est, en effet, établi que certaines couleurs n'impressionnent que les parties centrales de la rétine, tandis que d'autres sont également aptes à être perçues par les parties périphériques, de sorte qu'il existe une véritable gamme chromatique, commençant par le violet qui a le champ visuel le plus central et le plus restreint, passant par le vert, le rouge, l'orangé, le jaune, et arrivant au bleu qui a le champ chromatique le plus étendu. Or, dans l'amblyopie hystérique, c'est le champ visuel du violet qui disparaît le premier, puis c'est le tour du vert, du rouge, de l'orangé, du jaune et enfin du bleu. Inversement, lorsque la notion des couleurs reparaît, c'est par le bleu qu'elle commence, puis par le jaune, l'orangé, le rouge, le vert et le violet. Cette belle loi physiologico-pathologique a été démontrée par Charcot.

Cette perversion du sens des couleurs présente aussi un intérêt considérable par la manière dont elle est influencée par les applications métalliques (Burq), ainsi que par les aimants et l'électricité. En effet, si on place sur la tempe du malade des pièces d'or, d'argent ou de cuivre, ou une plaque de zinc ou d'étain, selon le métal qui impressionne le sujet, la vision des couleurs reparaît dans l'ordre que nous venons d'indiquer, puis est de nouveau abolie dès qu'on enlève le métal. Il en est de même avec les aimants et les courants électriques.

Transfert d'amblyopie d'un œil à l'autre.

Ce qui est non moins bizarre, c'est que, dans les périodes d'amélioration de l'affection, mais alors que le sujet est encore sous l'influence de la maladie, l'application du même métal fait reparaître la dyschromatopsie. Enfin, comme tout est étrange dans cet état morbide, à mesure que la perception des couleurs reparaît sous l'influence des métaux ou des aimants, elle disparaît dans le côté sain, phénomène de transfert qui constitue pour la maladie qui nous occupe un signe véritablement pathognomonique.

Tels sont les caractères de l'amblyopie hystérique, lorsqu'elle est liée à une hémi-anesthésie; mais il faut savoir que l'hémi-anesthésie peut être si peu prononcée, qu'il faut la rechercher avec soin, au moyen de piqûres d'épingles qui sont moins nettement senties d'un côté que de l'autre. Il importe également de savoir que cette amblyopie peut être quelquefois binoculaire, cas dans lequel elle est toujours plus accentuée du côté où existe l'hyperesthésie ovarienne.

Le diagnostic de l'amblyopie hystérique repose sur l'âge et le sexe du malade, sur la coexistence d'autres accidents hystériques, sur la présence d'une hyperesthésie ovarienne, et de plus sur la mobilité des accidents sous l'influence des agents æsthésiogènes (métaux, aimants, bois d'essence). Les phénomènes de transfert constituent également un signe de la plus haute importance, car ils ne se rencontrent pas dans les amblyopies avec hémianesthésie, dépendant d'une cause autre que l'hystérie (alcoolisme, intoxication saturnine); mais, en les recherchant, il faut toujours se défier des réponses du malade, tant la simulation des hystériques est proverbiale. Diagnostic.

Le traitement local de l'amblyopie hystérique consiste dans les applications métallothérapiques. Trois ou quatre pièces d'or sont appliquées pendant la nuit sur le front et les tempes du malade, et maintenues jusqu'au réveil par un bandeau. Si l'on échoue, on met en usage l'argent, le cuivre, le zinc, et quelquefois deux de ces métaux l'un sur l'autre. Le choix du métal est décidé d'après la façon plus ou moins rapide avec laquelle il fait cesser la dyschromatopsie et reparaître la sensibilité cutanée dans la région anesthésiée. Dans certains cas, les aimants et les courants électriques donnent aussi des résultats très favorables. Traitement.

A ces divers moyens on doit joindre le traitement habituel de l'hystérie (toniques, hydrothérapie, séjour à la campagne, calme moral, distractions). Le bromure de potassium est indiqué si la malade présente quelques symptômes d'excitation : il trouve surtout son utilité, lorsque l'affection est une hystéro-épilepsie plutôt qu'une véritable hystérie.

AMBLYOPIE CROISÉE DANS L'HÉMIANESTHÉSIE CÉRÉBRALE.

Il existe dans l'encéphale une région particulière dont les altérations organiques se révèlent non seulement par une hémiplégie, mais par une hémianesthésie complètement semblable à l'hémianesthésie hystérique. Cette région si remarquable est la capsule interne (Turck), ou, d'une façon plus précise, la partie postérieure de la capsule interne, c'est-à-dire la région lenticulo-optique (Charcot, Lépine). Dans cette hémianesthésie à laquelle prennent part tous les sens, les troubles visuels sont exactement les mêmes que ceux que nous avons signalés dans l'hémianesthésie hystérique. Même diminution de la vision, même rétrécissement du champ visuel, même perversion du sens chromatique, mêmes réactions sous l'influence des métaux ou des aimants, à l'exception des phénomènes de transfert qui n'ont pas été observés ici, que nous sachions, et enfin même intégrité de la papille.

Nous ne nous étendrons pas davantage sur cette variété d'amblyopie, dont nous connaissons déjà les principaux caractères. Elle a ceci d'important, qu'elle nous a renseignés sur une portion du trajet intra-cérébral des fibres optiques et nous a fait voir que ces fibres sont réunies aux fibres sensitives de toute une moitié du corps, dans une région circonscrite, ce qui constitue une localisation cérébrale du plus haut intérêt.

MIGRAINE OPHTHALMIQUE. AMAUROSE PARTIELLE TEMPORAIRE. SCOTOME SCINTILLANT.

La névropathie hémicrânienne, connue sous le nom de *migraine*, a des sièges multiples. Elle ne se localise pas toujours sur le nerf trifacial, mais s'étend parfois sur la rétine ou sur les centres nerveux, et donne lieu à des troubles visuels tout particuliers, que l'on doit ránger dans la classe des amblyopies et des amauroses.

Ces troubles sont fort divers, mais peuvent être groupés dans les trois principales variétés suivantes : 1° hémiopie périodique ; 2° scotome central et scotome scintillant ; 3° amaurose migraineuse.

1° *Hémiopie périodique.* — Cette hémiopie se déclare subitement et abolit immédiatement une des moitiés du champ visuel. Elle est le plus souvent limitée à un seul œil et en occupe le champ visuel externe ou temporal : si elle est binoculaire, elle frappe les deux yeux à des degrés différents. Il n'est pas rare également de la voir atteindre le champ visuel supérieur ou inférieur, ce qui n'arrive jamais quand elle est consécutive à une lésion cérébrale, et nous permet de penser qu'elle est due à l'influence du système vaso-moteur.

2° *Scotome central périodique et scotome scintillant.* — La seconde variété d'amblyopie migraineuse est caractérisée par un scotome central périodique, tantôt monoculaire, tantôt binoculaire.

Ce scotome apparaît au malade sous la forme d'une petite tache grisâtre, demi-transparente, d'un diamètre de 4 à 5 millimètres, qui ne se trouve pas exactement sur le point de fixation, mais qui en est distante de 1 à 2 millimètres et gêne considérablement la vision.

Ce scotome ne persiste souvent que pendant quelques minutes ou tout au plus pendant quelques heures, et constitue quelquefois toute l'attaque. Nous l'avons vu cependant se prolonger plusieurs jours et même plusieurs mois, puis finir par disparaître complètement.

Une autre forme de scotome qui accompagne l'hémiopie et le scotome central dont nous venons de parler, mais qui peut exister seul, est le scotome scintillant (Dianoux).

Ce scintillement affecte les formes les plus bizarres. Tantôt ce sont des éclairs en zigzag, des sphères lumineuses, des paillettes étincelantes qui passent au devant de l'œil avec une extrême rapidité et se renouvellent constamment. Tantôt ces images brillantes prennent l'aspect de figures angulaires, polygonales, de roues dentelées, de cercles tournant sur eux-mêmes.

Ces divers phénomènes s'observent presque constamment dans la maladie qui nous occupe, et en constituent ainsi un excellent signe de diagnostic.

3° *Amaurose périodique.* — Les deux premières formes de migraine ophthalmique dont nous venons de parler laissent subsister une partie de la vision, mais il y a des cas où, après une ou plusieurs crises ordinaires, on voit se développer une cécité subite, accompagnée de phénomènes de scintillement, de céphalalgie, de nausées et de vomissements. Cette amaurose migraineuse n'atteint généralement qu'un seul œil et n'a qu'une durée passagère.

Tels sont les troubles visuels les plus saillants de la migraine ophthalmique.

Ce qui les caractérise et en révèle la nature, c'est qu'ils se combinent fréquemment entre eux et s'accompagnent très souvent de scintillement; c'est qu'ils procèdent par crises, revenant parfois tous les jours, parfois à de longs intervalles et d'une durée variant ordinairement de quelques minutes à quelques heures; c'est, enfin, qu'ils sont généralement suivis des symptômes habituels d'une migraine intense. Rappelons toutefois qu'on ne peut formuler à cet égard aucune règle bien précise, car ces troubles visuels soit dissociés, soit combinés, constituent quelquefois toute la maladie, qui n'est alors qu'ébauchée et se complète plus tard.

Il arrive également que ces mêmes troubles visuels s'associent quelquefois à des troubles d'ordre plus sérieux, c'est-à-dire à des troubles d'ordre cérébral, tels que : sensations de vertige, troubles de la sensibilité, et plus rarement de la motilité du côté des membres, attaques hystériques ou épileptiformes, aphasie et amnésie (Charcot), phénomènes qui ont, comme l'attaque, une durée passagère.

L'examen ophthalmoscopique ne révèle aucune lésion : nous avons pu cependant constater, dans quelques cas, un certain degré d'anémie du disque optique, dû au spasme des vaisseaux.

Causes et pathogénie.

La migraine ophthalmique, au moins dans ses formes incomplètes, n'est pas très rare, et nous la rencontrons chaque année davantage, depuis que notre attention a été attirée sur ce sujet. On l'observe à tout âge, mais surtout chez les adultes : le tempérament nerveux y prédispose, ainsi que la diathèse goutteuse, et la maladie se déclare souvent à la suite de vulgaires accès de migraine qui ont disparu.

Quelle est la nature de cette bizarre affection ? Est-elle due à un spasme des artères rétiniennes (Brewster, Quaglino) ? A-t-elle uniquement son siège dans les nerfs ou les bandelettes optiques (Dianoux) ? Les nombreux phénomènes dont elle s'accompagne prouvent, selon nous, qu'elle a une extension beaucoup plus grande, et nous la considérons comme une maladie produite par l'irritation des filets vaso-moteurs qui se rendent soit aux organes visuels centraux, tels que les tubercules quadrijumeaux, les corps genouillés et le chiasma, soit à leurs parties périphériques, telles que les nerfs optiques et la rétine.

Nous devons maintenant dire un mot du pronostic, qui n'est pas toujours aussi bénin qu'on pourrait le croire. En effet, comme le dit si justement le professeur Charcot, chaque névrose porte en elle-même le germe de lésions matérielles, et il n'y a aucun des symptômes de la migraine ophthalmique qui ne puisse devenir permanent. Pour notre part, nous avons vu deux fois cette affection amener la thrombose des vaisseaux rétiniens, ce qui prouve bien qu'une maladie nerveuse en apparence peut donner lieu, à un moment donné, à une maladie organique.

Diagnostic. Le diagnostic est facile, quand la migraine ophthalmique se présente sous sa forme type d'hémiopie passagère, de scotome scintillant périodique et s'accompagne d'hémicrânie, de nausées et de vomissements.

Mais il y a des cas où les symptômes habituels de l'hémicrânie font défaut et où la maladie est tout entière constituée par les troubles visuels, bizarres, variés, que nous venons de décrire. Ces troubles peuvent laisser le médecin dans une grande indécision, lorsqu'ils s'associent, par exemple, à quelques-uns des troubles cérébraux mal définis que nous avons signalés, et se déclarent à la suite de coups reçus sur la tête, ce qui peut faire croire à une lésion organique. Même embarras lorsqu'ils se manifestent dans des yeux atteints d'altérations choroïdiennes ou rétiniennes, auxquelles on a tendance à les attribuer; ou lorsqu'ils éclatent dans un œil dont le congénère est réduit à l'état de moignon, ce qui est de nature à faire redouter l'ophthalmie sympathique. Il est alors nécessaire, pour établir le diagnostic, de rechercher avec soin les antécédents du malade, d'examiner s'il a été sujet à des accès de migraine qui ont disparu, de tenir compte enfin de la bizarrerie des troubles visuels, de leur variété, de leur périodicité, et surtout des phénomènes de scintillement qui les accompagnent et qui sont un des bons caractères de la maladie.

Le traitement consiste à combattre l'accès lorsqu'il est déclaré et à en prévenir le retour. Traitement.

On peut quelquefois diminuer la durée de l'attaque ou la faire avorter par l'aspersion d'eau froide sur la figure, par le décubitus horizontal, par la position déclive de la tête, par l'absorption d'un liquide stimulant ou d'une tasse de café noir.

Pour en prévenir le retour, le traitement n'est autre que celui de la migraine ordinaire. Il convient surtout d'insister sur les purgations répétées, telles que 15 à 20 grammes de sulfate de magnésie administrés le matin à jeun, pendant dix jours consécutifs de chaque mois. Le bromure de potassium, à la dose de 3 à 4 grammes par jour, le valérianate de quinine et surtout l'élixir polybromuré d'Yvon sont aussi des médicaments à recommander.

On combattra en même temps l'état nerveux du malade, l'anémie, l'hystérie, la diathèse goutteuse, par les moyens appropriés (fer, quinquina, hydrothérapie, antispasmodique, salicylate de soude). On se rappellera enfin que l'attaque est souvent occasionnée par des travaux intellectuels fatigants, par des veillées prolongées, par des écarts de régime, afin de s'opposer à toutes les causes qui sont susceptibles de la provoquer.

AMBLYOPIE CONGÉNITALE.

L'amblyopie congénitale est loin d'être rare. Elle était autrefois souvent confondue avec les troubles visuels produits par les anomalies de réfraction et principalement par l'hypermétropie et l'astigmatisme : aussi l'étude approfondie que l'on a faite de ces anomalies en a-t-elle fait singulièrement diminuer le nombre. Mais il n'en est pas moins vrai qu'il existe encore fréquemment des troubles visuels remontant à la naissance, qui sont indépendants de tout vice de réfraction, qu'aucune lésion appréciable à l'ophthalmoscope n'explique et qui doivent être rangés dans une classe à part, constituant la classe des amblyopies congénitales.

L'amblyopie congénitale se présente sous deux formes différentes, à savoir :

1° L'amblyopie congénitale monoculaire ou binoculaire;

2° L'amaurose congénitale.

1° Amblyopie congénitale.

1° L'amblyopie congénitale monoculaire est la forme que l'on a le plus souvent occasion de rencontrer. Une diminution considérable de l'acuité visuelle en est un des caractères essentiels, et il n'est pas rare que le malade ne puisse déchiffrer qu'avec peine les caractères n°s 20, 30 et même 50 de l'échelle typographique.

Cet affaiblissement de la vision est quelquefois dû à un scotome central, laissant intacte la vision périphérique; dans d'autres cas, le champ visuel est lui-même altéré, rétréci, échancré d'une façon irrégulière. En même temps, la faculté chromatique a subi quelques atteintes : elle est loin d'être abolie, mais elle est émoussée sinon pour les couleurs saturées, du moins pour leurs nuances secondaires.

A l'ophthalmoscope, on ne trouve aucune lésion capable d'expliquer un trouble visuel aussi prononcé : la rétine est saine, la papille paraît normale; cependant, en l'examinant avec soin et en la comparant avec celle de l'autre œil, on constate parfois qu'elle est le siège d'une vascularisation exagérée et présente une teinte rouge uniforme, alors que sa moitié externe est toujours plus blanche que la moitié interne à l'état physiologique.

A ces caractères, nous devons ajouter que l'amblyopie congénitale est quelquefois accompagnée de strabisme convergent : c'est ce strabisme qui, survenant chez un enfant de cinq à six ans, met en éveil l'attention des parents qui s'adressent au médecin pour en reconnaître la cause, mais il est loin d'être un phénomène obligé et fait assez souvent défaut.

L'amblyopie congénitale reconnaît probablement pour cause un arrêt de développement dans les éléments rétiniens de la macula. Causes.

M. Abadie, se fondant sur la vascularisation exagérée de la papille qu'il a observée dans certains cas et sur la coloration plus rosée que d'habitude de sa moitié temporale, pense que les fibres nerveuses sont plus abondantes dans la moitié temporale de la papille qu'à l'état normal. Elles passeraient alors, selon cet auteur, au-devant de la macula qui en est généralement dépourvue et détermineraient ainsi un affaiblissement plus ou moins considérable de l'acuité visuelle. C'est une simple hypothèse qui n'a encore été confirmée par aucune recherche.

Comme toutes les amblyopies en général, l'amblyopie congénitale peut facilement être confondue avec certaines anomalies de la réfraction et particulièrement avec l'hypermétropie et l'astigmatisme irrégulier. Nous avons vu plus Diagnostic.

haut les moyens à prendre pour éviter toute méprise.

Notons aussi que c'est cette amblyopie qui est le plus souvent simulée, de sorte qu'il faut toujours apporter un grand soin pour en faire le diagnostic.

Traitement. Ce que nous avons dit des causes de l'amblyopie congénitale est de nature à nous faire prévoir que tous nos efforts thérapeutiques demeureront impuissants. C'est, en effet, une affection contre laquelle nous sommes complètement désarmés. L'exercice méthodique de l'œil amblyope, au moyen de verres convexes grossissants, est un moyen de traitement très rationnel ; mais il faut avouer qu'il reste le plus souvent sans résultat.

2° Amaurose congénitale. On est souvent appelé à se prononcer sur la question de savoir si un enfant nouveau-né voit ou ne voit pas. Les parents ont remarqué eux-mêmes que l'enfant ne fixe aucun objet, que ses yeux sont atteints de mouvements oscillatoires, ou autrement dit, de nystagmus, et leur inquiétude les amène bien vite chez le médecin.

Diagnostic. Le meilleur moyen de reconnaître si un tel enfant est privé de vision est de le placer dans une chambre obscure et de promener devant ses yeux la lumière d'une lampe dans l'étendue du champ visuel. Si cette expérience, répétée à plusieurs reprises, n'éveille aucune attention de sa part, s'il ne suit pas des yeux les mouvements de la lampe, on est autorisé à conclure qu'il est frappé de cécité.

Il est alors important de le soumettre à l'examen ophthalmoscopique. L'atrophie des papilles, la rétinite pigmentaire, la désorganisation des membranes profondes, à la suite d'une cyclite qui a évolué pendant la vie utérine, le coloboma du nerf optique, sont des lésions que l'on rencontrera quelquefois et qui expliqueront la perte de la vision ; mais, dans d'autres cas, le fond de l'œil a son aspect le plus normal et l'affection est bien une véritable amaurose congénitale.

Le pronostic est alors beaucoup moins sombre qu'on serait porté à le penser, mais il doit être réservé. Sur onze cas où nous avons été consulté pour cette affection et dans lesquels nous avons trouvé cinq fois les signes de cécité absolue, trois fois seulement l'amaurose a été définitive : dans les autres cas, la vue est revenue entre dix et quinze mois.

Quelle peut être la cause de cette affection? Nous sommes réduits aux hypothèses et nous ne pouvons guère l'expliquer que par un arrêt de développement dans certains éléments rétiniens ou des centres optiques cérébraux, arrêt qui peut n'être que momentané et permettre à la rétine de récupérer plus tard toute sa sensibilité.

AMBLYOPIE SIMULÉE.

Les jeunes gens appelés au service militaire, les femmes hystériques et capricieuses, les individus qui désirent être admis dans les maisons de bienfaisance ou qui, à la suite d'une lésion traumatique d'un œil, en exagèrent la gravité dans un but de cupidité, telles sont les principales catégories de personnes chez qui on trouve le plus grand nombre d'exemples d'amauroses simulées. Nous pouvons y ajouter encore les enfants, dans le désir de se soustraire au travail, ou quelquefois de voyager pour aller consulter un spécialiste.

1° L'amaurose simultanée des deux yeux est rarement simulée, par suite de la difficulté qu'éprouve le simulateur à jouer continuellement un rôle qui le prive de toute relation avec la vie extérieure. Du reste, rien n'est plus facile que de reconnaître la fraude : il suffit de placer le simulateur en face d'une fenêtre et de lui fermer et ouvrir simultanément les deux yeux : s'il y a amaurose, les pupilles restent complètement immobiles, tandis qu'elles réagissent sous l'influence de la lumière tant que subsiste la perception visuelle. L'absence de tout signe ophthalmoscopique complète le diagnostic.

2° L'amaurose monoculaire est bien plus fréquemment simulée que la précédente. Il est nécessaire, pour déjouer la fraude, de soumettre le sujet aux épreuves suivantes :

1. *Phénomènes pupillaires.* — La première épreuve consiste à étudier les phénomènes présentés par la pupille. Quand un œil est atteint d'amaurose complète, sa pupille ne réagit plus sous l'influence de la lumière ; mais, pour que cette expérience ait de la valeur, il est nécessaire de fermer l'œil sain, car les mouvements pupillaires de cet œil se transmettent encore par sympathie à l'œil amaurotique.

En second lieu, l'œil soupçonné d'amaurose présente souvent une mydriase plus ou moins prononcée, et on doit se demander si elle est provoquée par l'instillation de quelques gouttes d'atropine, ou si elle est consécutive à la perte de sensibilité de la rétine. La différence est facile à établir, car la mydriase artificielle, résultant non seulement de la paralysie des fibres circulaires de l'iris, mais de l'excitation des fibres radiées, est toujours beaucoup plus prononcée que celle qui dépend d'un état pathologique. En outre, en exposant l'œil sain à une vive lumière, la pupille de son congénère reste complètement immobile, si elle est dilatée par l'atropine, tandis qu'elle est encore susceptible de réagir dans de certaines limites, si sa dilatation est le résultat d'une anesthésie rétinienne. Enfin les instillations d'ésérine restent en quelque sorte sans effet sur une pupille atropinisée, tandis qu'elles triomphent facilement de la dilalation pupillaire d'origine amblyopique.

2. *Procédé du prisme* (de Graefe). — Le procédé du prisme est un des moyens les plus habituellement employés pour démasquer la simulation. A cet effet, on cesse toute exploration de l'œil amaurotique, et on semble concentrer toute son attention sur l'œil sain, comme pour s'assurer qu'il ne s'affaiblit pas à son tour. On place alors au-devant de cet œil un prisme de 10 à 15°, à base tournée soit en haut, soit en bas, et on veille à ce que les deux yeux soient ouverts. Si l'autre œil est réellement amaurotique, le malade ne voit qu'une seule image de l'objet fixé; mais, dans le cas de simulation, il se produit deux images que le malade attribue à l'action du prisme sur l'œil sain, mais qui en réalité sont aperçues, l'une par cet œil, l'autre par l'œil prétendu amaurotique, de sorte que la fraude est ainsi dévoilée.

En se servant pour point de fixation d'une bougie allumée dans une chambre obscure, on arrive rapidement au résultat que l'on cherche; mais, si le sujet n'est qu'amblyope, il faut lui faire voir des caractères de différentes grandeurs, afin de déterminer son acuité visuelle, ce qui exige un examen plus difficile et plus prolongé.

On peut aussi obtenir avec un prisme des images doubles monoculaires qui trompent le malade et lui font quelquefois donner les réponses les plus incorrectes.

Pour cela, la base du prisme est placée à dix ou vingt centimètres au-devant de la pupille, de façon à n'en couvrir que la moitié supérieure ou inférieure. La partie libre de l'orifice pupillaire reçoit des rayons lumineux directs qui vont se réunir sur la macula; la partie recouverte par le prisme reçoit au contraire des rayons déviés, qui se réunissent non plus sur la tache jaune mais dans son voisinage. Il y a donc une diplopie monoculaire que le malade doit accuser franchement, ce qui fait juger de l'exactitude de ses réponses.

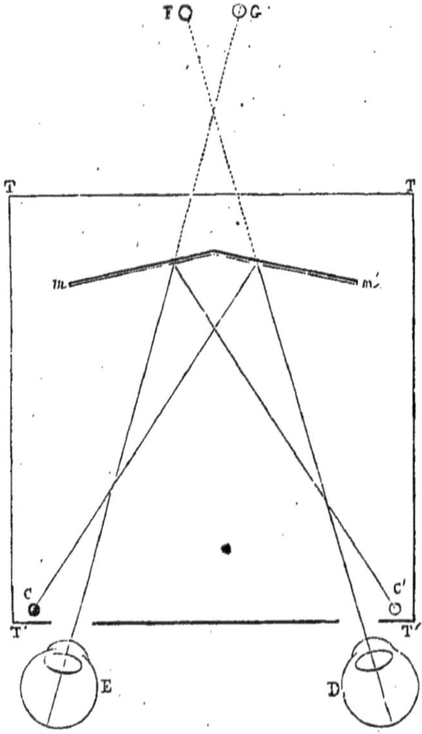

Fig. 9. — Optomètre de Flees.

Pour rendre cette épreuve encore plus facile, l'un de nous a eu l'idée de placer, au-devant de l'œil sain, non plus la base d'un prisme, comme dans la méthode précédente, mais une lentille biréfringente. Cette lentille donne lieu à une diplopie monoculaire très facilement appréciable, surtout si l'on se sert, comme point de fixation, d'une bougie allumée. Si le malade n'accuse pas deux images, il cherche à tromper et doit être convaincu de supercherie.

3. *Optomètre de Flees.* — On a aussi construit des appareils spéciaux pour découvrir la fraude; celui du Dr Flees est très souvent employé (fig. 9).

Dans une boîte carrée TT, sont disposés deux miroirs inclinés sous un angle de 120°. La partie supérieure de la boîte est fermée par un verre dépoli qui laisse traverser la lumière, mais ne permet pas de voir à l'intérieur. On place dans les angles C, C', deux objets quelconques, deux cartes à jouer par exemple, et l'on fait regarder le malade par deux trous placés sur l'une des faces de la boîte dans la direction des miroirs où se réfléchissent les deux images C, C'. L'image de l'objet C se réfléchit sur la glace *m'* et est aperçu par l'œil droit D en F, tandis que l'image de C' est vue par l'œil gauche E en G. Les choses sont donc disposées pour tromper le simulateur, car celui-ci croyant que l'image de droite doit être vue par l'œil droit qu'il dit être amaurotique, ne prétend voir que l'image de gauche, c'est-à-dire celle qui précisément est aperçue par l'œil réputé amblyope.

4. *Stéréoscope.* — Le stéréoscope, qu'on se procure plus facilement que la boîte de Flees, rend tout autant de services pour déjouer la simulation. Pour cela, on place dans l'appareil un carton divisé au milieu par une ligne verticale et sur lequel les lettres A et B sont tracées à inégale hauteur. Le sujet, regardant alors ce carton à travers les prismes du stéréoscope, voit les lettres A et B l'une audessus de l'autre s'il possède la vision binoculaire, tandis qu'il ne peut apercevoir que la lettre A ou la lettre B, s'il a un œil amaurotique.

5. *Procédé de Cuignet.* — Le procédé de Cuignet consiste à interposer un petit objet, tel qu'une baguette,

un porte-plume, un crayon, entre les yeux du sujet et une page d'impression. Si le malade est amblyope, certaines lettres lui échappent nécessairement ; ainsi qu'on peut facilement répéter l'expérience en se fermant soi-même un œil.

Il obtient le même résultat en faisant fixer une série de points noirs tracés sur une feuille de papier, à un demi-centimètre les uns des autres. Le malade les compte sans hésitation, s'il jouit de la vision binoculaire, tandis que l'écran interposé lui cache quelques-uns de ces points si l'un de ses yeux est amblyope.

6. *Strabisme artificiel.* — On sait que lorsqu'on place au-devant d'un œil un prisme de 8 à 10°, on provoque une diplopie fort gênante, que le malade cherche instinctivement à corriger. Si la base du prisme est externe, le muscle droit interne, qui est le muscle le plus puissant de l'œil, se contracte énergiquement pour rétablir la vision simple, et il en résulte un strabisme convergent très prononcé. L'existence de ce strabisme prouve que l'œil qui en est affecté a conservé la vision, et peut ainsi servir à démasquer la supercherie.

7. *Diplopie mécanique.* —Warlomont et Boisseau (1) ont conseillé le moyen suivant : pendant que le sujet regarde un objet bien éclairé, tel qu'une bougie allumée, on exerce une légère compression sur la partie externe de l'un de ses yeux. On provoque ainsi une diplopie que le malade accuse et qui prouve que les deux yeux ont chacun conservé la perception lumineuse.

Nous pratiquons la même expérience d'une autre façon, qui nous semble non moins concluante. La pression digi-

(1) Boisseau, *Des maladies simulées.* Paris, 1870.

tale est exercée sur la partie externe du globe prétendu amaurotique, et de petits mouvements latéraux ou de haut en bas rapidement exécutés font varier à chaque instant la diplopie produite. On conseille alors au malade de lire de l'autre œil, mais il ne peut le faire couramment, car les lignes s'enchevêtrent, les mots s'entre-croisent, et c'est encore la preuve de la conservation de la faculté visuelle dans l'œil soupçonné.

8. *Echelles coloriées de Stilling.* — Les échelles coloriées de Stilling sont des tableaux qui sur un fond noir présentent des caractères typographiques coloriés en rouge ou en vert. On invite le malade à les lire, et on interpose au-devant de son œil sain un verre dont la couleur est complémentaire de celle des lettres, c'est-à-dire un verre teinté en vert pour lire les lettres rouges, ou teinté en rouge pour lire les lettres vertes. Un tel verre annule la perception de ces lettres si elles sont éclairées de façon à ne produire aucun miroitement, de sorte que si le malade continue à les lire, il ne peut le faire qu'à l'aide de son œil prétendu amaurotique, ce qui donne en même temps la mesure exacte de son acuité visuelle.

Cette épreuve est simplifiée, grâce à cette remarque du Dr Bravais, que les lettres tracées au crayon rouge sur du papier, ne sont pas vues quand on les regarde à travers un verre rouge. On place donc un verre de cette couleur au devant de l'œil réputé sain du sujet et, si dans ces conditions il peut lire des caractères tracés en rouge, c'est la preuve évidente qu'ils sont vus par l'autre œil.

Tels sont les différents moyens d'établir le diagnostic de l'amaurose ou de l'amblyopie simulée, dignostic qui repose d'abord sur l'absence de toute lésion du fond de l'œil, de toute altération des milieux transparents, de toute anomalie de la réfraction et de l'accommodation et exige par conséquent l'emploi préalable de l'ophthalmoscope.

DALTONISME. — DYSCHROMATOPSIE.

La rétine jouit de la faculté d'apprécier les différentes couleurs et leurs nuances les plus délicates. Lorsque cette faculté est perdue ou pervertie, on a l'état connu sous le nom de *daltonisme*, du nom de Dalton, physicien anglais qui était atteint de cette affection et qui l'a décrite le premier.

Variétés. — Cette perversion dans la vision des couleurs présente plusieurs degrés. Ainsi on distingue :

1° L'achromatopsie totale, lorsque aucune couleur n'étant distinguée, tous les objets apparaissent noirs, blancs ou gris, à peu près comme dans une photographie (très rare);

2° L'achromatopsie partielle, lorsque c'est seulement la perception d'une ou de plusieurs couleurs qui fait défaut;

3° La dyschromatopsie, lorsqu'il y a simplement difficulté à reconnaître certaines couleurs ou certaines nuances.

On doit aussi distinguer un daltonisme congénital et un daltonisme acquis : c'est même cette division qui est la plus importante, car ces deux variétés ne comportent ni le même pronostic, ni les mêmes indications thérapeutiques.

1° *Daltonisme congénital.* — Le daltonisme congénital, celui que nous avons spécialement en vue, existe environ chez 5 p. 100 des individus et se manifeste avec les caractères suivants, comme Szakalski, le premier, l'a bien développé.

Dans l'immense majorité des cas, la méprise porte tout à la fois sur le rouge et le vert. Le rouge très vif est bien encore reconnu, mais ses nuances, telles que le rose, le rouge orangé, le brun, sont confondues avec le vert et le gris ou réciproquement. Il est très rare de rencontrer la cécité du rouge séparée de celle du vert, et nous nous rangeons ici à l'avis de Nuel, de Dor, contrairement à l'opinion de Holmgreen, qui prétend avoir constaté de nombreux cas de cécités isolées pour le vert.

La cécité portant sur le jaune et le bleu est très rare. La perception de ces couleurs est presque toujours conservée intacte : c'est pourquoi on a conseillé de les adopter pour les signaux des chemins de fer.

2° *Daltonisme acquis.* — Nous ne faisons que mentionner ici le daltonisme acquis, qui est un des principaux symptômes de certaines affections du fond de l'œil. Il est surtout fréquent dans l'atrophie des papilles, dans les amblyopies toxiques et enfin dans l'amblyopie hystérique où il joue un rôle diagnostique important.

Le diagnostic du daltonisme présente un grand intérêt à plusieurs points de vue. D'abord il constitue souvent un des signes importants des maladies de la rétine et du nerf optique, ce que l'un de nous a été le premier à démontrer (1). D'autre part, s'il est vrai que les personnes qui sont atteintes de cette anomalie, n'en éprouvent pas une grande gêne, il n'en est pas moins certain qu'elles sont exclues de certaines professions, telles que l'art de peindre, de vernir, etc. Diagnostic.

Un fait plus grave, c'est le danger que peuvent faire courir à la sécurité publique les marins et surtout les employés de chemins de fer, chargés d'interpréter la couleur des signaux, lorsqu'ils sont atteints de daltonisme. On s'est préoccupé de cette question dans un grand nombre

(1) Galezowski, *Du diagnostic des maladies des yeux par la chromatoscopie rétinienne*. Paris, 1868.

de pays et notamment en Suède, en Danemark, en Belgique, en Hollande. On a proposé de soumettre le personnel de chemins de fer à un examen spécial, et de toutes parts on a cherché les moyens les plus pratiques de reconnaître facilement le daltonisme (1).

Une des meilleures méthodes proposées est celle des laines colorées de Holmgreen (d'Upsal). On place pêle-mêle sur une table, bien éclairée par la lumière du jour, des écheveaux de laine de diverses couleurs, de façon que chaque couleur soit représentée par des échantillons de quatre ou cinq teintes différentes. Le médecin choisit un échantillon, le confie à la personne à examiner et l'invite à réunir ensemble ceux qui lui paraissent de la même couleur. Si cette opération s'exécute rapidement et se renouvelle sans erreur pour plusieurs échantillons, tout soupçon de daltonisme doit être écarté : au contraire, si elle donne lieu à de grandes hésitations, et surtout si le sujet groupe ensemble des couleurs différentes, l'affection est immédiatement dévoilée, et le sujet est reconnu comme vicié (2).

Un moyen plus simple encore, mais moins parfait pour arriver au diagnostic, consiste à présenter au sujet à examiner une échelle des couleurs, ou, autrement dit, des petits carrés de papier, diversement colorés, mis à côté les uns des autres et dont il doit indiquer la couleur et la nuance. Ces échelles ont le grand avantage d'être très portatives, de pouvoir être annexées à un livre et d'être toujours à la portée du médecin. Nous les avons composées

(1) Voyez Barthélemy, *Instruction raisonnée pour l'examen de la vision devant les conseils de révision et de réforme dans la marine et dans l'armée*. Paris, 1880, in-8, avec fig. — Maurel, *Appréciation de l'acuité visuelle sous le rapport de l'aptitude professionnelle chez les soldats et les marins*. Paris, 1879, in-8.

(2) Holmgreen, *Le daltonisme, ses dangers* (*Ann. d'hyg.*, 1881, t. V, p. 85).

sous forme d'un petit carnet portatif, qui est joint à l'échelle typographique (1).

Nous passons sous silence les nombreuses méthodes scientifiques, proposées pour le diagnostic du daltonisme, telles que celles de Stilling, de Donders, de Maxwell, de Landolt, etc., car elles ne sont guère applicables que pour des expérimentations physiologiques.

Traitement.

Il est difficile, sinon impossible, de guérir une maladie due à un vice congénital et dont la cause nous échappe encore. Toutefois, le Dr Favre, médecin de la compagnie Paris-Lyon-Méditerranée, a fait un pas dans la question (2) et a divisé les daltoniens en deux catégories : les curables et les incurables. Les premiers sont ceux qui ne se trompent que sur certaines nuances et qui distinguent les couleurs fondamentales, mais avec hésitation ; les seconds sont ceux qui confondent constamment les mêmes couleurs. Or, en faisant l'éducation du sens chromatique chez les daltoniens de la première catégorie, il est arrivé à des résultats encourageants. Comme il s'agissait surtout d'enfants, il a fait remettre aux instituteurs des échantillons de laine colorés, chaque couleur étant représentée par trois nuances différentes : les enfants étaient invités à désigner chaque couleur et chaque nuance, et, dans l'espace de quelques semaines à quelques mois, leur perception chromatique était devenue parfaite.

Sans doute, on peut objecter que, dans ces cas, il ne s'agissait pas de véritables daltoniens, dans le sens précis du mot, mais de sujets inexercés, à éducation chromatique

(1) Galezowski, *Échelles portatives des caractères et des couleurs*. Paris, 1880.

(2) Favre, *De la dyschromatopsie dans ses rapports avec la médecine publique* (*Annales d'hygiène publique*, 1881, t. V, p. 85).

très incomplète; mais il n'en est pas moins vrai qu'il est très important de redresser le sens chromatique chez de telles personnes et qu'il est à souhaiter que pareille éducation soit appliquée dans nos écoles primaires, comme elle l'est déjà aux États-Unis.

HÉMÉRALOPIE.

Certaines personnes jouissent, pendant le jour, d'une vue excellente et, le soir venu, peuvent à peine se conduire, tant leur vision est défectueuse. C'est là l'état connu sous le nom d'*héméralopie*.

Cette affection tient à une sorte d'anesthésie de la rétine qui ne peut fonctionner que lorsque la lumière est très intense. Tantôt elle est passagère et règne d'une façon épidémique : c'est l'héméralopie idiopathique, la seule dont nous ayons à nous occuper ici. Tantôt elle est persistante et elle est alors symptomatique de la rétinite pigmentaire, dont elle constitue un des troubles fonctionnels les plus importants.

Symptomatologie. Le caractère essentiel de cette amblyopie est la diminution considérable qui survient dans la vision, dès que le jour baisse et que la nuit arrive. Si on étudie avec soin comment elle se produit, on remarque que, lorsque l'intensité de la lumière diminue, la vision du malade s'affaiblit d'abord dans les mêmes proportions que celle d'un sujet sain, puis à un moment donné, moment initial de l'héméralopie, l'acuité visuelle diminue brusquement d'une façon considérable, de sorte qu'en dix ou vingt minutes le malade est plongé dans l'obscurité. Il distingue encore bien la lumière d'une lampe ou d'une bougie, mais il ne voit en quelque sorte rien en dehors de la source lumineuse; toutefois il peut encore lire, s'il rapproche les caractères très près de la lumière et si celle-ci est intense. Les mêmes phénomènes se produisent pendant le jour, si on place le malade dans une chambre obscure ou très peu éclairée.

Le champ visuel périphérique est rarement rétréci ; la dyschromatopsie est mentionnée dans un certain nombre d'observations, mais ce sujet réclame encore de nouvelles recherches.

L'héméralopie a aussi des symptômes objectifs d'une certaine valeur. Ainsi un des bons caractères de cette affection est la dilatation des pupilles. Cette dilatation est déjà sensible en plein jour, mais s'accentue surtout le soir et s'accompagne d'une certaine paresse de l'accommodation.

On a aussi signalé dans l'héméralopie une petite tache de xérosis sur la conjonctive, mais cette tache fait souvent défaut et ne peut être attribuée qu'à un défaut de nutrition longtemps prolongé.

Les symptômes ophthalmoscopiques sont presque toujours nuls : cependant nous avons remarqué dans certains cas, des contractions spasmodiques manifestes dans les artères de la rétine et une légère infiltration séreuse péripapillaire.

L'exposition prolongée du sujet à une vive lumière, une nourriture insuffisante, de mauvaises conditions hygiéniques, l'anémie liée à l'impaludisme ou aux affections du foie, telles sont, selon la plupart des auteurs, les principales causes de la maladie. C'est pour ces raisons qu'on la voit survenir chez les soldats mal nourris, exposés pendant de longues heures à la lumière réfléchie des routes poussiéreuses, des cours de casernes ou du sol couvert de neige, ainsi que chez les marins, par suite de la réverbération du soleil sur la surface de la mer. Ce sont ces mêmes raisons qui

Causes.

expliquent aussi comment la maladie se montre quelquefois d'une façon épidémique dans les pensionnats, dans les couvents, dans les casernes, dans les prisons, où on la voit quelquefois coïncider avec le scorbut, ce qui met hors de doute l'influence de l'alimentation sur sa production.

Quant à la véritable nature de l'affection, nous ne sommes pas encore en mesure de la déterminer. Faut-il l'envisager comme une anesthésie purement nerveuse, succédant à une excitation trop prolongée de la rétine? Doit-on l'attribuer à un trouble dans l'élaboration du pourpre rétinien? Faut-il au contraire considérer le spasme des vaisseaux et par conséquent un trouble vaso-moteur comme la cause réelle de la maladie? C'est à cette dernière opinion que nous nous rattachons de préférence; elle nous semble la plus probable.

Diagnostic. Le diagnostic doit surtout être établi entre l'héméralopie réelle et l'héméralopie simulée, et c'est là un diagnostic que les médecins militaires ont souvent à faire. On peut soupçonner la fraude, en remarquant que la pupille est toujours fortement dilatée le soir dans la véritable héméralopie, ce qui n'a pas lieu dans l'héméralopie simulée. On peut la dévoiler d'une façon évidente, en invitant le malade à regarder dans un stéréoscope ou dans la boîte de Flees et en diminuant l'éclairage de l'intérieur de l'appareil, de manière qu'aucune image nette ne puisse être perçue si le sujet est héméralope. On a aussi conseillé d'épier les faits et gestes du malade pendant la nuit, et, dans certains cas, de lui administrer le soir une purgation énergique, de façon à l'obliger à des courses forcées qui feront découvrir la supercherie.

Nous ne nous arrêterons pas sur le diagnostic de l'héméralopie idiopathique et de l'héméralopie symptomatique de la rétinite pigmentaire. L'une est passagère, c'est-à-dire ne dure que quelques semaines ou quelques mois, et ne s'accompagne ni de rétrécissement du champ visuel, ni d'altérations ophthalmoscopiques bien sensibles; l'autre est essentiellement persistante, marche de pair avec un rétrécissement concentrique du champ visuel, et présente à l'ophthalmoscope les altérations caractéristiques que nous avons décrites en étudiant la rétinite pigmentaire.

Soustraire le malade à la grande chaleur et à une vive lumière et lui protéger les yeux à l'aide de conserves teinte fumée, tels sont les premiers soins que l'on doit prendre. Quelques auteurs ont conseillé le séjour prolongé dans une chambre noire (Netter), et cette méthode a en effet donné d'excellents résultats. Traitement.

Une autre indication à remplir consiste dans l'emploi des toniques et d'un régime fortifiant. Le fer, le vin, le quinquina, et surtout l'huile de foie de morue, doivent être mis en usage, en même temps qu'une nourriture saine et substantielle. A ce traitement, nous joignons les instillations d'ésérine ou de pilocarpine, dans le but d'agir sur l'élément vasculaire du fond de l'œil et de tonifier le muscle ciliaire et le sphincter de l'iris. Nous avons maintes fois observé des guérisons tellement promptes à la suite de ces instillations, que nous leur attribuons une grande efficacité.

Les fumigations d'huile de foie de morue (Bézon), les injections sous-cutanées de strychnine et l'emploi des courants continus complètent encore les ressources dont on peut disposer pour stimuler la rétine et combattre son anesthésie, qui cède en général rapidement.

ANOMALIES DE LA RÉFRACTION.

DIVISION DES YEUX AU POINT DE VUE DE LA RÉFRACTION STATIQUE. — MYOPIE. — HYPERMÉTROPIE. — ASTIGMATISME.

Au point de vue de la réfraction statique, les yeux se divisent en deux grandes classes :

1° Les yeux emmétropes (ἐν μέτρον, dans la mesure), ceux dans lesquels les rayons lumineux parallèles viennent faire foyer sur la rétine (1).

2° Les yeux amétropes, ceux dans lesquels ce foyer ne se fait pas exactement sur l'écran rétinien.

Les yeux amétropes se rangent à leur tour en différents groupes. Ils sont : 1° myopes, lorsque le foyer se fait en avant de la rétine ; 2° hypermétropes, lorsqu'il se fait en arrière ; 3° astigmates, lorsque la réfraction n'est pas la même dans tous les méridiens d'un même œil.

Lorsqu'on désigne ces divers états amétropiques sous le nom d'anomalies de la réfraction, on se sert d'une expression dont il importe de comprendre le sens. En réalité, le plus souvent, ce n'est pas la réfraction proprement dite qui est en défaut, mais la longueur de l'œil qui est trop grande ou trop petite pour un appareil réfringent qui reste normal.

MYOPIE.

La myopie est une anomalie de la réfraction, telle que les

(1) On peut déjà considérer comme parallèles les rayons venant d'une distance de 5 à 6 mètres environ.

rayons lumineux parallèles viennent faire foyer en avant de la rétine.

1° Deux conditions anatomiques différentes peuvent donner lieu à ce résultat : ou l'œil est trop long pour son appareil de réfraction resté normal ; ou l'œil a sa longueur normale, mais un appareil réfringent trop puissant : de là, une première division de la myopie en myopie axile et en myopie de courbure. Divisions.

La myopie axile est de beaucoup la plus fréquente. On sait que dans un œil emmétrope l'axe antéro-postérieur de l'œil mesure environ 24 millimètres, mais il peut atteindre 25, 26 et même 30 et 33 millimètres; l'œil est alors trop long pour que le foyer des rayons lumineux parallèles puisse se faire sur la rétine et la myopie est ainsi constituée.

Cette cause de la myopie est devenue classique depuis les travaux d'Helmholtz et de Donders. Avant ces auteurs, on croyait que cette anomalie de réfraction était due à une convexité exagérée de la cornée et du cristallin; mais les mesures ophthalmométriques qu'ils ont pratiquées ont prouvé que le rayon de courbure de ces milieux est le même dans les yeux myopes que dans les yeux emmétropes (1).

La myopie de courbure comprend les cas rares où il y a réellement excès de courbure des surfaces réfringentes. Le kératocone, le déplacement du cristallin en avant, l'augmentation de convexité de la lentille sous l'influence d'un spasme de l'accommodation ou après la rupture de son ligament suspenseur, son accroissement de volume au dé-

(1) Chez les enfants qui sont emmétropes, la longueur de l'œil est moindre que chez l'adulte, et il est nécessaire d'admettre qu'elle est compensée par une courbure plus prononcée de la cornée ou des surfaces du cristallin.

but de certaines cataractes, nous en offrent des exemples : mais ce sont là des myopies rares et exceptionnelles.

2° On divise aussi la myopie en myopie congénitale et en myopie acquise; mais cette division rappelle la précédente : car la première est celle qui dépend de la structure de l'œil, et la seconde celle qui est le résultat des diverses causes pathologiques que nous venons de signaler.

3° Au point de vue du degré qu'elle présente, on peut distinguer : 1° une myopie faible (de 0,50 à 2,50 dioptries); 2° une myopie moyenne (de 2,50 à 6 dioptries) ; 3° une myopie forte (au-delà de 6 dioptries). Toute myopie forte, c'est-à-dire supérieure à 6 dioptries, entraîne l'exemption du service militaire.

4° Enfin, par rapport à sa marche, on reconnaît une myopie stationnaire et une myopie progressive. La myopie dite stationnaire progresse en réalité un peu dans l'âge adulte, mais semble diminuer légèrement dans la vieillesse, par suite de l'aplatissement du cristallin : la myopie progressive s'en distingue par ses progrès rapides et les complications dont elle est fréquemment la source.

Les symptômes de la myopie sont objectifs, fonctionnels et ophthalmoscopiques.

1° Symptômes objectifs.

1° *Aspect de l'œil myope.* — L'aspect de l'œil myope a souvent quelque chose de frappant. Tantôt c'est un œil saillant, à fleur de tête, un œil dont la cornée semble proéminer par suite de l'augmentation de la longueur du globe ; tantôt au contraire, c'est un œil profondément enfoncé dans l'orbite, mais abrité par d'épais sourcils, par une arcade orbitaire très développée. Nul doute qu'il y ait un certain rapport entre la forme de l'œil myope et la configuration générale de la face.

En outre, la chambre antérieure paraît agrandie, la pupille large et paresseuse, par suite de la suspension habituelle des efforts d'accommodation. Une plus grande dureté du globe et une légère diminution dans sa mobilité, résultant de sa trop grande longueur, sont encore des caractères qui doivent être signalés.

2° *Clignement des paupières.* — Ce qui caractérise également la myopie, c'est le clignement des paupières. Le myope resserre, en effet, sa fente palpébrale, pour améliorer sa vision en supprimant les cercles de diffusion, symptôme qui est assez constant pour avoir fait donner à la myopie le nom qu'elle porte (μύειν, cligner).

3° *Strabisme convergent apparent et strabisme réel divergent.* — Comme la macula est plus rapprochée du nerf optique d'un œil myope que dans tout autre œil, la ligne visuelle qui en part aboutit quelquefois en dehors de l'axe de la cornée ; il en résulte que, dans la vision des objets éloignés, certains myopes paraissent avoir un strabisme convergent, mais ce strabisme n'est qu'apparent et assez peu prononcé pour avoir une grande signification pratique : ce qu'il est plus important de savoir, c'est qu'il est parfois remplacé par un véritable strabisme divergent, dû à l'insuffisance des muscles droits internes et dont nous expliquons plus loin le mode de formation.

4° *Attitude du myope.* — Enfin l'attitude du myope peut elle-même trahir l'anomalie de réfraction dont il est atteint : s'il lit, il a le nez sur le livre, s'il regarde au loin, sa vision est confuse et il a le regard vague et indécis. Une démarche embarrassée, une sorte de maladresse dans les mouvements complètent les principaux traits de sa physionomie.

Les caractères fonctionnels de la myopie sont les suivants : 2° Symptômes fonctionnels.

1° *Vision de loin confuse.* — Le myope voit mal de loin, ce qui se comprend facilement puisque les rayons lumineux s'entrecroisant en avant de la rétine, cette membrane n'est éclairée que par des cercles de diffusion, d'autant plus larges que le degré de myopie est plus prononcé. Selon le Dr Noel, de Louvain, ce trouble de la vision au loin correspond à un véritable trouble amblyopique, dans lequel l'acuité visuelle ne serait environ que de 2/5 à 1/4 pour les myopies de 0,75 à 1,75 dioptries ; de 1/7 pour les myopies de 2 à 2,50 dioptries ; de 1/12 entre 3 et 3,50 dioptries et enfin de 1/30 pour les myopies de 6 à 8 dioptries.

2° *Vision de près distincte.* — Mais si le myope voit mal de loin, il voit au contraire très bien de près, car, d'après la théorie des lentilles, à mesure que la source lumineuse se rapproche, le foyer s'éloigne et il arrive un moment où ce foyer se fait sur la rétine, ce qui rend la vision très distincte.

Il résulte de cette disposition que le myope se rapproche très près des objets qu'il veut voir, et en peut apercevoir tous les détails sans la moindre fatigue, car il n'a pas besoin d'accommodation. C'est pourquoi il recherche volontiers les impressions très fines et écrit lui-même en caractères très fins ; c'est pourquoi aussi il lit mieux que l'emmétrope dans un demi-jour et dans une obscurité relative, car le rapprochement des objets lui procure de grandes images rétiniennes et la largeur de sa pupille permet à l'œil de recevoir une grande quantité de lumière.

3° *Amélioration de la vision par les verres concaves et la lentille sténopéique.* — Un autre caractère essentiel de la myopie, c'est que les verres concaves améliorent de suite la vision au loin. En effet, ces verres rendant divergents les rayons lumineux qui entrent dans l'œil, ceux-ci se réunissent plus en arrière que s'ils pénétraient à l'état de parallélisme et peuvent atteindre l'écran rétinien. Cette action des verres concaves est un excellent moyen de diagnostic de la myopie, moyen d'autant plus précieux qu'il en mesure le degré et en constitue le traitement.

La fente sténopéique rend également la vision plus nette, en supprimant les cercles de diffusion, ce qui s'observe du reste dans toutes les amétropies en général. Le rétrécissement de la pupille qui vient avec l'âge procure le même bénéfice, et cela d'une façon d'autant plus marquée, que l'aplatissement que subit le cristallin dans la vieillesse vient encore compenser l'excès de longueur de l'œil : de là l'opinion que la myopie diminue avec les années; mais ce n'est vrai que pour les myopies légères, car les myopies moyennes ou fortes ont plutôt une tendance marquée à la progression.

4° *Acuité visuelle.* — Dans la myopie faible ou moyenne l'acuité visuelle reste normale, mais dans les forts degrés elle diminue sensiblement, soit à cause de la distension des éléments rétiniens, soit surtout par suite des altérations diverses qui se déclarent dans le fond de l'œil (affections de la macula, trouble du corps vitré, décollement de la rétine, etc.).

5° *Accommodation.* — A propos de l'accommodation, ce qu'il nous importe de savoir, c'est que dans la myopie faible elle conserve sa puissance normale, mais que son parcours est très restreint, puisque le punctum remotum au lieu d'être à l'infini, comme dans l'œil emmétrope, est plus ou moins rapproché de l'œil. Toutefois, cette force diminue avec l'âge, comme dans tous les autres yeux, et le myope peut devenir presbyte, si son punctum proximum s'éloigne au delà de 25 à 30 centimètres, ce qui n'a lieu que pour une certaine catégorie de myopes, ainsi que nous l'expliquerons en étudiant la presbytie.

Dans les myopies élevées, le pouvoir accommodatif diminue, et c'est ici surtout que l'on trouve une structure toute particulière du muscle accommodateur. Ses fibres longitudinales prédominant aux dépens des fibres circulaires, à l'inverse de ce qui se passe dans l'hypermétropie, ainsi que les recherches d'Ivanoff l'ont démontré.

3° Symptômes ophthalmoscopiques de la myopie.

L'ophthalmoscope fournit à son tour un précieux moyen de reconnaître la myopie et cela de différentes façons :

1° *Par la présence d'un staphylome postérieur.* — Tout d'abord, on sait que la myopie s'accompagne fréquemment d'une atrophie choroïdienne toute spéciale, bordant la papille du côté externe en forme de croissant et constituant le staphylome postérieur, affection que nous avons étudiée dans les maladies de la choroïde. C'est là pour le diagnostic un signe absolument caractéristique.

2° *Par l'image réelle et renversée du fond de l'œil.* — Un autre caractère également pathognomonique, c'est que lorsqu'on éclaire un œil myope avec le simple réflecteur, on peut voir, au devant de cet œil, l'image réelle et renversée de la papille et des vaisseaux rétiniens, car les rayons lumineux sont extériorés à l'état de convergence. On reconnaît que cette image est réelle et renversée, et non droite et virtuelle, comme dans l'hypermétropie, grâce à l'artifice suivant. Lorsque l'observateur, fixant un vaisseau rétinien, se porte légèrement à droite, l'image semble se déplacer sur la gauche et inversement, ce qui revient à dire qu'elle paraît exécuter des mouvements opposés à ceux de l'observateur. Si on cherche l'explication de ce fait, on la trouve facilement en remarquant que l'image que l'on voit est réelle, située au devant de l'œil observé, et se comporte comme toute autre image réelle que l'on observe. On peut s'en assurer en regardant un objet quelconque par un petit orifice, tel que le trou de l'ophthalmoscope, par exemple : on voit alors que l'objet fixé se déplace toujours en sens inverse de l'observateur.

En second lieu, comme cette image est située au devant de l'œil examiné, l'observateur la voit nettement, en s'éloignant de cet œil d'une certaine distance. Lorsqu'il s'en rapproche très près, il cesse de l'apercevoir, car elle finit par se trouver en deçà des limites de la vision distincte.

3° *Par la kératoscopie.* — Enfin la kératoscopie fournit également un moyen facile et commode de reconnaître la myopie. On sait que cette nouvelle méthode d'exploration, due au professeur Cuignet et vulgarisée par les travaux des Drs Mangin et Parent, est fondée sur des jeux d'ombres et de lumière qui se dessinent dans le champ pupillaire, lorsqu'on l'éclaire avec le miroir et qu'on imprime à celui-ci de légers mouvements de rotation autour d'un axe représenté par le manche de l'instrument. Ces reflets et ces ombres kératoscopiques varient selon chaque état de réfraction de l'œil et en constituent ainsi un réactif très sensible. Dans la myopie, ils présentent les caractères suivants, caractères qui varient selon qu'on se sert d'un miroir plan ou d'un miroir concave.

Si, éclairant l'œil avec un miroir plan, à la distance de un mètre, par exemple, on voit une ombre se dessiner sur le champ pupillaire et marcher en sens inverse du miroir, c'est-à-dire de gauche à droite lorsque le miroir tourne de droite à gauche, on peut être certain que l'œil observé est myope d'au moins une dioptrie.

Avec le miroir concave, qui est le plus souvent employé,

les conditions sont inverses. A la même distance que précédemment, l'ombre kératoscopique est directe, c'est-à-dire suit les mouvements du miroir, ce qui permet d'affirmer qu'il existe une myopie supérieure à une dioptrie.

Ces phénomènes extrêmement sensibles, faciles à constater, constituent un excellent moyen de diagnostic et sont à la portée de tous les praticiens (1).

Complications. Les complications de la myopie doivent nous arrêter un instant, car elles sont très fréquentes, souvent fort graves et constituent pour l'œil myope une source permanente de dangers.

1° *Insuffisance des muscles droits internes. Strabisme latent.* — Une des premières complications à signaler est l'insuffisance des muscles droits internes. Comme la mobi-

(1) Voici, d'après le Dr Parent, la théorie de la kératoscopie (fig. 10) : soit MN un miroir concave de 25 centimètres de foyer : les rayons s'entre-croisent au point F et forment sur la rétine un cercle d'illumination *a*, *b*. Si on fait pivoter le miroir autour de son axe, le foyer se déplace, devient F′ et c'est de ce point que le rayon divergent peut entrer dans l'œil et former un nouveau cercle d'illumination *a′ b′* qui a marché en sens inverse du miroir. Il en résulte que toutes les fois que nous verrons la rétine en image droite (condition réalisée dans l'H, l'E, et même dans le M faible, quand l'observateur est placé en deçà du punctum remotum), nous verrons ce cercle d'illumination, et l'ombre qui l'entoure marcher comme ils marchent en réalité, c'est-à-dire en sens inverse du miroir.

Le rapport contraire existera avec l'image renversée de la myopie moyenne et forte. Le cercle d'illumination et l'ombre qui le limite marchent en réalité sur la rétine en sens inverse, mais par suite du renversement de l'image rétinienne dû à la myopie, nous les verrons marcher dans le même sens que le miroir.

Avec le miroir plan qui donne des rayons directs, sans entre-croisement préalable, le cercle d'illumination sur la rétine marche dans le même sens que le miroir. Les phénomènes sont donc inverses : le jeu d'ombre et de lumière que l'on obtient avec un miroir plan chez un myope est par suite identique au jeu d'ombre et de lumière que l'on obtient avec le miroir concave chez un hypermétrope et *vice versa* (Voir Parent, *Recueil d'ophthalmologie*, 1880 et 1881).

lité du globe est diminuée dans les forts degrés de myopie,

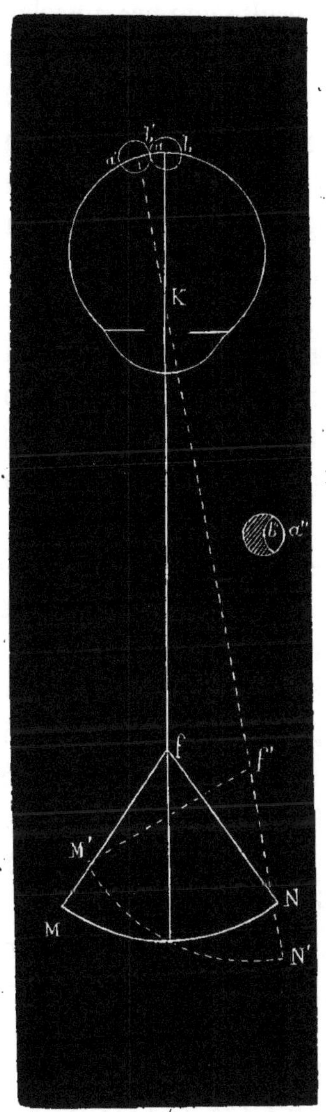

Fig. 10. — Définition de la réfraction par la kératoscopie.

car son pôle postérieur arc-boute contre les parois latérales de l'orbite; comme, d'autre part, les muscles droits internes sont sans cesse en action pour permettre au myope de voir de très près, il en résulte que ces muscles se fatiguent très vite et deviennent insuffisants pour la tâche trop lourde qui leur incombe. Celui qui est le plus faible se relâche : de là une diplopie légère qui gêne le malade et contre laquelle il lutte en faisant des efforts de convergence. Ces efforts amènent bien vite une fatigue de la vue (asthénopie musculaire) et conduisent bientôt au strabisme divergent, car le malade finit par renoncer à la vision binoculaire, et exclut son œil de la vision, en le déviant en dehors, d'abord d'une façon périodique, puis d'une façon permanente.

On reconnaît cette insuffisance par l'asthénopie musculaire qui l'accompagne et par les différents procédés suivants :

1° En faisant fixer au malade l'extrémité du doigt à 15 ou 20 centimètres et en le rapprochant lentement de ses yeux, on voit bientôt se dévier en dehors celui dont le muscle droit interne est le plus faible.

2° En recouvrant l'un des yeux avec la main et en faisant fixer le doigt à l'autre œil, comme dans l'expérience précédente, on voit l'œil masqué par la main se redresser brusquement au moment où on le découvre, ce qui permet de constater qu'il était dévié en dehors.

3° Un moyen plus précis encore de démasquer l'insuffisance musculaire nous est fourni par l'emploi des verres prismatiques (de Græfe).

Pour cela, on place au devant de l'un des yeux du malade un prisme de 10 à 15°, la base tournée en haut ou en bas, et on lui conseille de fixer une ligne verticale, ayant un point noir à son milieu et distante de 15 à 20 centimètres. L'action du prisme, en supprimant la vision binoculaire simple, ne sollicite plus les muscles droits internes à faire des efforts synergiques de convergence pour fusionner les images, mais leur permet d'obéir chacun pour leur propre compte à leur force relative. Voici alors ce que l'on constate :

Grâce au prisme, le malade voit deux points. Si ces deux points sont sur la même ligne, on peut en conclure que les forces musculaires des deux yeux sont en équilibre. Si, au contraire, le malade voit deux lignes et deux points qui ne sont plus exactement superposés, mais déviés latéralement et dont les images sont croisées, c'est la preuve certaine qu'il existe une insuffisance musculaire.

On peut déjà juger du degré de cette insuffisance par l'écartement latéral plus ou moins grand des images ; mais pour le mesurer exactement, il faut placer au devant de l'un des yeux, n'importe lequel, un prisme à base tournée en dedans : celui qui ramène les deux points sur la même ligne indique le degré de l'insuffisance. Rappelons à ce sujet que les prismes dévient les rayons lumineux d'une quantité égale à la moitié de leur angle : si donc un prisme de 4° est nécessaire, la déviation est de 2°.

2° *Asthénopie musculaire.* — L'asthénopie musculaire, dont nous venons d'indiquer l'origine, se caractérise par les phénomènes suivants : le malade se plaint de ne pouvoir travailler longtemps sans fatigue, d'éprouver des sensations de picotement dans les paupières, une douleur dans l'angle interne de l'œil, de voir les lettres se dédoubler, les lignes d'un livre se superposer. Elle a quelquefois une certaine ressemblance avec l'asthénopie accommodative, mais elle s'en distingue toujours par ce fait, qu'elle s'accompagne d'une insuffisance musculaire que l'on peut dévoiler par les procédés précédemment indiqués.

Cette asthénopie gêne beaucoup les malades, et, comme l'asthénopie accommodative, entraîne quelquefois à sa suite des blépharites et des conjonctivites chroniques, du larmoiement, des migraines, accidents dont il importe au plus haut point de ne pas méconnaître la véritable cause.

3° *Strabisme divergent.* — Le strabisme divergent est loin d'être rare dans la myopie, puisque, selon Donders, les deux tiers des strabismes divergents appartiennent à des yeux myopes. Ce strabisme, dont nous avons expliqué le mode de formation, fait contraste avec le strabisme convergent de l'hypermétropie, et se montre beaucoup moins curable, sous l'influence des lunettes ou des moyens orthopédiques.

4° *Mouches volantes.* — Les myopes se plaignent souvent de mouches volantes : les unes apparaissent sous forme de taches noires qui flottent dans le corps vitré et sont dues à de petits épanchements de sang : les autres sont constituées par des corpuscules tellement ténus, qu'ils sont invisibles à l'ophthalmoscope. Ces corpuscules sont plus fréquents dans l'œil myope que dans tout autre œil, à cause de la liquéfaction des couches postérieurs du corps vitré qui a lieu dans la myopie.

5° *Altération de la macula.* — Les altérations de la macula (hémorrhagie, atrophie choroïdienne) accompagnent fréquemment la myopie et se révèlent par un scotome central et par des troubles visuels tout particuliers : ainsi les lettres paraissent brisées, les mots interrompus, les objets déformés. C'est là un accident grave qui ne conduit pas à la cécité, car le champ visuel reste intact, mais qui diminue considérablement l'acuité visuelle.

6° *Décollement de la rétine.* — Une complication encore plus sérieuse de la myopie est le décollement de la rétine. Cette affection, dont nous avons étudié plus haut les symptômes et la pathogénie, survient brusquement et abolit la vision de l'œil atteint, d'une façon en quelque sorte irrémédiable.

7° *Opacité du cristallin.* — L'opacité du cristallin s'associe assez souvent aux forts degrés de myopie. Elle commence généralement par les couches périphériques de la lentille, dont la nutrition reste imparfaite par suite de l'altération préalable du corps vitré, et ne se complète que très lentement.

8° *Myopie progressive.* — Parmi les complications de la myopie nous devons aussi signaler la myopie progressive, c'est-à-dire cette forme de myopie qui s'accroît en quelque sorte toutes les années, jusqu'au point d'atteindre assez rapidement 10 ou 12 dioptries. Elle s'accompagne fréquemment de mouches volantes, de photopsies, de phénomènes d'irritation et aboutit très souvent au décollement de la rétine. L'emploi de verres concaves trop forts, l'application continuelle des yeux sur des objets rapprochés, l'inclinaison vicieuse de la tête pendant le travail, telles sont ses causes habituelles. Ajoutons que l'insuffisance musculaire et l'asthénopie qui en est la conséquence favorisent aussi son développement, d'une façon non douteuse.

9° *Spasme de l'accommodation.* — Il importe enfin de savoir que le spasme de l'accommodation n'est pas rare dans la myopie, et vient aussi augmenter son degré, par l'excès de courbure qu'il communique au cristallin.

Ce spasme est très important à reconnaître. On peut le soupçonner quand le sujet est jeune, quand il présente de l'asthénopie, une petite amplitude d'accommodation, un manque de précision en choisissant des verres, un degré prononcé de myopie sans staphylome postérieur, quand surtout, relâchant une partie de son accommodation pendant l'examen ophthalmoscopique, il semble avoir un degré de myopie plus faible que celui que les verres correcteurs accusent. Mais, pour le mettre en évidence, il est indispensable d'instiller une forte solution mydriatique, ce qui permet de constater, à l'aide des verres concaves et de l'ophthalmoscope, que la myopie a beaucoup diminué et est quelquefois remplacée par de l'emmétropie ou même de l'hypermétropie.

Ce spasme n'est souvent que passager, mais peut, dans certains cas, durer des mois et des années et disparaître parfois subitement, ce qui explique ces faits curieux de guérison instantanée de certaines myopies.

Causes. Dans la grande majorité des cas, la myopie résulte d'une prédisposition héréditaire, en vertu de laquelle la sclérotique est plus mince et plus extensible qu'à l'état normal. En effet, l'enfant issu de parents myopes ne naît généralement pas myope, mais le devient dès qu'il commence à appliquer ses yeux sur des objets rapprochés et à faire des efforts d'accommodation et de convergence, ces derniers bridant l'œil et tendant à augmenter son diamètre antéro-postérieur, si la sclérotique n'oppose pas une résistance suffisante. Le travail de près est donc le facteur déterminant de la myopie. Son influence est mise en évidence par ce fait, que la myopie est rare parmi les habitants des campagnes, et très fréquente au contraire dans les villes et dans les classes instruites de la société. Elle est également démontrée par de nombreuses statistiques, prouvant que le nombre des myopes augmente avec le niveau des études. C'est ainsi que Cohn, de Breslau, est arrivé aux résultats suivants :

Écoles primaires	7 p. 100	myopes.
Écoles moyennes	10 —	—
Écoles normales	20 —	—
Gymnases	26 —	—

Toutes les conditions qui favorisent le rapprochement des objets peuvent ainsi devenir une cause de myopie chez les sujets prédisposés. Citons, par exemple, un éclairage insuffisant, la lecture des caractères très fins, une diminution de l'acuité visuelle, etc.

Notons aussi que tous les travaux de près n'ont pas la même influence. Ainsi les personnes qui travaillent, en fixant un point à peu près immobile, tels que les horlogers, les couturières, fournissent un nombre de myopes beaucoup moins considérable que ceux qui s'adonnent à la lecture, à cause des variations incessantes d'accommodation et de convergence qu'elle nécessite, lorsque le malade passe en quelques secondes du commencement à la fin de la ligne (Javal).

Nous arrivons maintenant à l'étude du diagnostic qui consiste : 1° à reconnaître l'existence de la myopie ; 2° à en mesurer le degré ; 3° à en déterminer les complications. Diagnostic.

I. *Existence de la myopie.* — Il n'est certes pas difficile de reconnaître l'existence de la myopie. Les symptômes objectifs dont nous avons parlé permettent déjà de la soupçonner, et les symptômes fonctionnels nous mettent en mesure de formuler cette proposition très simple. Toute personne dont la vision rapprochée est très nette, et dont la vision au loin est confuse, mais est susceptible d'être rendue distincte par des verres concaves, peut être déclarée myope.

Toutefois, dans cette détermination de la myopie par les symptômes fonctionnels, il existe certaines causes d'erreur qui peuvent résulter d'un examen incomplet et qu'il faut savoir éviter.

En premier lieu, on voit quelquefois des hypermétropes d'un degré élevé, qui, contrairement à toute prévision, se rapprochent très près du livre qu'ils veulent lire et ressemblent singulièrement à des myopes avec lesquels on les confond facilement. Nous reviendrons sur ces cas, en traitant de l'hypermétropie : qu'il nous suffise pour le moment de dire que, chez de tels sujets, les verres concaves n'améliorent pas la vision de loin, mais la rendent au contraire plus confuse.

En second lieu, un verre concave faible peut améliorer la vision chez un sujet non myope, mais atteint de taie de la cornée. En effet, l'interposition du verre sollicite un léger effort d'accommodation et par conséquent détermine le rétrécissement de la pupille, de sorte que la taie peut être exclue en partie ou en totalité du champ pupillaire, ce dont bénéficie la vision qui devient plus nette.

Enfin un faible verre concave peut également rendre la vision de l'emmétrope plus nette, en le forçant à un léger effort d'accommodation, qui procure une image plus petite mais en quelque sorte plus distincte.

Les symptômes ophthalmoscopiques et kératoscopiques ont à leur tour une très grande importance pour le diagnostic, car ils servent de contrôle aux symptômes fonctionnels, et permettent de reconnaître la myopie, dans des yeux dont l'acuité visuelle est tellement altérée, par suite de complications, que les verres concaves ne peuvent plus donner d'utiles renseignements.

II. *Degré de la myopie.* — L'existence de la myopie une fois reconnue, il faut en mesurer le degré.

Ce degré s'évalue par la distance à laquelle la vision devient nette, c'est-à-dire par le remotum du myope, ou, ce qui revient au même, par la valeur du verre concave qui amène sur la rétine le foyer des rayons parallèles. En effet, on sait qu'à leur sortie d'une lentille concave les rayons entrés à l'état de parallélisme ont la même direction que s'ils venaient de son foyer : on comprend, d'autre part, que pour pouvoir se réunir sur la rétine, ils doivent nécessairement avoir la même divergence que s'ils venaient du remotum : donc, le foyer de la lentille correctrice coïncide avec le remotum, et sa longueur focale indique la distance du remotum à l'œil.

Cela posé, on détermine pratiquement le degré de myopie, à l'aide d'épreuves subjectives et d'épreuves objectives.

A. *Épreuves subjectives.* — 1° Un premier moyen approximatif consiste à rechercher le punctum remotum, c'est-à-dire la distance la plus longue à laquelle le myope lit les caractères de l'échelle typographique correspondants à une acuité visuelle normale.

Connaissant cette distance, il suffit de diviser 1 mètre ou 100 centimètres par le chiffre qui l'exprime, pour avoir la force réfringente du verre correcteur. Ainsi, par exemple, si le remotum est à vingt-cinq centimètres, la myopie $= \frac{100}{25} = 4$ dioptries.

2° L'emploi des verres concaves permet une précision beaucoup plus grande, et le numéro du verre le plus faible, qui rend la vision à distance très nette, mesure exactement le degré de myopie. Si l'on fait toujours choix du verre le plus faible, c'est que le myope peut très bien voir avec un verre relativement un peu trop fort, dont il corrige l'excès, grâce à un léger effort d'accommodation qu'il est toujours tenté de faire. Connaissant la force réfringente de la lentille correctrice évaluée en dioptries, il suffit de diviser 1 mètre ou 100 centimètres par ce nombre de dioptries, pour trouver la valeur focale de cette lentille et par conséquent le remotum du myope.

3° Enfin on a encore, pour mesurer la myopie, toute la

série des optomètres, parmi lesquels nous citerons ceux de Maurice Perrin et Mascart, de Badal, de Parent, de Loiseau, etc. Ces instruments, dont la description appartient aux traités spéciaux de réfraction, ne rendent pas de grands services à cause de difficulté d'application et des efforts accommodatifs que font les yeux examinés.

B. *Épreuves objectives.* 1° *Image renversée.* — Le simple éclairage de l'œil avec le miroir permet déjà d'apprécier, d'une façon approximative, le degré de myopie. En effet, on obtient ainsi une image réelle et renversée de la papille et des vaisseaux rétiniens, et toute la question revient à préciser la distance à laquelle cette image se trouve au devant de l'œil observé. Pour cela, l'observateur s'en rapproche graduellement : à un certain point, l'image est nette; plus près, elle n'est plus nette. Le premier point indique qu'elle est au punctum proximum de l'observateur et, si celui-ci le connaît, c'est-à-dire peut l'évaluer à vingt-cinq centimètres, par exemple, il n'a qu'à retrancher ces vingt-cinq centimètres de la distance qui le sépare de l'œil observé, pour obtenir le punctum remotum de ce dernier, et évaluer ainsi le degré de myopie.

2° *Image droite. Ophthalmoscopes à réfraction.* — L'observateur armé d'un ophthalmoscope à réfraction (Ophthalmoscope de Loring, de Galezowski, de Parent, de Badal) éclaire l'œil, en s'en rapprochant à une distance de deux ou trois centimètres (1). A cette distance, il n'en voit d'abord qu'une image confuse, car il se trouve sur le trajet des rayons qui en sortent à l'état de convergence, mais, en faisant passer successivement derrière le trou du miroir la série ascendante des verres concaves, il di-

(1) Voyez Galezowski, *Traité d'Ophthalmoscopie*. 2e édition. Paris, 1885.

minue de plus en plus la convergence de ces rayons et finit par les rendre parallèles. Le premier verre qui amène ce parallélisme et qui permet de voir distinctement l'image droite des vaisseaux rétiniens, et surtout leur double contour qui est un point de repère plus précis, mesure le degré de myopie. Cependant il y a à tenir compte de la distance du miroir à l'œil observé, et de la difficulté qu'il y a à bien apprécier le moment où l'image devient nette ; aussi n'obtient-on un résultat exact qu'à une dioptrie près environ, et le verre trouvé est-il toujours un peu plus fort que la myopie réelle.

3° *Kératoscopie.* — La mesure de la myopie est non moins facile à l'aide de la kératoscopie.

Eclairant l'œil à la distance de $1^m,20$, par exemple, avec un réflecteur concave, on voit l'ombre kératoscopique marcher dans le même sens que le miroir. Si on interpose alors, au devant des yeux du malade, des verres concaves de plus en plus forts, il arrive un moment où l'ombre marche en sens inverse ; l'œil est alors rendu emmétrope et le dernier verre employé mesure approximativement le degré de la myopie.

Tels sont les différents moyens employés pour faire le diagnostic de la myopie et en déterminer le degré. Ce degré connu, on peut en déduire l'allongement qu'a subi le globe, grâce à la loi suivante de Donders, que nous avons déjà eu occasion de citer : toute dioptrie de réfraction en plus ou en moins correspond à un allongement ou à un raccourcissement d'axe de $0^{mm},3$. Un myope de dix dioptries a donc un allongement d'axe d'environ trois millimètres.

III. *Complications de la myopie.* — La troisième question du diagnostic consiste à rechercher les complications qui peuvent se présenter. Il faut particulièrement examiner s'il existe de l'insuffisance musculaire, si quelque dénudation de la choroïde ne commence pas à se manifester, etc. Nous ne revenons sur cette question, qui a déjà été traitée avec tous les développements qu'elle comporte, que pour en signaler l'importance.

Traitement. Le traitement doit répondre aux trois indications suivantes : 1° empêcher le développement de la myopie ; 2° la neutraliser par des verres correcteurs ; 3° en combattre les complications.

1° Voyons la première indication, qui n'est autre chose que le traitement prophylactique ou hygiénique du myope.

Comme le travail de près et les efforts de convergence qu'il nécessite ont une influence considérable sur le développement de la myopie, principalement dans le jeune âge, le premier soin à prendre est de mettre l'enfant dans les meilleures conditions possibles, pour qu'il ne soit pas obligé de s'appliquer de trop près sur son travail.

On se préoccupera tout d'abord de la question d'éclairage. Pour réaliser les conditions les plus favorables, la lumière doit être abondante, venir non de face, car elle provoque des éblouissements, mais de côté, et de préférence du côté gauche, afin que la main ne fasse pas ombre sur la page qu'elle écrit. Le soir, on conseillera l'emploi d'une bonne lampe à huile, dont la lumière fixe et riche en rayons jaunes est peu fatigante. La lumière du gaz n'est pas mauvaise non plus, mais il faut qu'elle ne soit pas trop éloignée et qu'elle soit munie d'un abat-jour.

La table de travail sera suffisamment élevée pour que l'enfant ne soit pas obligé de trop courber la tête. *Écriture droite sur papier droit, corps droit*, telle est la formule que donnait Georges Sand pour éviter le danger d'une mauvaise attitude et qui a été acceptée par les membres de la commission scolaire en 1884. Un pupitre incliné de 20 à 25° est également avantageux, pour faciliter la lecture et l'écriture : si, malgré cela, l'enfant qui est myope ou qui va le devenir continue à rapprocher les yeux de l'objet qu'il veut voir, et résiste aux recommandations qu'on lui fait, il est nécessaire de se servir d'appareils mécaniques, ou d'une règle interposée entre le front et le point fixé, pour s'y opposer à tout prix.

Les livres scolaires devront être imprimés sur papier blanc ou mieux de teinte jaunâtre, et surtout en caractères très nets et suffisamment gros, afin que l'instruction obligatoire ne devienne pas la myopie obligatoire.

Enfin les heures de travail seront réglées avec soin : après chaque heure d'étude, on devra accorder à l'enfant un repos de cinq à dix minutes, et suspendre les travaux du soir, si on voit la myopie se développer et faire de rapides progrès.

Telles sont les précautions élémentaires à prendre, précautions nécessaires chez tous les écoliers en général, mais surtout chez ceux qui sont atteints de taies de la cornée, ou qui sont légèrement amblyopes, car nous avons vu que l'affaiblissement de l'acuité visuelle les porte à rapprocher les objets de très près, ce qui favorise le développement de la myopie.

2° La seconde indication à remplir est de neutraliser la myopie, au moyen de verres correcteurs. Cette question prend ici une importance considérable, car si, dans l'hypermétropie, des verres trop forts sont en quelque sorte sans danger, il en est tout autrement dans la myopie, où les verres concaves sont destinés non seulement à corriger la vision, mais souvent à arrêter les progrès du mal, de sorte que, s'ils sont mal choisis, ils peuvent avoir la plus funeste influence.

Dans le choix de ces verres, la première règle à suivre est de donner au myope le verre concave le plus faible, avec lequel il voit le mieux au loin. Si la vision, par exemple, est aussi distincte avec un verre de 1 dioptrie qu'avec un verre de 1,75 dioptrie, on choisira le premier numéro. Il y a un grand intérêt à agir de la sorte, car le myope recherche volontiers les verres trop forts, dont il corrige l'excès en mettant en jeu l'accommodation et la convergence, ce qu'il faut précisément chercher à éviter.

Cela posé, voyons les différents cas qui peuvent se présenter.

1° *Myopie faible.* — Dans la myopie faible (de 1 à 2,50 dioptries), le sujet peut lire ou écrire à la distance ordinaire de 25 à 30 centimètres, aussi bien qu'un emmétrope, et n'a besoin de verres que pour la vision des objets éloignés. On lui choisira donc ces verres, s'il en éprouve le besoin, en se conformant à la loi que nous venons d'énoncer.

Avec l'âge, la presbytie se déclare, et le sujet portera des verres concaves pour voir de loin et des verres convexes pour voir de près, ce qui est un cas très fréquent.

2° *Myopie moyenne.* — Dans la myopie moyenne (de 2,50 à 6 dioptries), on peut corriger complètement le défaut de réfraction pour la vision au loin, mais en ayant soin de ne pas donner des verres trop forts, ce que l'on reconnaît à ce qu'ils font paraître les objets plus petits et plus éloignés qu'en réalité.

Quant à la vision de près, les conditions sont variables. Tant que le sujet peut lire à la distance ordinaire de 25 à 30 centimètres, c'est-à-dire jusqu'à 3,50 ou 4 dioptries, nous ne lui prescrivons pas de lunettes pour voir de près ; mais, dès que cette distance est franchie, nous lui donnons des verres correcteurs destinés à la lui faire reprendre, car elle correspond à un degré normal de convergence. Ainsi, nous préférons voir notre malade lire à une distance de 30 centimètres avec des lunettes, que de le voir lire à 20 centimètres sans lunettes.

C'est par tâtonnements qu'on choisira de tels verres, mais en général ils sont deux fois plus faibles que ceux qui corrigent la vision à distance. Il est bien entendu qu'ils doivent être appropriés au genre de travail et aux occupations du malade, et que le myope ne doit s'en servir que pour la distance prescrite, sans quoi les lunettes deviendraient un danger, en sollicitant des efforts d'accommodation et de convergence.

3° *Myopie forte.* — Dans la myopie forte, deux sortes de verres sont presque toujours indispensables, les uns pour voir de loin, les autres pour voir de près; mais la différence entre les verres n'est plus aussi considérable que dans la myopie moyenne, et se rapproche d'autant plus que le degré de myopie est plus élevé.

On choisira ces verres par des essais successifs, en se rappelant que l'affaiblissement de l'acuité visuelle ne permet pas toujours de rendre la vision au loin bien distincte, et que le désaccord, survenu entre l'accommodation et la convergence, fait que les verres en apparence les meilleurs sont souvent mal supportés. On devra donc prendre toutes les précautions nécessaires pour donner des verres qui ne fatiguent pas, et il sera souvent indispensable de corriger l'insuffisance musculaire, qui est si commune dans les degrés élevés dont nous parlons.

4° *Anisométropie.* — Voyons maintenant le cas où la myopie existe dans les deux yeux, mais à des degrés différents. Quelle conduite tenir? Faut-il corriger exactement l'œil le moins myope et donner le même verre à l'autre œil, quitte à n'obtenir qu'un bénéfice incomplet? Faut-il au contraire corriger chaque œil séparément, et donner lieu ainsi à des images de différente grandeur? La réponse à ces questions dépend beaucoup de l'écart qui existe entre le degré de myopie de chaque œil. Lorsque cet écart est peu considérable, des verres de force différente sont en général bien supportés; quand il est prononcé, l'inégalité des images entraîne souvent une certaine fatigue. Toutefois, il existe des susceptibilités individuelles, dont il faut tenir compte, tel malade ne pouvant tolérer la différence d'une demi-dioptrie, tel autre supportant sans gêne un écart de deux ou trois dioptries et bénéficiant de l'augmentation de vision ainsi obtenue. En résumé, c'est à l'expérience faite avec la lunette d'essai qu'il appartient de trancher la question.

Il est bien entendu que, dans les cas qui ne sont pas très rares, où un œil est conformé pour voir suffisamment de loin, et l'autre de près, aucun verre ne doit être prescrit.

3° La troisième indication à remplir dans le traitement de la myopie, c'est d'en combattre les complications.

1° Et d'abord comment remédier à l'insuffisance des muscles droits internes et à l'asthénopie musculaire qui est si fréquente chez le myope? De différentes façons, selon leur degré.

En premier lieu, par des verres correcteurs appropriés pour le travail, afin de permettre au myope de voir de moins près et par conséquent d'exiger un travail moindre de ses muscles droits internes; mais ceci ne convient que pour les degrés les plus légers.

On obtient déjà des résultats plus importants en faisant décentrer les verres correcteurs, c'est-à-dire en les faisant tailler et monter de façon que le sujet regarde non plus par leur partie centrale qui est placée en dehors de la ligne visuelle, mais par leur partie interne, dont l'épaisseur est plus considérable et joue le rôle d'un prisme à base interne. Comme la déviation de l'œil en dehors, produite par l'insuffisance, a pour effet de reporter la macula un peu trop en dedans, l'action prismatique du verre, en déviant les rayons lumineux vers sa base, permet à l'image de l'objet fixé de venir se peindre sur la tache jaune, comme dans l'autre œil. Il en résulte que l'œil dévié n'a plus besoin de faire les efforts de convergence primitivement nécessaires pour le fusionnement des images, et que l'asthénopie qui en était la conséquence cesse de se manifester.

La décentration des verres ne fait guère l'office que d'un prisme de 1°, et il y a des cas nombreux où on est obligé de recourir à des prismes beaucoup plus forts. En pratique on ne peut guère toutefois dépasser des prismes de 3 à 4°, car, au delà, ils deviennent gênants par leur poids et par les phénomènes d'irisation qu'ils produisent; c'est pourquoi on répartit souvent leur action sur les deux yeux.

Lorsque ces moyens échouent, il reste une dernière ressource qui consiste à affaiblir le muscle droit externe, c'est-à-dire à sectionner son tendon pour en reculer l'insertion scléroticale et rétablir ainsi l'équilibre musculaire (de Graefe).

2° Une autre complication qui exige un traitement tout spécial est la myopie progressive.

L'observation rigoureuse de toutes les règles hygiéniques que nous avons tracées et, dans les cas rebelles, la suspension de tout travail pendant plusieurs mois consécutifs sont les meilleurs moyens à lui opposer. Lorsqu'elle s'accompagne de phénomènes d'irritation, il est indiqué de faire usage de ventouses sèches appliquées sur la nuque, de bains de pieds sinapisés et au besoin de légers dérivatifs intestinaux.

Un moyen qui rend aussi de grands services consiste dans les instillations d'atropine pratiquées pendant plusieurs semaines consécutives, de façon à mettre l'œil complètement au repos. Quelques auteurs conseillent de soumettre les écoliers myopes à ces cures d'atropine, faites pendant dix ou quinze jours à l'époque des vacances, et renouvelées deux ou trois fois par an. Dans le même ordre d'idées, on peut mettre à profit l'action moins persistante de l'homatropine, et instiller ce collyre, une ou deux fois par semaine, pendant les jours de repos.

La myopie progressive est aussi, dans certains cas, justifiable d'un traitement chirurgical. Pénétré de l'importance que l'asthénopie musculaire a sur son développement, de Graefe conseillait la ténotomie du muscle droit externe. Abadie propose de ne pratiquer que la section incomplète de ce muscle, de façon à respecter ses fibres tendineuses médianes, ce qui suffit selon lui à l'affaiblir, sans risquer sa rétraction qui est quelquefois trop considérable.

Enfin certains auteurs voyant dans cette complication la manifestation d'un excès de tension intra-oculaire ont préconisé l'iridectomie ou la sclérotomie, méthode qui peut du reste se combiner à la précédente et a été particulièrement vantée par Dransart.

3° Le spasme de l'accommodation présente aussi des indications thérapeutiques toutes particulières. Donner des verres qui corrigent tout à la fois la myopie axile et la myopie spasmodique, dont le malade est atteint, c'est perpétuer le spasme, en sollicitant sans cesse des efforts réitérés d'accommodation. Aussi faut-il ne pas tomber dans cette erreur thérapeutique et pour cela ne choisir les lunettes des écoliers et des jeunes gens atteints de myopie assez forte, qu'après instillation préalable du collyre d'atropine.

Dès que le spasme est reconnu, une cure d'atropine ou de duboisine est nécessaire pendant plusieurs semaines. Quelques auteurs y joignent l'emploi des courants continus et en vantent les résultats.

Telles sont les principales complications de la myopie dont nous nous occuperons ici; quant aux autres, elles constituent des affections spéciales, dont le traitement a déjà été indiqué à propos de leur étude.

HYPERMÉTROPIE.

L'hypermétropie est une anomalie de la réfraction telle que les rayons lumineux parallèles se réunissent au delà de la rétine, c'est-à-dire au delà de la mesure de l'œil (ὑπερ, au delà, μέτρον, mesure), d'où le nom que Donders lui a donné.

I. Cet état, qui est l'inverse de la myopie, peut résulter de deux conditions anatomiques différentes : 1° ou l'œil est trop court, pour son appareil réfringent resté normal; 2° ou l'œil a sa longueur normale, mais un appareil de réfraction trop faible : de là, une première division de l'hypermétropie fort importante : l'hypermétropie axile et l'hypermétropie de courbure. Divisions.

L'hypermétropie axile est de beaucoup la forme la plus fréquente de l'hypermétropie et reconnaît pour cause un œil trop court, un œil qui a moins de 24 millimètres. L'hypermétropie de courbure est beaucoup plus rare et dépend de causes que nous allons exposer.

II. Au point de vue de ses causes, on a divisé l'hypermétropie en hypermétropie congénitale et en hypermétropie acquise. La première est celle qui dépend de la structure de l'œil ; la seconde est le résultat de diverses altérations, parmi lesquelles nous pouvons citer :

1° L'aplatissement de la cornée, à la suite de certains processus ulcératifs ;

2° La diminution de volume que subit le cristallin dans la vieillesse (hypermétropie sénile);

3° L'absence de cette lentille, par extraction, résorption, luxation ou absence congénitale (aphakie) ;

4° La modification de forme qu'éprouve le globe, sous l'influence d'un excès de tension intra-oculaire. On le voit, en effet, perdre alors sa forme ovoïde pour devenir sphérique, car la sphère est le corps qui renferme le plus grand volume sur la plus petite surface ;

5° Enfin, le refoulement en avant de l'hémisphère postérieur du globe, par une tumeur de l'orbite.

III. Une distinction non moins importante consiste à diviser l'hypermétropie, au point de vue de ses manifestations, en : hypermétropie latente, hypermétropie manifeste et hypermétropie absolue.

a. L'*hypermétropie latente* est celle que l'accommodation parvient à corriger facilement et sans fatigue : on l'observe surtout chez les enfants, à cause de la souplesse et de l'élasticité que possède le cristallin, et l'hypermétropie ne s'accompagne alors d'aucun trouble visuel appréciable.

b. L'*hypermétropie manifeste* est celle dont se plaint le malade, celle qu'il accuse de plus en plus, à mesure que son cristallin devient plus rebelle à l'action du muscle ciliaire, et qui est mise en évidence par le bénéfice que les verres convexes apportent à la vision. Elle représente une partie de l'hypermétropie totale d'autant plus restreinte que le sujet est plus jeune. C'est ainsi qu'elle en constitue environ le tiers de 5 à 15 ans ; la moitié de 15 à 25 ans ; les deux tiers ou les trois quarts de 25 à 35 ans. Avec l'âge elle augmente aux dépens de l'hypermétropie latente et finit par la remplacer complètement vers 45 ou 50 ans, de sorte que l'hypermétropie totale est alors tout entière manifeste.

c. L'hypermétropie absolue est l'hypermétropie dans laquelle l'accommodation reste toujours impuissante à suppléer au déficit de la réfraction et qui rend les verres convexes nécessaires pour toutes les distances.

Ces divisions une fois établies, voyons comment on reconnaît l'hypermétropie.

Les symptômes de cette anomalie de réfraction sont objectifs, fonctionnels et ophthalmoscopiques. 1° Symptômes objectifs.

1° *Aspect de l'œil.* — L'œil hypermétrope se distingue principalement par sa petitesse. Sa cornée n'est ni plus ni moins convexe que celle d'un œil emmétrope, mais le globe tout entier semble aplati d'avant en arrière, ce qui le fait paraître renflé à son équateur. En même temps, la cavité orbitaire qui le loge est étroite et la face souvent déprimée.

2° *Faux strabisme divergent apparent et strabisme réel convergent.* — Comme la macula est plus éloignée du nerf optique que dans un autre œil, la ligne visuelle qui en part pour aboutir au point visé passe quelquefois jusqu'à 7 ou 8° en dedans du centre de la cornée, ce qui donne lieu à un strabisme divergent apparent, car nous nous rendons compte de la situation relative des yeux par la position du centre des cornées. Ce faux strabisme est parfois remplacé par un strabisme réel convergent, ainsi que nous le verrons tout à l'heure.

Les symptômes fonctionnels varient selon le degré et la variété d'hypermétropie. 2° Symptômes fonctionnels.

1° *Vision de loin.* — Dans les faibles degrés d'hypermétropie, la vision de loin reste nette tant que le sujet est jeune et peut, à l'aide d'un léger effort d'accommodation, ramener sur la rétine le foyer des rayons lumineux parallèles. Comme ces rayons sont alors concentrés en un petit foyer très exactement circonscrit, la vue est même souvent très perçante, et nous savons, du reste, que certains animaux, remarquables par la longue portée et la finesse de leur vue, sont hypermétropes.

2° *Vision de près.* — *Asthénopie accommodative.* — Pour voir de près, l'hypermétrope a besoin d'un effort d'accommodation beaucoup plus considérable que pour voir de loin, puisque la théorie des lentilles nous enseigne qu'à mesure que la source lumineuse se rapproche, son foyer s'éloigne. Cet effort, il peut le faire sans fatigue, tant que son cristallin reste souple et son muscle ciliaire énergique ; et il faut dire qu'il trouve pour cela des ressources toutes spéciales, dans la structure particulière de ce muscle, dont les fibres circulaires prédominent, dans l'hypermétropie, plus que dans tout autre état de réfraction de l'œil (Iwanoff).

Mais, tôt ou tard, il arrive un moment où les choses changent de face. Comme l'hypermétrope dépense déjà une partie de sa force accommodative pour la vision des objets éloignés, celle qui lui reste pour voir de près finit par s'épuiser : aussi voit-il très bien au commencement de son travail, mais il ne peut le prolonger longtemps sans fatigue, sans que sa vision devienne confuse. Ce trouble particulier de la vision, que nous étudierons tout à l'heure sous le nom d'asthénopie accommodative, constitue ainsi un symptôme de grande valeur pour le diagnostic.

3° *Action des verres convexes.* — Un autre caractère non moins important à signaler, c'est que si on interpose au-devant d'un œil hypermétrope un verre convexe faible, la vision au loin n'est pas diminuée, car il relâche l'accommodation dont il se servait auparavant : elle peut même être augmentée, dans le cas où l'accommodation ne parvenait pas à corriger entièrement le déficit de la réfraction. Rien de semblable n'a lieu pour l'emmétrope, où l'interposition du verre convexe le plus faible diminue toujours la vision des objets éloignés, de sorte que c'est là un excellent moyen de diagnostic.

4° *Acuité visuelle.* — L'acuité visuelle subsiste tout entière dans l'hypermétropie faible ou moyenne. Elle est souvent diminuée dans l'hypermétropie forte, par suite d'un arrêt de développement des éléments rétiniens ; mais avant de se prononcer sur cet affaiblissement, il est nécessaire de rechercher si l'astigmatisme n'en est pas la véritable cause.

Symptômes ophthalmoscopiques.

Les symptômes ophthalmoscopiques de l'hypermétropie sont également très nets et très caractéristiques. Nous pouvons reconnaître d'une façon certaine l'hypermétropie par les deux caractères suivants :

1° *Par l'image droite et virtuelle du fond de l'œil.* — Quand on éclaire l'œil avec un miroir, on voit l'image droite, virtuelle et agrandie de la papille et des vaisseaux rétiniens, car les rayons lumineux sont extériorés de l'œil hypermétrope à l'état de divergence. Cette image est située au delà de l'œil examiné, et par conséquent au delà du plan pupillaire, d'où résultent les deux conséquences suivantes :

a. Ses déplacements sont directs, c'est-à-dire se font dans le même sens que ceux de l'observateur. En veut-on l'explication ? Que l'observateur regarde un objet quelconque à travers le trou du miroir tenu immobile et placé à quinze ou vingt centimètres au devant de son œil, et qu'il exécute de légers mouvements de tête à droite ou à gauche, il verra l'image se déplacer dans le même sens. Le trou du miroir représente l'orifice pupillaire et l'explication du fait devient ainsi saisissante.

b. La netteté de l'image augmente à mesure qu'on se rapproche de l'œil examiné, ce qui se comprend facilement, puisqu'elle est située bien au delà de cet œil.

Tels sont les caractères auxquels on reconnaît une image droite, mais il existe ici une cause d'erreur dont il faut tenir compte. En effet, l'œil emmétrope au repos, extériorant les rayons lumineux à l'état de parallélisme, peut aussi donner lieu à une image droite, si l'observateur relâche son accommodation. Comment la distinguer de celle de l'hypermétrope? La chose est facile, grâce aux caractères suivants :

a. L'image du fond de l'œil est plus agrandie.

b. A quinze ou vingt centimètres de l'œil observé, elle est généralement peu apparente ou très confuse, car l'observateur accommode presque instinctivement.

c. Elle ne devient habituellement nette, que lorsque l'observateur se trouve à trois ou quatre centimètres de l'observé, œil contre œil, parce qu'alors il relâche son accommodation, l'œil éclairé étant à une distance inférieure à la limite de sa vision distincte.

d. Enfin l'interposition du plus faible verre convexe rend confuse l'image droite de l'œil emmétrope, tandis qu'elle n'altère pas la netteté de celle de l'hypermétrope.

2° *Par l'ombre kératoscopique.* — Les ombres kératoscopiques fournissent également un bon moyen pour reconnaître l'hypermétropie. La marche de ces ombres varie, selon qu'on se sert d'un miroir plan ou d'un miroir concave.

Avec un miroir plan, la marche de l'ombre est toujours

directe, quelle que soit la distance où l'on se place, et l'ombre est d'autant plus intense que le degré d'hypermétropie est plus élevé. Son intensité doit entrer en ligne de compte pour le diagnostic, car, dans les mêmes conditions, l'œil emmétrope fournit aussi une ombre directe mais très peu prononcée.

Avec le miroir concave, qui est le plus souvent employé, l'ombre a une marche inverse, et paraît d'autant plus intense que le degré d'hypermétropie est plus prononcé.

Pour la différencier d'une façon certaine de l'ombre également inverse, mais très peu foncée que donne l'emmétropie, il suffit de placer un verre convexe de une dioptrie au-devant de l'œil observé : s'il est emmétrope, il est rendu myope et l'ombre est alors directe : s'il est hypermétrope de une dioptrie, il est rendu emmétrope et l'ombre est inverse mais très peu prononcée; enfin si son hypermétropie est supérieure à une dioptrie, l'ombre est toujours inverse et plus ou moins foncée.

Maintenant que nous connaissons les symptômes de l'hypertrophie, voyons quelles sont ses complications.

Une des complications les plus fréquentes de ce vice de réfraction, on peut même dire un de ses symptômes, est l'asthénopie accommodative. Complications.

On désigne ainsi la fatigue de la vue, occasionnée par les efforts exagérés d'accommodation que le malade est obligé de faire, pour voir de près et compenser le déficit de sa réfraction statique. Cette fatigue se traduit par les phénomènes suivants :

Lorsque le malade veut lire ou écrire, il voit d'abord très bien; puis, après quelques instants, les lettres se brouillent, la vision devient confuse et le travail doit être interrompu. Le malade se frotte instinctivement les yeux, et, après quelques moments de repos, la vision redevient nette, mais la reprise du travail la rend de nouveau confuse. Le malade s'obstine et ses efforts ne tardent pas à amener une fatigue fort pénible, de véritables douleurs périorbitaires, et même un certain degré d'injection de la conjonctive et des paupières, pouvant amener une véritable conjonctivite ou blépharite chronique. Ces symptômes se manifestent surtout le soir et s'observent de préférence chez les sujets qui se livrent à des travaux minutieux, chez ceux dont le système musculaire est affaibli, et enfin chez ceux qui sont atteints d'un fort degré d'hypermétropie.

L'âge a aussi une influence, et Donders a cherché à démontrer qu'un hypermétrope de 1/36 devient asthénope vers trente-six ans; de 1/24, vers vingt-quatre; de 1/12, vers douze ans. Quoi qu'il en soit, la complication dont nous parlons est rare dans l'enfance, et n'apparaît guère avant treize ou quatorze ans, époque à laquelle le cristallin commence déjà à avoir une élasticité moins parfaite, et à se montrer plus rebelle à l'action de son muscle accommodateur.

Tel est le tableau clinique de l'asthénopie accommodative. Ses principaux caractères sont d'accompagner l'hypermétropie, de cesser dès que le sujet ne fixe plus des objets rapprochés, ou se sert de verres convexes pour son travail. On la distingue ainsi de l'asthénopie musculaire, qui est l'apanage de la myopie et des autres variétés d'asthénopie, produites, par exemple, par la carie dentaire, par une affection des voies lacrymales ou par des troubles utérins, cas dans lesquels les verres convexes ne procurent aucune amélioration.

Une autre complication de l'hypermétropie est le strabisme convergent, complication qui n'est pas rare, puisque les trois quarts des strabismes convergents sont des strabismes hypermétropiques (Donders). En voici l'explication fournie par cet auteur :

Dans la vision binoculaire, tout effort d'accommodation nécessite un effort proportionné de convergence. Si donc, pour voir un objet placé à cinquante centimètres, l'hypermétrope est obligé d'accommoder plus que l'emmétrope, il doit également converger davantage. De cet excès de convergence qui n'est plus en rapport avec la distance de l'objet fixé, il résulte que les axes optiques de chaque œil ne s'entrecroisent plus sur cet objet lui-même, mais en avant, ce qui donne lieu à une diplopie homonyme fort gênante pour le malade. Lorsque les deux yeux sont d'égale force, l'hypermétrope supprime tout effort d'accommodation et préfère voir moins nettement pour échapper à la diplopie ; mais, si l'un des yeux est plus faible que l'autre, il l'exclut du champ de sa vision en le tournant fortement en dedans, de façon à pouvoir faire, avec l'autre œil, tous les efforts d'accommodation nécessaires pour avoir une vision distincte.

Le strabisme ainsi formé est d'abord périodique, se déclare chez les enfants de quatre à cinq ans et devient ensuite permanent. Il s'observe surtout dans les degrés peu élevés ou moyens d'hypermétropie et non dans les forts degrés, car l'accommodation étant alors insuffisante à procurer des images nettes, l'hypermétrope renonce à la mettre en jeu.

Telle est la théorie assez compliquée de Donders. Nous pensons, pour notre part, que lorsque, dans l'hypermétropie, les yeux sont d'inégale force, celui qui est le plus hypermétrope fait des efforts exagérés d'accommodation, efforts qui ne peuvent avoir lieu sans que le muscle droit interne, qui puise son innervation à la même source que le muscle ciliaire, reçoive lui-même un excès d'influx nerveux suivi d'une convergence exagérée et peu à peu d'un véritable strabisme.

Cuignet croit que la photophobie qui résulte d'une vue inégale, et souvent diplope de deux yeux hypermétropes, amène des contractions exagérées des muscles droits internes.

Quelle que soit l'explication admise, il n'en est pas moins certain que le strabisme convergent est souvent lié à l'hypermétropie et peut disparaître, à son début, par l'emploi des verres convexes.

Diagnostic. Reconnaître l'existence de l'hypermétropie et en déterminer le degré, tel est le double problème à résoudre pour établir le diagnostic.

1° *Existence de l'hypermétropie.* — L'existence de l'hypermétropie peut être soupçonnée par les symptômes objectifs que nous avons exposés, mais elle ne peut être reconnue, d'une façon certaine, que par les symptômes fonctionnels et les symptômes ophthalmoscopiques.

Les principaux symptômes fonctionnels sur lesquels se base le diagnostic sont : 1° l'asthénopie accommodative qui se déclare tôt ou tard ; 2° l'influence que les verres convexes ont sur l'acuité visuelle. Qu'on interpose, en effet, au-devant des yeux du sujet un verre convexe faible, si la vision à distance est améliorée ou tout au moins conserve sa netteté, on peut être assuré qu'il est hypermétrope.

Toutefois deux causes d'erreur peuvent ici se présenter.

La première, c'est qu'un verre convexe peut, dans une certaine mesure, améliorer la vision à distance d'un œil amblyope, en grossissant les images. Mais on évitera toute confusion, en remarquant que cette amélioration n'est jamais bien considérable, et en recherchant l'amblyopie par l'épreuve du trou d'épingle, si on a des raisons de la soupçonner.

La seconde cause d'erreur consiste en ce que certains hypermétropes d'un degré élevé voient en quelque sorte mieux de près que de loin et se rapprochent très près des objets qu'il fixent, de sorte qu'on peut facilement les confondre avec des myopes. De Graefe a expliqué ce fait étrange, en démontrant que la grandeur des images croît beaucoup plus rapidement que la grandeur des cercles de diffusion, ce qui fait que certains hypermétropes recherchent plus volontiers de grandes images que des images très nettes. Il est probable qu'un certain degré de clignement, ainsi que le rétrécissement de la pupille qui suit les efforts de convergence, et même une certaine habitude acquise de neutraliser les cercles de diffusion, entrent pour une grande part dans l'amélioration de la vision ainsi obtenue. Quoi qu'il en soit, il est facile d'éviter toute méprise, en remarquant que les verres convexes améliorent l'acuité visuelle, tandis que les verres concaves la diminuent, et en s'aidant des symptômes ophthalmoscopiques que nous avons signalés.

2° *Degré de l'hypermétropie.* — Le degré d'hypermétropie est exprimé par la force de réfraction du verre convexe qu'il faut ajouter à l'œil, pour que le foyer des rayons parallèles vienne se faire sur la rétine. On le détermine à l'aide d'épreuves subjectives et d'épreuves objectives.

a. Épreuves subjectives. — On place le sujet à cinq mètres environ de l'échelle typographique, et, par des essais successifs, on choisit le verre convexe le plus fort avec lequel il voit le mieux au loin. Ce verre exprime le degré de l'hypermétropie manifeste, mais une partie de l'hypermétropie reste encore latente, car le sujet ne relâche jamais toute accommodation.

Pour déterminer alors le degré de l'hypermétropie latente, il est nécessaire de paralyser le muscle accommodateur au moyen de l'atropine. On trouve ainsi que l'œil a besoin d'un verre beaucoup plus fort que précédemment, pour rendre nette la vision à distance. Dans la première épreuve, un verre de 2 dioptries lui suffisait : c'était la mesure de l'hypermétropie manifeste ; après l'instillation, il lui faut 2 dioptries de plus : c'est l'hypermétropie latente qui se révèle, et ces deux espèces d'hypermétropie, ajoutées l'une à l'autre, constituent l'hypermétropie totale, qui est alors de 4 dioptries.

On arrive au même résultat au moyen des optomètres, mais ils sont généralement moins précis et moins exacts que les lunettes.

b. Épreuves objectives. — Muni d'un ophthalmoscope à réfraction, l'observateur fait successivement passer derrière le trou du miroir la série ascendante des verres convexes. Chacun de ces verres diminue de plus en plus la divergence des rayons extériorés : l'un d'eux les rend parallèles, et le suivant leur imprime une légère convergence, qui rend alors confuse l'image du fond de l'œil. Le dernier verre, qui permet de voir nettement l'image droite du fond de l'œil, mesure le degré de l'hypermétropie, d'une façon approximative, et toujours un peu inférieure à l'hypermétropie réelle.

2° *Kératoscopie.* — En interposant, au devant de l'œil observé, des verres convexes de plus en plus forts, le premier qui change l'ombre inverse en une ombre directe, si on se sert du miroir concave, mesure à une dioptrie près le degré de l'hypermétropie. Si on fait usage d'un miroir plan, c'est le verre qui change l'ombre directe en une ombre inverse qui indique ce degré.

Traitement.

Le traitement de l'hypermétropie consiste à neutraliser cette anomalie de réfraction, au moyen de verres convexes, destinés à ajouter à l'œil la force réfringente qui lui fait défaut. On se conformera pour cela aux indications suivantes :

Dans l'hypermétropie latente, il n'est besoin d'aucune espèce de lunettes : l'accommodation suffit à sa tâche, et vouloir la ménager, à l'aide de verres convexes, risquerait de la rendre paresseuse et de l'affaiblir.

Dès que l'hypermétropie est manifeste, c'est-à-dire dès qu'elle entraîne une certaine fatigue pendant le travail, il faut venir en aide à l'accommodation qui est insuffisante, et prescrire des verres appropriés pour la vision de près. Le choix de ces verres se fait par tâtonnement : on reconnaît qu'ils sont trop faibles, lorsqu'ils laissent subsister une certaine fatigue, ou lorsque le sujet recule la tête pour mieux voir : on juge qu'ils sont trop forts, s'ils grossissent les caractères, s'ils obligent le sujet à se rapprocher très près des objets qu'il veut voir ; si, écartés de l'œil de quelques centimètres, ils rendent la vision plus nette. Ils remplissent au contraire toutes les conditions désirables, lorsque, sans grossir les caractères, ils permettent de lire à la distance ordinaire, en supprimant toute fatigue. Une épreuve de lecture, pendant un quart d'heure ou une demi-heure, suffit à rendre l'expérience concluante.

Dans la plupart des cas d'hypermétropie, des lunettes pour le travail sont seules nécessaires ; mais, dans l'hypermétropie absolue, c'est-à-dire dans les forts degrés d'hypermétropie qui ne peuvent être corrigés ni de loin ni de près par l'accommodation, il faut deux sortes de verres, les uns pour voir de loin, les autres pour voir de près. Les premiers sont les verres les plus forts qui rendent la vision à distance très nette; les seconds ont généralement une force double, et doivent être choisis par des essais successifs, et appropriés pour la distance à laquelle le sujet veut s'en servir.

Lorsqu'avec l'âge la presbytie survient, il ne faut pas craindre d'augmenter successivement les numéros des verres correcteurs et proportionner ainsi la force de ces verres au défaut de l'accommodation. De cette façon, on rend la vision distincte, en supprimant toute fatigue, double bénéfice dont il ne faut pas se priver, car les verres convexes même forts n'ont jamais les mêmes inconvénients que les verres concaves d'un numéro élevé.

Choix des lunettes dans l'aphakie.

Il nous reste à dire un mot des verres que réclame le degré très prononcé d'hypermétropie déterminé par l'aphakie, c'est-à-dire par l'absence du cristallin consécutive à son extraction, à sa résorption ou à sa luxation.

La perte de cette lentille prive, en effet, l'œil d'une force réfringente considérable, qu'il faut lui restituer au moyen d'un fort verre convexe. Ce verre sera généralement de 7 dioptries environ pour la vision des objets éloignés, si l'œil était primitivement emmétrope; il sera plus fort, si l'œil était déjà hypermétrope; plus faible, au contraire, s'il était myope, et il peut même se faire qu'il soit inutile dans les degrés extrêmes de myopie. Quoi qu'il en soit, il sera choisi par des essais successifs, en plaçant le sujet à quelques mètres de l'échelle typographique.

Comme l'œil privé de cristallin a perdu tout pouvoir accommodatif, il faudrait théoriquement lui donner des verres différents pour toutes les distances, mais, en pratique, on se contente de lui donner deux sortes de verres:

les uns pour voir de loin, les autres pour voir de près.

On détermine aisément ces derniers en faisant lire le sujet à la distance de 25 à 30 centimètres : ce sont généralement les verres convexes de 15 dioptries qui conviennent pour les yeux primitivement emmétropes et les verres de 13 ou de 10 dioptries pour les yeux qui étaient fortement myopes.

Dans ces divers essais, il ne faut pas oublier que l'absence de cristallin, principalement lorsqu'elle est due à une extraction par une plaie périphérique, donne souvent lieu, au moins temporairement, à un certain degré d'astigmatisme qu'il faut rechercher et corriger par des verres cylindriques. L'expérience nous a appris que le cylindre nécessaire est en général de 2,25 dioptries et que son axe doit être horizontal.

ASTIGMATISME.

L'astigmatisme est une anomalie de la réfraction, due à ce que les différents méridiens de l'œil n'ont pas la même courbure et par conséquent ne possèdent pas la même puissance réfringente. Il en résulte que l'image d'un point lumineux n'est jamais un point unique sur la rétine, d'où le nom d'astigmatisme donné à cette anomalie (α privatif; στίγμα, point).

L'agtismatisme présente de nombreuses variétés.

Variétés d'actigmatisme.

I. On doit d'abord distinguer l'astigmatisme normal et l'astigmatisme anormal.

L'astigmatisme normal est celui qui existe dans presque tous les yeux, mais à un degré assez faible pour ne pas gêner la vision. Pour se convaincre de son existence, il suffit de faire regarder à un sujet quelconque des lignes horizontales et des lignes verticales, de même longueur et de même épaisseur, tracées sur un même plan. Ces lignes ne sont pas vues exactement avec la même netteté et, à une faible distance, les lignes horizontales paraissent généralement plus noires que les lignes verticales.

L'astigmatisme anormal est celui qui est assez prononcé pour occasionner un trouble plus ou moins considérable dans la vision, ce qui n'arrive guère qu'à partir de 0,75 à 1 dioptrie : il se divise en astigmatisme régulier et en astigmatisme irrégulier.

L'astigmatisme est régulier quand les méridiens à maximum et à minimum de courbure sont perpendiculaires entre eux et séparés par des méridiens voisins, dans lesquels la réfraction présente une progression régulière. Ces méridiens, appelés méridiens principaux, sont souvent l'un vertical, l'autre horizontal, et le méridien vertical est généralement celui qui est le plus réfringent. L'astigmatisme irrégulier est au contraire caractérisé par l'inégalité de réfraction dans les secteurs d'un même méridien, et échappe ainsi à toute correction.

L'astigmatisme régulier présente à son tour plusieurs formes qui sont :

1° L'*astigmatisme* simple, quand l'un des méridiens est emmétrope et le méridien perpendiculaire myope ou hypermétrope (astigmatisme simple myopique ou hypermétropique) ;

2° L'*astigmatisme composé*, quand les deux méridiens principaux présentent le même genre d'amétropie, mais à des degrés différents (astigmatisme composé myopique ou hypermétropique) ;

3° L'*astigmatisme mixte*, lorsque les deux méridiens principaux ont une amétropie d'un genre différent, l'un étant myope, l'autre hypermétrope.

II. Au point de vue de ses causes, on a divisé l'astigmatisme en *astigmatisme congénital* et en *astigmatisme acquis*.

L'astigmatisme congénital, qui est de beaucoup le plus fréquent, résulte de la conformation anormale de l'œil et reconnaît généralement pour cause l'asymétrie de la cornée ou quelquefois des surfaces antérieure et postérieure du cristallin.

L'astigmatisme acquis succède à des altérations de la cornée qui ont modifié sa forme (abcès, ulcères); à la position oblique qu'affecte parfois le cristallin subluxé; ou assez souvent à l'opération de la cataracte, soit que l'astigmatisme de la lentille ne vienne plus neutraliser celui de la cornée, soit que le soulèvement ou la rétraction cicatricielle du lambeau modifie la courbure de cette membrane.

III. On a enfin divisé l'astigmatisme, par rapport à son siège, en *astigmatisme cornéen* et en *astigmatisme cristallinien*. Le premier est de beaucoup le plus fréquent ; le second vient quelquefois l'augmenter, mais plus souvent le compenser, par une courbure en sens inverse. Rarement la lentille est le siège exclusif de l'astigmatisme ; toutefois le cas célèbre de Th. Young en est un exemple.

L'astigmatisme présente des symptômes objectifs fonctionnels et ophthalmoscopiques. Symptômes.

1° *Symptômes objectifs*. I. *Aspect de l'œil astigmate*. — L'astigmate a les yeux tantôt saillants comme ceux du myope, tantôt petits comme ceux de l'hypermétrope. Vers la région équatoriale, ils paraissent quelquefois aplatis dans un certain sens et renflés en sens opposé, de sorte qu'une coupe à ce niveau donnerait une figure non plus circulaire, mais elliptique, ce qui permet de conclure que la déformation de la cornée se reproduit aussi sur la sclérotique (Prouff).

En outre, une face souvent asymétrique, un nez courbé latéralement, la tubérosité frontale plus développée d'un côté que de l'autre complètent la physionomie de l'astigmate.

2° *Attitude.* — Son attitude est également caractéristique; en effet, l'astigmate cligne comme le myope, pour transformer l'ouverture palpébrale en une fente sténopéique; mais de plus, il incline souvent la tête d'un côté ou de l'autre pour placer cette fente dans la direction du méridien par lequel il voit le mieux. Dans d'autres cas, il arrive au même résultat en tiraillant avec le doigt les téguments de l'angle externe de l'œil; en regardant de côté, de façon que la saillie du nez rétrécisse son champ pupillaire; en tordant la monture de ses lunettes, pour placer les verres dans une position oblique, etc. Ces diverses attitudes sont importantes à connaître, car elles mettent de suite sur la voie du diagnostic.

II. *Troubles fonctionnels.* 1 *Trouble visuel.* — Dans l'astigmatisme, l'acuité visuelle n'est jamais parfaite, et il existe toujours un certain trouble de la vision. En effet, comme les divers méridiens de la cornée n'ont pas la même réfraction, il en résulte que l'astigmate ne peut voir en même temps, d'une façon nette, les lignes verticales et les lignes horizontales tracées sur un même plan. Il confond donc souvent les lettres de l'alphabet, qui sont généralement composées de traits verticaux et de traits horizontaux.

Pour la même raison, un carré lui paraît un rectangle; un trou rond percé dans une carte prend des aspects différents, selon qu'il l'approche ou l'éloigne de l'œil, et lui apparaît sous la forme d'une ellipse, d'une ligne allongée dans un sens ou dans un autre. On se rend facilement compte de tous ces troubles, en se rendant soi-même astigmate, au moyen d'un verre cylindrique placé au devant de l'œil.

2° *Action des verres sphériques.* — Tandis que, dans la myopie et l'hypermétropie, les verres sphériques concaves ou convexes appropriés neutralisent complètement le défaut de réfraction, ces mêmes verres ne peuvent jamais que corriger incomplètement l'astigmatisme. Ce fait a son importance, car lorsqu'on voit un malade ne pas trouver de verres qui puissent lui convenir et les changer fréquemment, on est en droit de penser qu'il est astigmate.

3° *Action des verres cylindriques.* — Les verres cylindriques dont nous parlerons tout à l'heure, soit employés seuls, soit combinés aux verres sphériques, remplissent au contraire toutes les conditions optiques nécessaires pour corriger l'astigmatisme et servent ainsi à en établir le diagnostic.

4° *Lunette sténopéique.* — La lunette sténopéique peut aussi fournir de précieuses indications : c'est ainsi qu'elle corrige complètement l'astigmatisme dans le cas où celui-ci est simple, à la condition que la fente soit placée dans la direction du méridien emmétrope. Dans les autres cas, elle apporte toujours une certaine amélioration dans la vision, en supprimant une grande partie des cercles de diffusion.

5° *Asthénopie.* — La diminution de l'acuité visuelle oblige certains astigmates à regarder de très près, ce qui n'a lieu qu'au prix d'efforts considérables d'accommodation, qui engendrent bientôt une véritable asthénopie accommodative.

Une autre cause de fatigue, c'est que ces malades cherchent constamment à corriger leur astigmatisme cornéen par des contractions partielles du muscle ciliaire, destinées à créer un astigmatisme du cristallin en sens inverse du premier : de là, des efforts incessants d'accommodation qui fatiguent singulièrement le malade, et provoquent quelquefois chez lui des migraines, des blépharites, des conjonctivites chroniques, et même, selon Martin (de Bordeaux), de véritables kératites.

6° *Affection congénitale.* — L'astigmatisme régulier étant presque toujours congénital, le malade fait généralement remonter les troubles visuels qu'il éprouve à sa première jeunesse. Toutefois, il importe de se rappeler que, dans ses faibles degrés, l'astigmatisme cornéen peut être corrigé par un astigmatisme du cristallin en sens opposé, de sorte qu'il peut rester latent, tant que cette lentille conserve une élasticité suffisante, et ne devenir manifeste que vers l'âge de trente-cinq à quarante ans.

III. *Symptômes ophthalmoscopiques.* — Si les symptômes fonctionnels que nous venons d'exposer ont un grand intérêt pour le diagnostic; les signes ophthalmoscopiques sont encore plus importants, puisqu'ils permettent de se passer des réponses du malade et ne laissent place à aucun doute. Ces symptômes reposent principalement sur les variations de forme que présente la papille, sur son déplacement parallactique par rapport à la lentille, sur la netteté plus ou moins grande avec laquelle certains vaisseaux rétiniens sont aperçus, et enfin sur les déplacements apparents que ces vaisseaux exécutent. Voici en effet ce que l'on peut constater :

1° *Procédé de Schweigger.* — Dans un œil astigmate, la papille paraît ovale dans un certain sens à l'image renversée, et ovale en sens opposé à l'image droite. Le grand axe de l'ovale appartient dans le premier cas au méridien le moins réfringent, et dans le second au méridien le plus réfringent.

C'est d'après cette donnée que Schweigger conseillait de déterminer l'astigmatisme, mais ce procédé exige deux examens ophthalmoscopiques consécutifs, n'est guère sensible que pour un astigmatisme supérieur à une dioptrie et peut être remplacé par des procédés plus simples et plus commodes.

2° *Procédé de Javal et de Giraud-Teulon.* — L'examen à l'image renversée peut suffire à faire apprécier les variations de forme que prend la papille dans l'astigmatisme, à la condition de rapprocher et d'éloigner la lentille de l'œil observé.

Ainsi, selon Giraud-Teulon, « la papille paraît ovale à grand axe correspondant au méridien le moins réfringent, lorsqu'une faible distance sépare la lentille de l'œil ; l'image devient exactement circulaire, quand cette distance est égale à la longueur focale de la lentille ; à une distance plus grande, la direction du grand axe de l'ovale change et devient perpendiculaire à la première direction. »

Mais pour que ces résultats soient suffisamment sensibles, il est nécessaire que la lentille procure un assez fort grossissement (10 ou 12 dioptries), qu'elle soit tenue perpendiculairement à l'axe de l'œil, et enfin que la papille soit dilatée par l'atropine, ce qui n'est pas sans inconvénient.

3° *Procédé de Bravais.* — Le procédé de Bravais repose sur ce fait que les déplacements parallactiques de l'image par rapport à la lentille varient d'amplitude selon l'état de la réfraction. Traçant à l'encre une petite croix noire sur le centre de la lentille, on le fait coïncider avec le centre de la papille et on déplace ensuite la lentille dans le sens d'un des méridiens principaux. Si ce méridien est emmétrope, le déplacement de l'image égale celui de la lentille ; s'il est myope, le déplacement de l'image est moindre ; s'il est hypermétrope, il est au contraire plus considérable.

Ce procédé donne surtout de bons résultats dans l'astigmatisme mixte, mais exige une lentille de 10 à 12 dioptries, tenue bien perpendiculairement au devant de l'œil.

4° *Procédé par l'éclairage direct.* — Le simple éclairage de l'œil avec le miroir peut souvent fournir de très utiles renseignements.

Ainsi, dans l'astigmatisme, on voit nettement, tantôt certains vaisseaux de la papille, tantôt d'autres à direction opposée, selon qu'on se rapproche ou qu'on s'éloigne de l'œil observé.

Dans d'autres cas, on voit les vaisseaux se déplacer dans le même sens que l'observateur dans une certaine direction et en sens inverse, dans la direction perpendiculaire à la première, ce qui indique un astigmatisme mixte.

5° *Procédé de la kératoscopie.* — La kératoscopie constitue aussi un procédé très exact et très commode pour reconnaître l'astigmatisme.

En effet, lorsque les divers méridiens n'ont pas la même réfraction, les ombres qui se dessinent sur le champ pupillaire éclairé avec le miroir n'ont ni la même intensité, ni quelquefois la même marche.

C'est là une preuve certaine que l'œil est astigmate, et nous aurons à revenir sur ces phénomènes dans l'étude que nous allons faire du diagnostic.

Diagnostic. 1° Reconnaître l'existence de l'astigmatisme et 2° en déterminer le degré : telles sont les deux questions qu'il s'agit de résoudre.

1° *Existence de l'astigmatisme.* — On peut déjà soupçonner l'astigmatisme, à l'aide des symptômes objectifs que nous avons indiqués, et on peut le reconnaître d'une façon certaine par ses symptômes fonctionnels. En effet, tout œil qui présente un trouble visuel que n'explique aucune altération des milieux réfringents ou des membranes profondes, qui n'est pas de nature amblyopique, ce que l'on constate par le trou d'épingle; et enfin qui n'est qu'incomplètement corrigé par des verres sphériques, est presque à coup sûr un œil astigmate. Il l'est certainement, s'il voit mieux certaines lignes du cadran que d'autres, si la fente sténopéique placée dans une certaine direction rend nette la vision et la laisse au contraire confuse dans une direction perpendiculaire à la première.

A tous ces caractères s'ajoutent ceux que fournissent l'examen ophthalmoscopique et la kératoscopie, de sorte qu'on arrive facilement à résoudre cette première question de diagnostic.

2° *Mesure de l'astigmatisme.* — L'existence de l'astigmatisme étant admise, il s'agit d'en reconnaître l'espèce et d'en mesurer le degré. Pour cela, il faut déterminer la direction des deux méridiens principaux et en mesurer la réfraction : la différence trouvée exprime le degré de l'astigmatisme.

On arrive à résoudre ces différentes questions par de nombreux procédés, les uns subjectifs, les autres objectifs. Voyons d'abord les premiers qui sont les plus usités.

Procédé de la fente sténopéique (Donders).

On place le malade à 4 ou 5 mètres de l'échelle typographique et on cherche d'abord le verre concave ou convexe qui améliore le plus la vision. Ce verre corrige alors l'un des méridiens principaux, mais quel est ce méridien ? Pour le savoir, on place au devant de l'œil la fente sténopéique et on la tourne jusqu'à ce que la vision du sujet soit nette. Le méridien corrigé est ainsi trouvé : le méridien défectueux lui est perpendiculaire et on en détermine la réfraction au moyen des verres sphériques et de la fente. La différence entre les deux verres exprime le degré de l'astigmatisme.

On peut reprocher à ce procédé d'être un peu long et

de nécessiter l'emploi de l'atropine, surtout dans l'astigmatisme hypermétropique, si on veut échapper aux erreurs qu'entraînent les efforts d'accommodation, qui peuvent varier dans le cours même de l'expérience.

2° *Procédé du cadran et des verres sphériques.*

L'astigmate est placé en face d'une figure étoilée ou d'un cadran divisé de 15 en 15 degrés. Voit-il nettement certaines lignes, les lignes verticales, par exemple, on peut en conclure que l'un des méridiens de l'œil est emmétrope, et que ce méridien est le méridien horizontal, car rappelons que c'est avec un méridien horizontal normal qu'on voit nettement les lignes verticales et inversement (1). Il suffit alors de rechercher le verre sphérique qui permet également de bien distinguer les lignes horizontales, pour avoir la mesure de l'astigmatisme qui est alors un astigmatisme simple.

(1) Soit MM' un méridien vertical de l'œil que nous supposons hypermétrope, le méridien horizontal étant emmétrope.

L'image d'un point quelconque P sur l'écran rétinien E est une ligne droite *verticale p'p"* qui sera d'autant plus allongée que la rétine E sera plus éloignée du foyer *p*, du point P (fig. 11).

Il résulte de là que l'image sur la rétine d'une ligne parallèle au méridien MM', soit dans l'hypothèse présente la verticale AB, est une ligne verticale parfaitement nette formée par la *superposition* des images *a'a"*, *o'o"*, *b'b"* de ses différents points A,O,B (fig. 12).

Au contraire, les images sur la rétine E des différents points C,O,D d'une ligne horizontale, étant toujours des lignes verticales parallèles *c'c"*, *o'o"*, *d'd"*, forment par leur *juxtaposition*, non plus une ligne horizontale nette, mais une bande horizontale qui est l'image confuse de la ligne CD (fig. 13).

Ce sont donc les lignes horizontales qui sont perçues avec le moins de netteté par un œil dont le méridien vertical est hypermétrope, et le méridien horizontal normal.

Il serait facile de faire une démonstration analogue, dans le cas d'astigmatisme myopique, ce qui prouve que le méridien défectueux est parallèle à la ligne qui est vue nettement, et que le méridien emmétrope est par conséquent perpendiculaire à celle-ci.

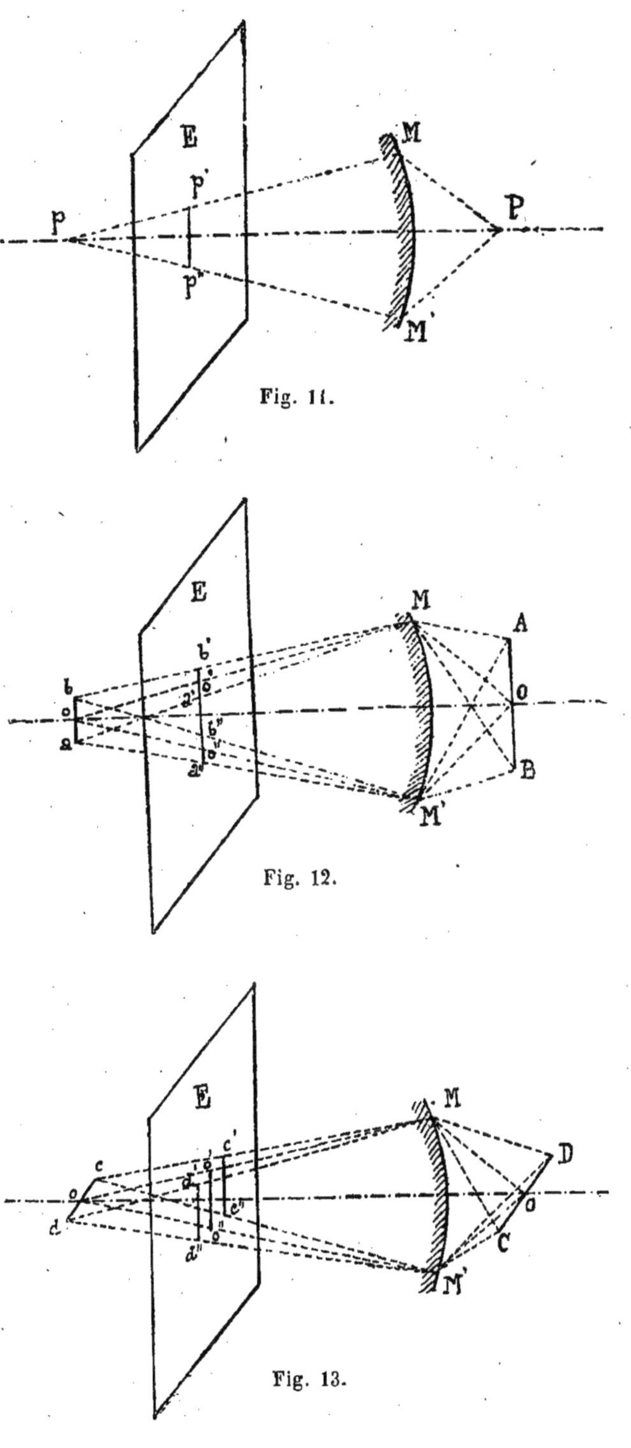

Fig. 11.

Fig. 12.

Fig. 13.

Si toutes les lignes du cadran sont d'abord confuses, on cherche en premier lieu le verre sphérique qui permet de voir distinctement certaines d'entre elles. Un des méridiens est ainsi trouvé, ainsi que son verre correcteur : le méridien défectueux lui est perpendiculaire, et lorsqu'il est corrigé à son tour par un verre convenable, la différence entre les deux verres donne le degré de l'astigmatisme.

Ce procédé est très simple, puisqu'il permet de faire le diagnostic de l'astigmatisme par le seul emploi des verres sphériques, mais il exige la paralysie de l'accommodation, surtout dans le cas d'astigmatisme hypermétropique, et laisse place à une certaine indécision, car il n'est pas toujours facile de dire quel est le verre qui fait voir les lignes avec le maximum de netteté.

3° *Procédé par les verres cylindriques.* — Le procédé par les verres cylindriques est le plus commode et le plus expéditif.

Le sujet, placé en face du cadran, voit-il un de ses diamètres d'une façon très nette, on peut en conclure que l'un des méridiens fait déjà son foyer sur la rétine. On connaît également la direction de ce méridien, et il suffit de corriger le méridien perpendiculaire défectueux, en plaçant au devant de lui des cylindres concaves ou convexes de force différente, jusqu'à ce que toutes les lignes du cadran soient également distinctes. Dans cette opération, on aura toujours soin de mettre l'axe du verre cylindrique correcteur dans une direction perpendiculaire à la ligne qui est vue nette, d'après ce que nous avons dit plus haut.

Dans le cas où le sujet examiné ne voit bien aucune ligne du cadran, on choisit d'abord le verre sphérique qui lui permet d'en voir une distinctement; puis on corrige le méridien perpendiculaire au moyen de cylindres convexes ou concaves, et on obtient ainsi le degré de l'astigmatisme.

Au lieu d'un cadran, on peut se servir de l'échelle typographique. La détermination des méridiens principaux est un peu plus longue à trouver, puisqu'il faut pour cela faire tourner le cylindre devant l'œil examiné, mais les résultats sont plus exacts, car il est plus facile d'apprécier la netteté des lettres que la netteté des lignes. On a en outre, de cette façon, l'avantage de déterminer la réfraction par la détermination de l'acuité visuelle.

4° *Astigmomètres.* — On peut aussi mesurer rapidement l'astigmatisme au moyen d'instruments spéciaux appelés astigmomètres. Le plus ancien est la lentille de Stokes, mais le plus usité est celui de Javal, ainsi que celui de MM. Maurice Perrin et Mascart (1).

Tels sont les principaux procédés subjectifs qui servent à la détermination et à la mensuration de l'astigmatisme. Voyons maintenant les procédés objectifs.

1° *Kératoscopie.* — Un des plus nouveaux et des plus faciles est celui qui est fourni par la kératoscopie, c'est-à-dire par les jeux d'ombre et de lumière qu'on voit se dessiner sur l'orifice pupillaire, éclairé par un miroir concave de 25 à 30 centim. de foyer et tenu à 1m,20 environ du sujet observé. Examinons à ce sujet les différents cas qui peuvent se présenter.

1er cas. *Astigmatisme myopique simple.* Dans l'astigmatisme myopique simple, on voit une ombre légère et inverse dans le méridien emmétrope, et une ombre plus foncée et directe dans le méridien myope. Il suffit alors de placer

(1) Voyez Wundt, *Traité élémentaire de physique médicale*, traduit par F. Monoyer. 2e édition, par Arm. Imbert. Paris, 1884, p. 443. — Gaujot et Spillmann, *Arsenal de la chirurgie contemporaine*. Paris, 1867-1872.

dans la lunette d'essai des cylindres concaves de plus en plus forts dont l'axe soit perpendiculaire à ce méridien, jusqu'au moment où l'ombre devient inverse : le premier verre qui amène ce résultat indique le degré d'astigmatisme.

2e cas. *Astigmatisme hypermétropique simple.* Même façon de procéder pour l'astigmatisme hypermétropique simple. Le cylindre convexe qui change l'ombre inverse du méridien hypermétropique en une ombre directe mesure à peu près l'astigmatisme.

3e cas. *Astigmatisme myopique composé.* L'ombre est directe dans les deux méridiens : donc ils sont myopes. En plaçant successivement au devant de l'œil des verres concaves de plus en plus forts, l'un d'eux procure bientôt une ombre inverse dans un des méridiens, le méridien horizontal par exemple : ce méridien est alors corrigé ou à peu près et l'astigmatisme myopique composé est devenu un astigmatisme simple.

Il suffit alors de placer au devant de l'œil des cylindres concaves à axe horizontal jusqu'à ce que le méridien vertical fournisse aussi une ombre inverse et le degré de l'astigmatisme est ainsi dévoilé.

4e cas. *Astigmatisme hypermétropique composé.* Même marche à suivre que précédemment pour changer les ombres inverses en ombres directes, au moyen des verres sphériques et cylindriques convexes.

5e cas. *Astigmatisme mixte.* La façon de procéder est toujours la même et se déduit aisément des règles que nous venons de tracer.

2° *Procédé de l'image droite.* Le Dr Parent recommande aussi le procédé de l'image droite, pour mesurer rapidement l'astigmatisme. Cet auteur conseille de procéder de la façon suivante : « Avec les verres sphériques, on rend emmétrope le méridien le moins réfringent : on met l'aiguille de l'ophthalmoscope à réfraction parallèle aux vaisseaux nettement vus, et on tourne ensuite la roue des cylindres concaves, jusqu'à ce que tous les vaisseaux apparaissent avec une égale netteté. »

Le traitement de l'astigmatisme consiste dans l'emploi des verres cylindriques. Traitement.

Ces verres, obtenus par la section d'un cylindre plein ou creux selon un plan parallèle à l'axe, ont une de leurs faces plane et jouissent de propriétés remarquables. Tous les rayons lumineux qui passent par un plan parallèle à l'axe ne subissent aucune réfraction, car ils passent en réalité par une lame de verre à faces parallèles; au contraire, tous les rayons lumineux qui traversent un plan perpendiculaire à l'axe sont réfractés, comme dans les verres sphériques. Il en résulte que les verres cylindriques peuvent servir à corriger la courbure défectueuse de certains méridiens de l'œil, sans avoir d'action sur d'autres méridiens restés normaux.

Ceci posé, voyons les différents cas qui peuvent se présenter.

Soit d'abord un astigmatisme simple myopique ou hypermétropique : il suffit pour le corriger d'un verre cylindrique concave ou convexe, dont l'axe soit dirigé dans le sens du méridien emmétrope. La direction de ce méridien est exprimée en degrés qui se lisent de gauche à droite sur la lunette d'essai, le méridien horizontal étant à 0° et le méridien vertical à 90°. Ainsi, si le méridien emmétrope est incliné, par exemple, de 45° et l'astigmatisme myopique de 4 dioptries, le verre sera formulé de la manière suivante : Cylindre 45° — 4.

2. L'*astigmatisme composé* est corrigé par la combinai-

son des verres sphériques et des verres cylindriques, c'est-à-dire par l'emploi de verres sphéro-cylindriques. Ainsi, si un œil présente une myopie de 4 dioptries, plus un astigmatisme myopique de 2 dioptries dans le méridien vertical, on formulera ainsi les verres : sphérique — 4, plus cylindre — 2, axe horizontal.

3. L'*astigmatisme mixte* exige pour sa correction des verres bi-cylindriques, c'est-à-dire des verres dont l'une des surfaces est concave et l'autre convexe et dont les axes sont perpendiculaires entre eux. Exemple : Le méridien vertical est myope de 1 diopt. : le méridien horizontal hypermétrope de 2 diopt., les verres correcteurs doivent être ainsi prescrits : cyl. — 1 axe horizontal plus cyl. + 2 axe vertical.

Telles sont les principales règles à suivre dans la détermination des verres de l'astigmatisme : quelques remarques doivent cependant encore être ajoutées.

1° Lorsque l'astigmate devient presbyte, ou lorsque, étant myope, il a besoin pour voir de près de verres plus faibles que pour voir de loin, on ne changera jamais rien dans la force du verre cylindrique. Le verre sphérique qui lui est associé sera seul modifié, en suivant les règles que nous avons primitivement établies.

2° On ne corrigera généralement pas l'astigmatisme au-dessous de une dioptrie, car, à ce degré, les verres cylindriques ne sont pas indispensables et on évite aussi les inconvénients qu'ils présentent. Ces inconvénients sont d'exiger, pour que la vision soit nette, une position fixe des verres, au devant des yeux, ce que l'on n'obtient pas toujours facilement; ils mettent en outre le sujet dans la nécessité de tourner la tête et non les yeux, lorsqu'il veut regarder de côté, afin de ne pas changer les rapports entre les méridiens de l'œil et l'axe du cylindre, ce qui est toujours l'occasion d'une certaine gêne.

ASTIGMATISME IRRÉGULIER.

Il nous reste à dire un mot de l'astigmatisme irrégulier, forme dans laquelle il y a asymétrie dans les différents secteurs d'un même méridien et qui entraîne généralement des troubles visuels considérables, de sorte que le malade ne reconnaît qu'avec peine les plus gros objets.

Cette forme est tantôt congénitale, tantôt consécutive à certaines altérations qui peuvent intéresser la cornée et modifier la régularité de sa courbure. Parmi ces altérations, nous citerons principalement les ulcérations, les taies, les staphylomes et surtout le kératocone ; le cristallin peut aussi être en cause, son déplacement spontané et traumatique dans le champ pupillaire étant presque toujours accompagné d'astigmatisme irrégulier.

Le diagnostic de cette variété d'astigmatisme s'établit par la déformation qu'éprouvent les images des objets extérieurs en se réfléchissant sur la cornée, par les jeux d'ombre irréguliers qui se dessinent dans le champ pupillaire éclairé par l'ophthalmoscope, par l'irrégularité de forme que présente la papille au moindre déplacement du miroir, et enfin par les altérations de la cornée ou du cristallin qui en sont l'origine.

L'emploi de la lunette sténopéique a aussi, au point de vue du diagnostic, une certaine importance, car, en améliorant dans une certaine mesure la vision dans l'astigmatisme irrégulier, elle sert à la différencier de l'amblyopie congénitale où elle ne fait que la troubler davantage.

Les verres sphériques ou paraboliques rendent quelquefois certains services, dans cette variété d'astigmatisme; mais ces services sont toujours assez limités et souvent presque nuls. La lunette sténopéique n'a elle-même qu'une utilité très restreinte, tant elle rétrécit le champ visuel, de sorte que lorsque l'affection dépend d'un excès de courbure de la cornée, il n'y a rien de mieux à faire que d'exciser un petit lambeau de cette membrane, ainsi que nous l'avons indiqué à propos du kératocône.

TROUBLES DE L'ACCOMMODATION.

PRESBYTIE. — PARALYSIE DE L'ACCOMMODATION. — SPASME DE L'ACCOMMODATION.

PRESBYTIE.

Lorsqu'avec les progrès de l'âge la puissance d'accommodation s'affaiblit, au point de ne plus permettre la lecture ou l'écriture qu'au delà de la distance habituelle de 25 ou 30 centimètres, on dit qu'il y a presbytie. C'est donc le recul du punctum proximum qui constitue cette affection, recul qui commence dès la jeunesse, mais ne devient gênant que lorsqu'il a atteint la limite dont nous parlons: c'est pourquoi cette limite a été prise pour point de départ de la presbytie.

Symptomatologie. — 1° Le presbyte continue à voir très nettement les objets éloignés, mais éprouve, au début de son affection, une certaine difficulté à lire ou à écrire, surtout le soir à la distance ordinaire : c'est pourquoi il rejette la tête en arrière ou éloigne son livre, pour en voir plus distinctement les caractères.

2° Sa vision est améliorée par une vive lumière : aussi place-t-il souvent la lampe entre ses yeux et le livre qu'il veut lire. Il obtient de cette façon un rétrécissement de ses pupilles qui diminue les cercles de diffusion et fait ainsi l'office du trou sténopéique.

3° Un autre caractère de la presbytie se tire de l'âge du

sujet. Ainsi, dans l'œil emmétrope, cette affection commence presque toujours entre 45 et 48 ans, et suit une progression assez régulière et assez constante pour qu'on puisse en mesurer très approximativement le degré, en connaissant l'âge du sujet.

4° Ce qui achève enfin de mettre en évidence l'existence de la presbytie, c'est l'amélioration visuelle que procurent immédiatement des verres convexes même très faibles et bien au-dessous du degré nécessaire à la correction.

Tout ce que nous venons de dire se rapporte à la presbytie qui survient dans des yeux emmétropes, mais elle peut aussi se manifester dans les yeux hypermétropes et dans les yeux myopes, et présentor les particularités suivantes :

Chez les hypermétropes, la presbytie est très précoce, car l'accommodation étant toujours en jeu fait de bonne heure défaut pour la vision de près.

Chez les myopes, au contraire, elle est plus tardive, car l'excès de réfraction de l'œil compense pendant un certain temps l'insuffisance de l'accommodation. Il y a même des myopes, ceux dont le punctum remotum n'est pas au delà de 25 centimètres (4 diopt.), qui ne peuvent jamais devenir presbytes. En effet, de tels myopes peuvent toujours lire à la distance de leur vision la plus éloignée, sans avoir besoin du moindre effort d'accommodation, et ne sont par conséquent jamais presbytes, d'après la définition que nous avons donnée.

Causes. Quelle est la cause de la presbytie?

Comme cette affection se déclare à une époque de la vie où la force musculaire est encore dans son plein développement, on ne saurait guère l'attribuer à un affaiblissement du muscle ciliaire. Sa véritable cause réside donc dans le cristallin qui, avec l'âge, devient moins souple, moins élastique et finit par ne plus obéir aux contractions de son muscle accommodateur.

Cependant, à côté de la presbytie qu'on peut appeler normale ou physiologique, il y a une presbytie prématurée qui est produite par toutes les causes diminuant la force du muscle ciliaire, telles que les maladies débilitantes en général, ainsi que l'albuminurie, la glycosurie, les intoxications diverses, l'ophthalmie sympathique et le glaucome. Ces causes doivent toujours être recherchées, toutes les fois que la presbytie se développe dans un œil emmétrope à un âge insolite, ou présente une marche plus rapide que d'habitude.

La cataracte commençante peut aussi hâter le développement de la presbytie, mais, chose curieuse, elle peut aussi quelquefois la faire disparaître, et permettre au malade de mieux voir sans lunettes qu'avec les lunettes convexes primitivement nécessaires. Ce fait s'explique, soit parce que la partie centrale du cristallin reste encore translucide et joue le rôle du trou sténopéique, soit parce que certains yeux cataractés deviennent myopes, par suite d'une certaine augmentation de volume de la lentille.

Au point de vue du diagnostic, la paralysie de l'accommodation a certains points de ressemblance avec la presbytie : ainsi le malade voit bien de loin et mal de près, si ce n'est à l'aide de verres convexes appropriés. Mais les différences sont nombreuses : on voit, en effet, la paralysie de l'accommodation s'accompagner le plus souvent de mydriase et de phénomènes de micropie, n'atteindre parfois qu'un seul œil, se développer à tout âge et nécessiter des verres correcteurs beaucoup plus forts que dans la presbytie, ce qui suffit toujours à faire distinguer ces deux affections. Diagnostic.

On ne confondra également pas la presbytie simple avec l'hypermétropie, ce qui est chose facile, puisque dans le premier cas l'interposition du moindre verre convexe trouble la vue à distance, tandis que dans le second elle l'améliore ou lui conserve au moins toute sa netteté.

Traitement. Dès que l'existence de la presbytie est reconnue, il est indiqué de prescrire l'usage de verres convexes, pour venir en aide à l'accommodation. Selon un préjugé fort répandu, on ne doit, au contraire, faire usage de lunettes que le plus tard possible, pour ne pas s'y habituer; mais c'est là une erreur, car il y a toujours avantage à rendre la vision de près normale, et à supprimer entre le cristallin et le muscle ciliaire une lutte dans laquelle ce dernier s'épuise et finit toujours par être vaincu.

Cela posé, comment choisir les verres destinés aux presbytes? La meilleure méthode à suivre consiste à prendre pour guide l'âge du sujet, car il existe un rapport constant entre la diminution de l'amplitude d'accommodation et les progrès de l'âge, l'œil étant supposé emmétrope. Le tableau suivant emprunté à Donders donne, à ce sujet, toutes les indications nécessaires.

Age.	Dioptries.	Longueur focale en cent.
48 ans........	0.50 à 0.75	2m à 1m33
50 —	1	1
55 —	1.25	0.80
58 —	1.50	0.66
60 —	2	0.50
62 —	2.50	0.40
65 —	3	0.33
70 —	3.50	0.28
75 —	4	0.25
78 —	4.50	0.22
80 —	5	0.20

Les résultats indiqués dans ce tableau ne sont toutefois qu'approximatifs; aussi doivent-ils toujours être vérifiés par l'essai direct des verres. On fait donc passer successivement au devant des yeux du sujet la série ascendante des verres convexes, en commençant par les plus faibles, et on fixe son choix sur le premier qui permet de lire les caractères ordinaires de l'écriture, à la distance de 25 ou 30 centimètres. Ces verres ne seront d'abord prescrits que pour les travaux du soir, puis peu à peu pour ceux de la journée à mesure que le sujet en éprouve le besoin.

Dans le choix des verres, on doit aussi tenir compte des occupations de la personne qui les réclame. Tel presbyte, graveur par exemple, qui est obligé à s'appliquer sur des objets très fins et par conséquent à une distance très rapprochée, a besoin de verres convexes plus forts que tel autre qui, peintre ou musicien, ne fixe les yeux que sur des objets plus éloignés.

Nous n'avons parlé jusqu'à présent que de la presbytie survenant sur des yeux emmétropes et doués d'une acuité visuelle normale : nous devons aussi nous occuper des indications particulières qu'elle présente, lorsqu'elle se déclare sur des yeux hypermétropes, myopes ou amblyopes.

Chez les hypermétropes, les lunettes prescrites doivent être suffisantes pour corriger tout à la fois l'hypermétropie et la presbytie. Si, par exemple, un sujet âgé de soixante ans présente une hypermétropie de deux dioptries, on devra lui procurer un verre convexe de quatre dioptries, dont deux corrigeront son hypermétropie et les deux autres sa presbytie, conformément au tableau de Donders.

Chez les myopes, l'excès de réfraction de l'œil compense toujours dans une certaine mesure la presbytie, et les verres seront choisis en établissant le différence entre le degré de la presbytie correspondant à l'âge et le degré de la myopie : ainsi le myope de deux dioptries, à l'âge de soixante-cinq ans, a besoin d'un verre convexe non pas de trois dioptries, comme dans l'emmétropie, mais seulement d'une dioptrie.

D'après cette donnée, il est facile de calculer l'âge auquel un myope va devenir presbyte : c'est lorsque le verre réclamé par la presbytie, d'après le tableau de Donders, équivaut au verre qui corrige la myopie. Un myope de trois dioptries deviendra donc presbyte à partir de soixante-cinq ans.

Chez les amblyopes, les lunettes doivent remplir un double but : corriger la presbytie et jouer le rôle de loupe, de façon à agrandir les images pour les rendre visibles. Le choix de tels verres ne peut être fait que par tâtonnement, en tenant compte du degré d'affaiblissement de la vision, de ses causes et des besoins professionnels du malade. C'est surtout la notion étiologique qui a la plus grande importance ; ainsi, tandis qu'on peut permettre des verres convexes assez forts dans les taies de la cornée, dans l'amblyopie congénitale, dans la cataracte commençante, on doit les proscrire toutes les fois que la diminution de la vision est sous la dépendance d'un état inflammatoire. Et encore, si les verres nécessaires pour améliorer la vision doivent être par trop grossissants et fatiguent le malade, mieux vaut les remplacer par une loupe tenue à la main, qui n'a pas les mêmes inconvénients.

Telles sont les principales règles à suivre dans le choix des verres donnés aux presbytes. Terminons par quelques considérations pratiques qui ont aussi leur utilité.

On reconnaît que les verres donnés sont trop faibles, lorsque le sujet éloigne le livre de ses yeux, d'une distance supérieure à 25 ou 30 centimètres. On reconnaît qu'ils sont trop forts, lorsqu'ils obligent le malade à se rapprocher trop près de l'objet qu'il veut distinguer. Celui-ci fait alors des efforts de convergence qui le fatiguent, et c'est la raison pour laquelle certaines personnes ne peuvent tolérer leurs lunettes.

Dans les cas où un degré élevé d'hypermétropie se joint à la presbytie, on est obligé de donner des verres assez forts ; ceux-ci doivent alors être très rapprochés dans leur monture, de façon que le sujet regarde par leur moitié externe. Les verres ainsi placés jouent le rôle de prisme à base interne et viennent au secours de la convergence : la décentration de ces verres, pratiquée de telle sorte que leur partie la plus épaisse soit tournée en dedans, procure le même résultat.

Ajoutons qu'on rendra parfois de réels services à certains presbytes, myopes ou hypermétropes, en leur donnant des verres à double foyer, qui leur permettent de voir alternativement de loin par la partie supérieure des lunettes et de près par leur partie inférieure.

PARALYSIE DE L'ACCOMMODATION

La paralysie de l'accommodation présente deux grandes variétés. Dans la première, elle accompagne la paralysie de la troisième paire et s'associe aux autres symptômes de cette affection ; dans la seconde, elle a une existence isolée et constitue une affection distincte : c'est de cette dernière forme que nous nous occuperons spécialement.

Cette paralysie, tantôt complète, tantôt incomplète (parésie), présente les caractères suivants :

1° *Mydriase*. — Elle s'accompagne presque toujours de la paralysie du sphincter de l'iris (mydriase). Pourtant, dans certains cas rares, ces deux symptômes se dissocient, et on rencontre la perte du pouvoir accommodateur sans mydriase, ou la mydriase sans paralysie de l'accommodation.

2° *Perte de l'accommodation.* — Le punctum proximum s'éloigne de l'œil et va rejoindre le punctum remotum, ce qui veut dire que le pouvoir accommodateur disparaît complètement. Il en résulte des effets fort différents, selon l'état de la réfraction de l'œil. L'emmétrope continue à voir distinctement au loin, puisqu'il peut le faire sans le moindre effort d'accommodation, mais ne voit que confusément les objets rapprochés. L'hypermétrope, qui a besoin d'accommodation pour toutes les distances, ne voit nettement ni de loin ni de près, ce qui simule une véritable amblyopie. Le myope est celui qui est le mieux partagé, car sa vision reste nette pour son punctum remotum, et comme celui-ci est quelquefois très rapproché de l'œil, le sujet peut vaquer à ses occupations habituelles, sans s'apercevoir en quelque sorte de la perte de son accommodation.

3° *Micropie.* — Un autre trouble fonctionnel consécutif à la paralysie du muscle accommodateur, lorsqu'elle est encore incomplète, est le phénomène connu sous le nom de micropie, phénomène qui consiste à voir les objets plus petits que d'habitude. Pour en avoir l'explication, il faut se rappeler, comme l'a démontré Donders, que la notion de la grandeur des objets repose sur deux éléments, à savoir : la grandeur de leur image sur la rétine et la conscience que nous avons de leur distance. Or, plus l'effort accommodatif nécessaire pour voir l'objet est considérable, plus celui-ci nous paraît rapproché, ce qui est affaire d'habitude : le malade atteint de paresse du muscle ciliaire, étant obligé de faire des efforts d'accommodation plus énergiques que de coutume, croit donc voir les objets plus rapprochés qu'ils ne le sont réellement, et comme la grandeur de leur image rétinienne est restée la même, il les suppose diminués de volume.

4° *Phénomènes de polyopie, d'irisation.* — Comme caractères accessoires de la paralysie de l'accommodation, on rencontre quelquefois de la diplopie ou de la polyopie monoculaire, par suite du manque d'adaptation normale du cristallin, qui permet à ses différents secteurs d'avoir un foyer différent, polyopie qui disparaît à l'aide de verres convexes. On voit également se produire dans certains cas des images irisées, parce que l'accommodation ne corrige plus l'aberration de réfrangibilité de la lentille cristallinienne.

Les causes de la paralysie de l'accommodation ne nous retiendront pas longtemps, car elles se confondent avec celles de la mydriase que nous avons étudiées précédemment. Rappelons que l'instillation de quelques gouttes d'une solution d'atropine à 1/500 détermine, après une demi-heure environ, une paralysie du muscle accommodateur qui ne disparaît qu'après la mydriase elle-même. La duboisine semble paralyser ce muscle plus vite et plus complètement encore : l'homatropine et la cocaïne ne le paralysent que pour quelques heures, ce qui doit la faire préférer, quand on veut examiner l'œil à l'ophthalmoscope. Causes.

Parmi les causes morbides susceptibles de provoquer la paralysie de l'accommodation, citons en particulier la diphthérite et même certaines angines simples. Cette paralysie diphthéritique a pour caractères de survenir habituellement pendant la convalescence, d'atteindre les deux yeux, de s'accompagner souvent de paralysie du voile du palais et d'exister quelquefois sans mydriase.

Nous ne dirons rien du diagnostic qui a déjà été étudié

à propos de la presbytie, ni du traitement qui présente les mêmes indications que celui de la mydriase.

SPASME DE L'ACCOMMODATION.

Le muscle ciliaire chargé de présider à l'accommodation est un des muscles les plus occupés de l'économie. Il n'est donc pas étonnant qu'il soit assez fréquemment atteint de contracture ou de spasme.

Ce spasme se reconnaît aux caractères suivants :

1° *Myosis.* — Il est souvent accompagné de myosis, mais il peut également exister et même être très accentué sans rétrécissement de la pupille.

2° *Changement dans la réfraction de l'œil.* — La réfraction de l'œil est modifiée par suite de l'augmentation de courbure du cristallin. Ainsi l'œil emmétrope devient myope ; l'œil hypermétrope devient emmétrope ou même myope, et l'œil myope voit sa myopie augmenter. Certains yeux présentent même un degré plus ou moins prononcé d'astigmatisme acquis, lorsque la contracture du muscle ciliaire est plus accentuée en certains points que dans d'autres.

3° *Macropie.* — On constate quelquefois le phénomène connu sous le nom de macropie, phénomène qui consiste en ce que le malade voit les objets plus grands qu'ils ne lui paraissent ordinairement.

Ce fait s'explique de la même façon que le symptôme micropie qu'on rencontre dans la paralysie du muscle accommodateur, mais les conditions sont inverses. En effet, le sujet dont le muscle ciliaire est atteint de spasme n'a besoin, pour voir un objet rapproché, que d'un effort d'accommodation beaucoup moindre que d'habitude. Or, comme la notion de la distance repose en partie sur l'effort d'accommodation nécessaire pour voir distinctement, il le suppose plus éloigné qu'il ne l'est réellement et par conséquent plus grand, puisque son image rétinienne n'a pas changé.

4° *Phénomènes de polyopie.* — Comme symptômes secondaires, on voit parfois se produire des phénomènes de polyopie monoculaire, par suite de la segmentation normale du cristallin qui se trouve exagérée par le spasme du muscle accommodateur, ce qui donne lieu à plusieurs foyers différents.

Si nous recherchons maintenant quelles sont les causes du spasme de l'accommodation, nous les trouvons en premier lieu dans les anomalies de la réfraction. L'emmétrope, en effet, est rarement atteint de cette affection, mais l'hypermétrope, qui exige de son muscle accommodateur des efforts énergiques et incessants, y est davantage sujet. Le myope lui-même est loin d'en être exempt, ainsi que nous l'avons vu en étudiant la myopie spasmodique. Causes.

On observe également le spasme de l'accommodation dans la paralysie invétérée de la sixième paire. Lorsque cette paralysie est très ancienne, on voit, en effet, se produire des contractions spasmodiques dans les muscles antagonistes innervés par la troisième paire, contractions qui atteignent le sphincter de l'iris et le muscle accommodateur au même titre que les autres muscles.

Les autres causes de spasme doivent être recherchées dans l'hystérie, dans les affections dentaires et quelquefois dans les accidents réflexes d'origine sympathique. Nous avons aussi observé cette affection dans le cas de myosis chez les ataxiques.

Rappelons, enfin, que les agents myotiques et particulièrement l'ésérine jouissent de la propriété remarquable de déterminer à un haut degré la contraction du muscle ciliaire. Quelques gouttes d'une solution à 1/500 instillées dans l'œil suffisent pour provoquer en une demi-heure un violent spasme du muscle accommodateur, spasme qui s'accompagne quelquefois de contraction des paupières ainsi que de douleurs péri-orbitaires et disparaît généralement en quelques heures.

Diagnostic. Le diagnostic du spasme de l'accommodation est en général facile. Chez l'hypermétrope, il détermine une sensibilité extrême des yeux et une grande fatigue pendant le travail, malgré l'emploi des verres convexes et en l'absence de toute insuffisance musculaire, ce qui permet d'établir le diagnostic par exclusion. En outre, si on mesure d'abord l'hypermétropie manifeste, puis l'hypermétropie latente après avoir instillé de l'atropine, on trouve entre ces deux hypermétropies un écart beaucoup plus considérable que l'âge du sujet ne le comporte habituellement.

Chez le myope, le spasme du muscle ciliaire ne produit souvent d'autre trouble que d'augmenter la myopie. On le reconnaît au moyen des instillations mydriatiques, qui permettent de constater que les verres concaves destinés à corriger la vision sont, après l'emploi de l'atropine, beaucoup plus faibles que ceux qui étaient primitivement nécessaires.

Traitement. Le traitement consiste à mettre au repos le muscle ciliaire, en instillant une ou deux fois par jour une goutte du collyre d'atropine ou de duboisine, et en donnant aux hypermétropes de forts verres convexes pour le travail et aux myopes des verres concaves appropriés. Ces instillations sont continuées pendant plusieurs semaines, car cette affection est souvent longue à disparaître.

AFFECTIONS DES MUSCLES DE L'ŒIL.

ANATOMIE ET PHYSIOLOGIE DES MUSCLES DE L'ŒIL. — PARALYSIES DES MUSCLES DE L'ŒIL. — PARALYSIE DE LA TROISIÈME PAIRE, DE LA QUATRIÈME PAIRE, DE LA SIXIÈME PAIRE. — CONTRACTIONS SPASMODIQUES DES MUSCLES DE L'ŒIL. NYSTAGMUS. STRABISME.

ANATOMIE ET PHYSIOLOGIE DES MUSCLES DE L'ŒIL.

Six muscles, dont quatre droits et deux obliques, impriment à l'œil les mouvements de rotation qu'il exécute autour d'un centre constant, situé chez l'emmétrope à 13 millimètres et demi environ en arrière de la cornée.

Les quatre muscles droits naissent du sommet de l'orbite et viennent s'insérer sur la sclérotique, par des expansions tendineuses qui ont une largeur de 7 à 8 millimètres et qui sont très brillantes, de sorte qu'il est facile de les distinguer du tissu sclérotical qui est d'un blanc mat uniforme.

Ces insertions se font à une distance variable de la cornée, distance qui est de 5, 6, 7 et 8 millimètres en partant du droit interne pour arriver au droit supérieur, de sorte que la ligne d'insertion des muscles représente une spirale et non une circonférence (Tillaux).

Ce qu'il importe également de savoir, c'est qu'avant de s'insérer sur la sclérotique ces muscles traversent la capsule de Ténon, qui leur fournit des gaines fibreuses très adhérentes. Ces gaines sont elles-mêmes reliées à la base de l'orbite par des faisceaux fibreux résistants ou tendons d'arrêt, disposition qui a le double avantage d'empêcher le globe d'être comprimé et d'être attiré en arrière par la contraction de ses muscles.

Un dernier point sur lequel nous devons appeler l'attention, c'est que le tendon de chaque muscle présente de nombreuses adhérences avec la capsule circonvoisine, de sorte que, dans l'opération du strabisme, il ne suffit pas en général de sectionner le tendon, mais il est nécessaire de détacher ses adhérences avec l'aponévrose oculo-orbitaire, pour obtenir un redressement suffisant.

Ces détails anatomiques connus, voyons quel est le rôle physiologique des muscles de l'œil, considérés dans leur action isolée et dans leur action combinée :

Aux deux extrémités du diamètre horizontal de la cornée, s'insèrent le droit interne et le droit externe.

Le premier attire la pupille en dedans, sans l'élever ni l'abaisser et sans incliner le méridien vertical de l'œil, de sorte que c'est un muscle adducteur pur. Le second attire la pupille en dehors, sans avoir d'influence sur sa hauteur ni sur le méridien vertical, de sorte qu'il est un abducteur pur.

Aux deux extrémités du diamètre vertical de la cornée, s'insèrent le droit supérieur et le droit inférieur ; de là, ces muscles se portent non directement en arrière, mais en arrière et en dedans pour gagner l'anneau de Zinn, ce qui donne lieu aux conséquences suivantes :

Le droit supérieur élève non seulement la pupille, mais l'attire légèrement en dedans et incline également en dedans l'extrémité supérieure du méridien vertical : il est donc à la fois élévateur, adducteur et rotateur en dedans.

Le droit inférieur abaisse non seulement la pupille, mais

l'attire en dedans; il incline également en dedans l'extrémité inférieure du méridien vertical et par conséquent en dehors l'extrémité supérieure de ce même méridien, que l'on prend toujours pour point de repère : il est donc à la fois abaisseur, adducteur et rotateur en dehors.

Le grand oblique a son insertion fixe sur le pourtour du trou optique, mais se réfléchit sur une poulie située à l'angle supérieur et interne de l'orbite, de sorte que c'est là son insertion physiologique : de ce point il se porte en bas, en arrière et en dehors, s'enroule sur le globe et vient s'insérer sur son quart supérieur, postérieur et externe. Par ses contractions isolées il dirige donc la pupille en bas et en dehors, en même temps qu'il est rotateur en dedans du méridien vertical.

Le petit oblique naît de la partie inférieure et interne de la base de l'orbite, passe entre le globe et le droit inférieur et vient s'insérer sur le quart supérieur et externe de l'œil, de façon à former avec le grand oblique une véritable sangle prenant l'œil en écharpe. En se contractant, il dirige la pupille en haut et en dehors, en même temps qu'il dévie en dedans l'extrémité inférieure du méridien vertical et par conséquent en dehors son extrémité supérieure, ce qui le fait considérer comme un rotateur en dehors.

Maintenant que nous connaissons le rôle particulier de chacun des muscles de l'œil, voyons comment ils combinent leur action dans les divers mouvements du globe.

Ces mouvements sont de trois ordres :

1° Des mouvements d'adduction et d'abduction, c'est-à-dire de convergence et de divergence, qui s'accomplissent autour de l'axe vertical du globe.

2° Des mouvements d'élévation et d'abaissement qui s'exécutent autour de son axe horizontal transversal.

3° Enfin des mouvements obliques portant la pupille en haut et en dehors, en haut et en dedans, en bas et en dehors, en bas et en dedans.

1° *Mouvements de convergence et de divergence.* — Ces mouvements sont les plus simples : ils n'exigent qu'un seul muscle, le droit interne pour la convergence, le droit externe pour la divergence.

Toutefois ces muscles trouvent des auxiliaires : le droit interne dans les muscles droit supérieur et droit inférieur qui sont légèrement adducteurs ; le droit externe, dans les muscles grand oblique et petit oblique qui sont légèrement abducteurs, mais ce ne sont là que de faibles auxiliaires, ne pouvant guère déplacer la pupille que de 1 millimètre environ.

2° *Mouvement d'élévation et d'abaissement.* — Les mouvements directs d'élévation et d'abaissement sont déjà plus complexes et réclament chacun le concours de deux muscles, à savoir : le droit supérieur et le petit oblique pour l'élévation, le droit inférieur et le grand oblique pour l'abaissement.

En effet, si le droit supérieur se contractait seul dans le mouvement direct d'élévation, non seulement il élèverait la pupille, mais il la porterait légèrement en dedans puisqu'il est aussi adducteur et il inclinerait également en dedans le méridien vertical dont il est rotateur. Or la pupille n'est pas portée en dedans et le méridien vertical n'est nullement incliné, d'après les expériences de Donders : il faut donc qu'un muscle vienne contrebalancer en partie l'action du droit supérieur, et ce muscle est le petit oblique qui est son congénère pour élever la pupille, mais qui est son antagoniste comme abducteur et rotateur en dehors.

De la même façon, l'abaissement direct de la pupille est

produit par la contraction simultanée du droit inférieur et du grand oblique. Tous deux unissent leur action pour abaisser la cornée : mais tous deux ont une action inverse sur le méridien vertical, que l'un incline en dehors, l'autre en dedans, de façon que celui-ci ne subit aucune inclinaison.

Mouvements obliques ou diagonaux. — Ces mouvements sont les plus compliqués et exigent la contraction simultanée de trois muscles.

Ainsi, le mouvement en haut et en dedans est la résultante du mouvement d'élévation et du mouvement d'adduction. Or, le mouvement d'élévation nécessite l'intervention de deux muscles, le droit supérieur et le petit oblique ; le mouvement d'adduction exige à son tour la contraction du droit interne, de sorte qu'il faut la contraction réunie de ces trois muscles, pour produire le mouvement que nous venons d'indiquer. Semblablement le mouvement en haut et en dehors exige la contraction de trois muscles : le droit supérieur et le petit oblique pour élever l'œil et le droit externe pour le porter en dehors.

Pour tourner l'œil en bas et en dedans, les trois muscles nécessaires sont le droit inférieur, le grand oblique et le droit interne : pour le tourner en bas et en dehors, ce sont les mêmes muscles, à l'exception du droit interne qui est remplacé par le droit externe.

Nous en aurons fini avec la physiologie des muscles de l'œil, lorsque nous aurons ajouté que leurs fonctions sont légèrement modifiées par certaines positions du regard. Le tableau suivant que nous empruntons à Tillaux rend compte de ces modifications :

Dans l'adduction, le droit inférieur devient { moins abaisseur.
plus adducteur.
plus rotateur en dehors.

Dans l'adduction, le grand oblique devient { plus abaisseur. moins abducteur. moins rotateur en dedans.

Dans l'abduction, le droit inférieur devient { plus abaisseur. moins adducteur. moins rotateur en dehors.

Dans l'abduction, le grand oblique devient { moins abaisseur. plus abducteur. plus rotateur en dedans.

PARALYSIES DES MUSCLES DE L'ŒIL.

Les paralysies des muscles de l'œil ont des symptômes communs et des symptômes propres à chacune d'elles.

Les symptômes communs sont les uns objectifs, les autres subjectifs.

Symptômes objectifs. 1° *Diminution dans la mobilité du globe.* — Le premier symptôme d'une paralysie est la diminution de l'excursion du globe, du côté du muscle paralysé. Pour apprécier ce caractère il est nécessaire de se rappeler que, dans l'abduction forcée, le bord externe de la cornée vient affleurer la commissure externe des paupières, et que dans l'adduction extrême la moitié de la cornée se trouve cachée dans l'angle interne de l'œil. Pour la direction en haut et en bas, la moitié environ de la cornée est masquée par la paupière supérieure ou inférieure. Or, certains de ces mouvements ne sont plus possibles lorsque l'œil est paralysé, ce que l'on constate facilement en faisant regarder au malade l'extrémité d'un doigt promené dans différentes directions.

2° *Strabisme paralytique.* — L'œil dont un muscle est paralysé obéit à l'action des muscles antagonistes et devient strabique. Ce strabisme paralytique diffère du strabisme fonctionnel par de nombreux caractères sur lesquels nous aurons à revenir.

3° *Déviation primitive et déviation secondaire.* — On appelle *déviation primitive* le déplacement que subit l'œil malade lorsqu'il veut fixer un objet situé dans le champ d'action du muscle paralysé, l'œil sain étant recouvert; et *déviation secondaire* le déplacement qu'exécute l'œil sain sous le verre dépoli qui le masque, pendant que l'œil dévié cherche à entrer en fixation.

Cela posé, supposons une paralysie du muscle droit externe de l'œil gauche et un objet placé vers le gauche. L'œil dévié fait des efforts énergiques pour fixer l'objet, mais, pendant ce temps, son congénère le muscle droit interne de l'œil droit, recevant une dose correspondante d'influx nerveux, se dévie fortement en dedans vers le gauche et subit un déplacement beaucoup plus considérable que celui de l'œil paralysé. C'est ce que l'on exprime en disant que la déviation secondaire est toujours plus grande que la déviation primitive, à l'inverse de ce qui a lieu pour le strabisme vrai, où ces deux déviations sont toujours égales.

4° *Inclinaison vicieuse de la tête.* — Le malade atteint d'une paralysie de l'un des muscles de l'œil a souvent une attitude toute spéciale.

Pour éviter la diplopie et les inconvénients qui en résultent, il ferme un œil ou il incline la tête du côté où la diplopie se manifeste, pour pouvoir regarder en face par la partie de son champ visuel qui lui permet de ne voir qu'une seule image. Cette attitude, qu'on rencontre aussi dans l'hémiopie, met de suite sur la voie du diagnostic et, dans le cas de paralysie, permet même de reconnaître quel est le groupe musculaire atteint. En effet, le malade tourne-t-il la tête à gauche, c'est un des muscles qui font mouvoir les yeux à gauche qui est paralysé ; porte-t-il la tête en haut et en arrière, c'est un des muscles élévateurs qui est atteint ; l'incline-t-il en bas, c'est un des muscles présidant à l'abaissement qui est intéressé.

Cette inclinaison vicieuse de la tête comporte certains dangers, car elle peut donner lieu à une contraction permanente des muscles du cou, devenir définitive, et déterminer chez les enfants un arrêt de développement dans la moitié correspondante de la face.

Symptômes subjectifs. — Arrivons maintenant aux symptômes subjectifs des paralysies musculaires de l'œil, et en premier lieu à la diplopie qui en est le réactif par excellence.

1° *Diplopie.* — La diplopie résulte de ce que, par suite de la déviation de l'œil paralysé, l'image de l'objet fixé ne vient pas se peindre sur des points identiques de chaque rétine. Celle de l'œil sain se fait sur la macula ; celle de l'œil paralysé, à côté de la macula, de sorte qu'il y a perception de deux images. La première est toujours la plus nette, la seconde la plus pâle et leur écartement est toujours d'autant plus grand que leur distance sur la rétine est elle-même plus prononcée.

Pour rendre ces images plus apparentes, on place généralement un verre coloré au-devant de l'œil qui a la meilleure acuité visuelle, et on invite le malade à regarder avec les deux yeux une bougie allumée que l'on promène dans différentes directions. Il perçoit ainsi, dans la sphère d'action du muscle paralysé, deux images, l'une blanche qui appartient à l'œil laissé libre, l'autre colorée qui est fournie par l'autre œil, et il les perçoit d'autant plus facilement qu'elles n'ont pas la même coloration.

Un autre avantage de cette épreuve, c'est de renseigner sur la situation respective de ces deux images. On sait qu'elles sont dites homonymes, quand l'image située à droite du malade appartient à l'œil droit et celle de gauche à l'œil gauche, et qu'elles sont dites croisées, quand l'image qui se trouve à droite appartient à l'œil gauche, et celle de gauche à l'œil droit.

Or, cette situation des images a une grande importance pratique, car elle indique de suite le genre de strabisme qui existe. Ainsi les images homonymes correspondent au strabisme convergent ; et les images croisées au strabisme divergent, ce qui revient à dire que, lorsque les axes des yeux sont croisés, les images ne le sont pas et inversement, moyen commode de se rappeler ce fait.

L'explication en est facile : supposons l'œil gauche en strabisme convergent ; plus la pupille se porte en dedans, plus la macula se porte en dehors : l'image du point fixé vient donc se peindre en dedans de celle-ci, et comme elle est extériorée sur une ligne perpendiculaire au point impressionné et passant par le centre optique de l'œil, elle paraît deviée vers la gauche.

Un raisonnement analogue fait comprendre que si l'œil gauche est en strabisme divergent, l'image vient se peindre en dehors de la macula et est extériorée vers la droite.

2° *Erreur de localisation des objets. Vertige monoculaire et binoculaire.* — Un autre trouble fonctionnel dû aux paralysies est l'erreur qu'elles entraînent sur la situation réelle des objets dans l'espace. En effet, nous jugeons de la situation des objets qui nous entourent et de leur distance, non par la situation de leur image sur la rétine, mais par l'effort de contraction musculaire nécessaire pour diriger l'œil de leur côté, effort dont nous avons conscience et que nous savons doser exactement.

Cela posé, si le muscle droit externe gauche, par exemple, est paralysé, le malade voulant regarder un objet situé à sa gauche, fait un effort de contraction deux ou trois fois plus considérable qu'à l'état normal. Il croit donc voir l'objet beaucoup plus à gauche qu'il ne l'est en réalité, et, s'il veut le saisir, il porte la main bien au-delà de l'objet vers la gauche. Ce phénomène nous rend compte des erreurs continuelles auxquelles le malade est exposé : il se heurte dans la rue à des obstacles qu'il cherche à éviter; il ne sait où placer le pied en descendant un escalier : de là un vertige monoculaire qui cesse par l'occlusion de l'œil malade et non par celle de l'œil sain.

La diplopie à son tour peut être cause de vertige (vertige binoculaire), en donnant lieu à deux images, l'une vraie, l'autre fausse, que le malade ne sait souvent pas distinguer entre elles (Cuignet). Ce vertige peut quelquefois donner lieu à des vomissements, à des syncopes et faire croire à une véritable lésion cérébrale, tant il est prononcé.

Causes et variétés.

Les causes de paralysies oculaires sont fort nombreuses. Parmi les principales nous pouvons citer : 1° la syphilis, 2° certaines affections spinales (ataxie) ou cérébrales, 3° les traumatismes des nerfs, 4° le rhumatisme, 5° la glycosurie, 6° l'intoxication saturnine, 7° la diphthérite, 8° et enfin toutes les affections intra-orbitaires capables de déterminer la compression des filets nerveux à leur passage dans l'orbite. A chacune de ces causes se rattachent des considérations cliniques particulières et des indications thérapeutiques spéciales, ce qui fait voir qu'il est non moins important d'étudier les paralysies au point de vue étiologique, qu'au point de vue de la paire nerveuse qui est altérée.

1° *Paralysies syphilitiques.* — Les paralysies syphilitiques sont les plus fréquentes des paralysies oculaires. La cause spécifique intervient, en effet, dans les trois quarts des cas environ, ce qui faisait dire à Ricord qu'une paralysie oculaire est presque toujours la signature de la vérole sur l'œil.

Sans se révéler par aucun signe caractéristique, ces paralysies ont cependant quelques traits généraux communs qu'il est bon de connaître.

1° En premier lieu, elles intéressent certains nerfs plutôt que d'autres. C'est ainsi qu'elles respectent en général la quatrième paire, mais atteignent fréquemment la sixième paire et plus fréquemment encore la troisième. La paralysie de la troisième paire est donc la paralysie syphilitique par excellence, comme le dit le professeur Fournier, et cela parce qu'elle naît au voisinage de l'espace pédonculaire, là où les productions syphilitiques ont leur siège de prédilection.

2° En second lieu, elles ont un début brusque ou tout au moins très rapide : parfois cependant elles mettent trois ou quatre jours à se constituer définitivement, et sont souvent précédées et accompagnées de céphalalgie avec exacerbation nocturne.

3° Elles sont ordinairement incomplètes, atténuées et méritent presque toujours le nom de parésies : aussi ne se révèlent-elles, le plus souvent, ni par un strabisme très prononcé, ni par une diminution bien apparente dans la mobilité du globe, mais par une simple diplopie sans grand écartement des images.

4° Lorsqu'elles se déclarent sur un nerf qui se distribue à plusieurs muscles, ce qui est le cas de la troisième paire, elles n'intéressent pas toutes les branches nerveuses, mais seulement quelques-unes d'entre elles. C'est ainsi que l'on rencontre fréquemment, à l'état isolé, la paralysie du droit interne, le ptosis, la mydriase, etc. Nous avons déjà eu occasion de dire un mot de la façon dont il faut comprendre ces paralysies isolées, dissociées, qui correspondent selon nous à la dissociation anatomique des filets nerveux et à l'existence de plusieurs centres moteurs distincts.

5° Le plus souvent ces paralysies sont limitées à un seul nerf, mais il n'est pas rare de les voir atteindre plusieurs nerfs à la fois, soit sur le même œil, soit sur les deux yeux. Elles peuvent aussi s'associer à la paralysie d'autres nerfs crâniens et particulièrement à la paralysie faciale, ainsi qu'à des altérations simultanées de la rétine, de l'iris ou de la choroïde (Galezowsky).

6° Enfin elles appartiennent à la syphilis tertiaire et sont justiciables du traitement mixte, auquel elles cèdent généralement quand elles sont traitées à temps.

Tels sont les principaux caractères des paralysies oculaires syphilitiques. Si nous recherchons maintenant quelles sont les lésions qui les produisent, nous voyons que ces lésions sont souvent différentes. Tantôt la syphilis agit directement sur le nerf lui-même, en déterminant soit une névrite interstitielle, soit une véritable gomme siégeant dans l'intérieur du nerf lui-même, soit enfin une infiltration gommeuse de la gaine qui le recouvre. Tantôt elle agit indirectement, par des exostoses ou des gommes de la base du crâne, par des scléroses méningées qui compriment les fibres nerveuses et les étouffent. Ce n'est pas tout encore, car nous savons que la syphilis a une prédilection marquée pour l'écorce cérébrale, et peut ainsi intéresser les centres moteurs eux-mêmes, ainsi que plusieurs observations en ont quelquefois donné la preuve pour le ptosis isolé.

2° *Paralysies d'origine spinale.* — Après la syphilis, c'est le tabes qui est la cause la plus fréquente de paralysie des muscles de l'œil : toutefois, d'autres affections médullaires, telles que la myélite diffuse et la sclérose disséminée, peuvent aussi en être l'origine.

Les paralysies d'origine tabétique présentent les caractères suivants :

1° Elles se manifestent à toutes les périodes de maladie, mais elles constituent souvent un phénomène préataxique, apparaissant avant que tout autre symptôme de tabes soit encore bien évident, ce qui fait voir la grande valeur diagnostique qu'elles peuvent avoir.

2° Elles sont généralement monoculaires, partielles, émiettées, selon l'expression du professeur Fournier, se bornant quelquefois à ne produire qu'une simple mydriase ou un simple ptosis. Elles intéressent les branches de la troisième paire, de préférence à la sixième paire et surtout à la quatrième paire : dans certains cas très rares, les muscles des deux yeux peuvent être tous atteints, fait qui toutefois n'est pas spécial au tabes, mais peut aussi se rencontrer dans la syphilis et dans l'intoxication saturnine.

3° Un de leurs caractères les plus importants est leur mobilité : c'est ainsi que, dépendant souvent de phénomènes congestifs, elles sont susceptibles de disparaître spontanément en quelques jours ou en quelques semaines, mais prêtes à revenir, pour disparaître encore et se reproduire parfois dans l'autre œil. Dans d'autres cas, dues à la sclérose du nerf, elles sont essentiellement persistantes, ce que l'on doit toujours craindre dès qu'elles dépassent une durée de deux ou trois mois.

4° Enfin, ce qui achève de les caractériser, c'est qu'elles sont quelquefois accompagnées de douleurs dans la sphère du trijumeau, douleurs analogues aux douleurs fulgurantes que l'on observe dans les membres inférieurs, et qu'elles coexistent souvent avec l'atrophie des papilles.

3° *Paralysies de cause cérébrale.* — A côté des paralysies de cause spinale, nous devons mentionner les paralysies de cause cérébrale. Celles-ci résultent de processus morbides fort différents qui peuvent siéger à la base du crâne, dans l'intérieur même de l'encéphale, ou dans la substance corticale.

Il y aurait un grand intérêt à pouvoir distinguer ces trois variétés de paralysies, mais nous ne possédons encore à ce sujet que des données incomplètes. Toutefois, lorsque plusieurs nerfs de l'œil sont paralysés en même temps, il y a de bonnes raisons de supposer qu'un foyer morbide siège à la base du crâne, là où ces nerfs sont très rapprochés les uns des autres. Lorsque la paralysie de la troisième paire est complète, il y a également lieu de croire que c'est le tronc nerveux tout entier qui est intéressé, avant sa subdivision en plusieurs branches.

Au contraire, lorsque la paralysie est partielle, dissociée, comme la troisième paire nous en offre des exemples, on songera plutôt à une altération cérébrale ou corticale (Landouzy). Rappelons que cette altération peut être une simple hypérémie active ou passive d'un département de l'encéphale, ou quelquefois une anémie de ce même territoire, ce qui explique la durée passagère que présente alors l'affection.

Il est également fréquent de voir ces paralysies s'associer à des symptômes cérébraux graves et se trouver alors dans la dépendance de tumeurs cérébrales ou de méningites.

Dans les tumeurs, elles peuvent résulter de la compression directe des filets nerveux par le néoplasme, ou de phénomènes congestifs secondaires, ce qui fait qu'elles sont tantôt durables, tantôt passagères.

Dans les méningites, elles sont surtout fréquentes à mesure qu'on se rapproche de la période terminale. Toutefois, par exception, elles peuvent constituer un phénomène de début, de sorte que lorsqu'on voit une diplopie paralytique se déclarer brusquement chez un enfant, il faut rechercher avec soin s'il a de la fièvre, des vomissements ou de la céphalalgie, car c'est parfois le premier signe d'une méningite qui commence.

Paralysies traumatiques. — Parmi les causes de paralysies des muscles de l'œil, nous devons citer aussi tous les traumatismes qui peuvent intéresser les nerfs et notamment les traumatismes cérébraux. Ceux-ci agissent, tantôt en provoquant des altérations du côté des noyaux d'origine des nerfs ou le long de leur trajet, tantôt en déterminant la rupture des troncs nerveux ou de leurs branches. Ces ruptures ne sont pas très rares dans les fractures de la base (Chevallereau), et c'est alors celle de la sixième paire qu'on observe le plus fréquemment. Le long parcours de ce nerf dans la cavité crânienne, la petitesse de son calibre, son voisinage très rapproché de la base du crâne, ses rapports avec le sommet du rocher qui se fracture fréquemment, nous en donnent une facile explication.

Paralysies rhumatismales. — Les paralysies rhumatismales sont rares, mais leur existence n'est pas douteuse, car on voit quelquefois ces paralysies succéder manifestement à un refroidissement, et guérir facilement sous l'influence de quelques moyens locaux, ainsi qu'à l'aide de bains chauds ou de sudations abondantes. Comme exemples de ces paralysies, nous pouvons citer celles qu'on voit se déclarer subitement au réveil chez des personnes qui ont dormi la nuit dans un appartement dont les fenêtres sont restées ouvertes.

Paralysies glycosuriques. — La glycosurie peut donner lieu à une paralysie de la troisième ou de la quatrième paire, mais plus fréquemment à la paralysie de la sixième ou plutôt des deux sixièmes paires. Nous en avons l'explication, si nous nous rappelons que les origines de ces nerfs sont très voisines et situées sur le plancher du quatrième ventricule, c'est-à-dire dans cette région du cerveau qui, depuis les travaux de Cl. Bernard (1), est regardée comme le siège principal de la glycosurie.

Ces paralysies, dont le pronostic est variable, s'accompagnent quelquefois d'autres altérations oculaires propres au diabète et particulièrement d'amblyopie ou d'atrophie des papilles.

Paralysies saturnines. — Les paralysies oculaires de nature saturnine ne se développent que dans les formes graves de cette intoxication. Elles succèdent à des accidents saturnins, tels que coliques et encéphalopathie, et s'accompagnent fréquemment de névrite optique.

Ces paralysies peuvent être limitées à un seul muscle, mais sont susceptibles d'atteindre tout le système musculaire des deux yeux, à l'exemple de ce que l'on observe dans quelques cas rares de tabes et de syphilis cérébrale.

Paralysie diphthéritique. — Nous mentionnerons encore la paralysie diphthéritique, qui atteint de préférence le muscle ciliaire et entraîne la perte du pouvoir accommodateur avec ou sans mydriase.

Cette paralysie survient généralement pendant la période de convalescence de la diphthérite et même après une

(1) Claude Bernard, *Leçons sur le diabète et la glycosurie animale.* Paris, 1877.

simple angine, et a pour caractères d'être bilatérale et de s'accompagner parfois de paralysie du voile du palais.

Paralysies intra-orbitaires. — Quant aux paralysies de cause intra-orbitaire, elles sont occasionnées par tous les processus morbides capables de déterminer la compression des nerfs dans l'orbite (tumeurs diverses, phlegmon). On en établit le diagnostic par l'exophthalmie qui les accompagne, et par les troubles circulatoires auxquels donne lieu la compression simultanée des vaisseaux de l'orbite.

Diagnostic.

Abordons maintenant l'étude du diagnostic qui consiste à reconnaître l'existence de la paralysie et à en déterminer la cause.

Nous avons vu qu'on reconnaît une paralysie à divers symptômes, dont les plus importants sont la diplopie et le strabisme, mais pour que ces symptômes soient bien d'ordre paralytique, il faut qu'ils remplissent certaines conditions.

Ainsi la diplopie doit être durable, ce qui la distingue de la diplopie intermittente, passagère, qu'on remarque quelquefois dans l'asthénopie musculaire.

Elle doit être binoculaire, c'est-à-dire exister lorsque les deux yeux sont ouverts, ce qui la sépare de la diplopie monoculaire due à un trouble de l'accommodation.

Enfin, elle doit donner lieu à deux images dont l'écartement reste le même pour une position donnée du regard, ce qui la différencie de la diplopie spasmodique, dans laquelle l'écartement des images est instable, varie à chaque instant dans de grandes proportions et s'accompagne souvent de douleurs péri-orbitaires.

A son tour, le strabisme n'est réellement paralytique que lorsque l'excursion de l'œil est manifestement diminuée du côté du muscle paralysé, et lorsqu'il s'accompagne lui-même de diplopie.

Tels sont les deux symptômes fondamentaux qui servent de base au diagnostic.

Avec des signes d'une aussi grande valeur, il semblerait que le diagnostic d'une paralysie doive toujours être extrêmement simple. Cela est vrai dans beaucoup de cas, mais il est bon de savoir que le strabisme est quelquefois assez peu prononcé pour passer inaperçu, et que la diplopie n'est pas toujours accusée par le malade, qui ne se plaint que d'un trouble visuel dont il ne précise pas la nature. Il est donc nécessaire de la rechercher avec soin, et on est engagé à le faire, lorsque l'examen ophthalmoscopique ne donne aucune explication du trouble visuel observé, lorsque l'acuité visuelle interrogée dans chaque œil séparément est normale, lorsqu'enfin le malade se plaint de vertige ou présente les attitudes bizarres dont nous avons parlé précédemment.

Supposons maintenant la diplopie reconnue et l'existence d'une paralysie confirmée, il s'agit de savoir quel est l'œil atteint et quel est le muscle paralysé. C'est encore la diplopie qui, à défaut du strabisme, va nous l'apprendre, grâce à la situation respective des deux images et à leur apparition dans une position donnée.

Ces images sont-elles homonymes? Nous avons vu qu'on peut en conclure qu'il existe un strabisme convergent de l'un des yeux, et par conséquent une paralysie d'un muscle du système divergent, à savoir : le droit externe, le grand oblique et le petit oblique.

Cela posé, quel est d'abord l'œil atteint? C'est l'œil gauche, si la diplopie se manifeste dans le champ gauche de la vision ; l'œil droit, si les deux images se produisent à droite, car c'est dans cette direction du regard que fonctionne incorrectement le système musculaire divergent de chaque œil, dès qu'il est affaibli.

Maintenant quel est le muscle paralysé? La réponse est facile : en effet, la diplopie n'existe-t-elle que dans le champ visuel inférieur, c'est le grand oblique qui est intéressé ; se limite-t-elle au champ visuel supérieur, c'est le petit oblique qui est atteint ; se manifeste-t-elle dans le sens horizontal, en même temps qu'en haut et en bas, c'est le droit externe qui est paralysé. Il suffit de se rappeler le rôle physiologique de chaque muscle, pour en déduire le siège que doit occuper la diplopie, dès qu'il est atteint de paralysie.

Autre cas : les images sont-elles croisées? On peut être assuré qu'il existe un strabisme divergent et par conséquent une paralysie de l'une ou de l'autre des troisièmes paires. Or, à l'inverse de ce que nous avons vu plus haut, c'est la paire de gauche qui est intéressée, si la diplopie se manifeste dans le champ droit de la vision, et la paire de droite, si les deux images apparaissent dans le champ visuel gauche, ce qui résulte du mode d'action des muscles du système convergent.

Maintenant quel est le muscle convergent qui est atteint? Est-ce le droit inférieur, le droit supérieur ou le droit interne? c'est à la diplopie à nous l'apprendre, d'après le sens où elle se manifeste. Limitée au champ visuel inférieur, elle indique une paralysie du droit inférieur ; bornée au champ visuel supérieur, elle annonce une paralysie du droit supérieur; apparaissant dans le sens horizontal ainsi qu'en haut et en bas, elle révèle l'affaiblissement du droit interne. Tel est le moyen sommaire d'établir le diagnostic, moyen qui sera complété, lorsque nous étudierons la paralysie de chacun des muscles de l'œil en particulier.

En résumé, le diagnostic du muscle paralysé est en général assez facile, même dans le cas où plusieurs muscles sont en même temps intéressés, car la méthode à suivre est toujours la même; toutefois, il est bon de savoir que lorsque la paralysie est ancienne, elle occasionne parfois des contractions irrégulières dans les différents muscles de l'œil atteint et même de l'autre œil, qui peuvent donner lieu à une diplopie fort variable et dérouter l'observateur. Mais le strabisme paralytique est alors apparent et devient un guide sûr qui permet d'éviter toute erreur.

La seconde partie du diagnostic consiste à rechercher quelle est la cause de la paralysie. Les détails dans lesquels nous sommes entrés, en étudiant l'étiologie, serviront à résoudre cette question qui a une grande importance pratique et sert de base à la thérapeutique.

Traitement. Avant de commencer le traitement, le premier soin à prendre est de rechercher si la paralysie est récente ou ancienne. Récente, elle est susceptible de guérir par des moyens médicaux; ancienne, elle est accompagnée d'une rétraction telle du muscle antagoniste que la déviation de l'œil est définitive et qu'il n'y a plus à compter sur son redressement spontané.

Voyons d'abord le premier cas.

Lorsque la maladie est à son début ou ne date encore que de quelques mois, on doit se hâter de la traiter, en combattant surtout la cause qui lui a donné naissance.

Cette cause est-elle syphilitique, ce que l'on doit tout d'abord rechercher, il y a lieu d'instituer un traitement spécifique énergique, car la paralysie d'un simple muscle de l'œil est souvent un phénomène initial de la syphilis cérébrale ou spinale et annonce toujours un danger plus ou moins imminent pour les centres nerveux. On ne se contentera donc pas d'administrer un ou deux grammes d'iodure de potassium par jour, mais on portera cette dose à quatre ou cinq grammes, et on y associera les frictions mercurielles, pratiquées selon les règles que nous avons données. Sous l'influence de ce traitement, la paralysie guérit généralement en cinq ou six semaines, sans laisser la moindre trace.

Les paralysies de cause ataxique réclament le même traitement que le tabes, mais il est difficile d'apprécier ici la valeur de la médication, car beaucoup d'entre elles sont fugaces, transitoires et guérissent spontanément. Quant à celles qui sont dues à la dégénérescence scléreuse du nerf, elles sont persistantes et résistent à tous les moyens employés.

Nous n'avons également que quelques mots à dire des paralysies de cause cérébrale, car c'est la nature de la lésion qui doit servir de point de départ à la médication. C'est ici que conviennent surtout les sangsues aux apophyses mastoïdes, les purgatifs répétés, ainsi que des doses modérées d'iodure de potassium (1 à 2 grammes par jour).

Contre les paralysies *à frigore* ou de cause rhumatismale, on conseillera les frictions excitantes sur le front et sur la tempe, les vésicatoires volants promenés autour de l'orbite. Si le sujet est rhumatisant, il est nécessaire de le soumettre à un traitement interne, dont l'iodure de potassium et le salicylate de soude font la base. Le séjour dans une température élevée et constante, les bains de vapeur, les sudations abondantes obtenues par les injections de pilocarpine sont également des moyens thérapeutiques d'une grande valeur qu'il ne faut pas négliger.

Aux paralysies glycosuriques, conviennent surtout le régime antidiabétique. Contre celles qui relèvent de l'intoxication saturnine, l'iodure de potassium et les bains sulfureux sont spécialement indiqués.

Enfin les paralysies diphthéritiques réclament surtout l'emploi des toniques et des fortifiants.

Mais, quelle que soit la cause de la paralysie et le traitement interne employé, il est un certain nombre de moyens locaux qui constituent d'utiles ajduvants qu'il faut toujours mettre à profit. Tels sont, par exemple, les vésicatoires volants, les frictions avec la pommade de strychnine ou avec les divers liniments stimulants.

L'électricité surtout ne sera pas négligée. On peut faire usage de courants induits et exciter le muscle paralysé, au moyen d'un rhéophore appliqué directement sur le globe. Mais cette méthode est un peu douloureuse, et mieux vaut se servir de courants continus et appliquer le pôle positif sur le front ou la tempe, et le pôle négatif sur l'œil fermé au voisinage du muscle paralysé. On sollicite ainsi ses contractions réflexes, par l'excitation des filets nerveux du trijumeau. Les séances électriques sont ainsi renouvelées tous les deux ou trois jours, mais à la condition de ne les faire durer que quatre ou cinq minutes, et de n'employer que des courants assez faibles pour n'être pas douloureux. On tirera pour cela un excellent parti des appareils électriques d'Onimus, de Gaiffe et de Trouvé.

Il est aussi un certain nombre de symptômes que l'on doit combattre directement, tant ils apportent de gêne au malade : nous voulons parler de la diplopie et des vertiges. Or, nul moyen n'est plus commode pour les faire disparaître qu'un simple verre dépoli placé au devant de l'œil malade.

On peut aussi chercher à faire fusionner les images à l'aide de prismes, dont la base est tournée du côté du muscle paralysé, mais ils ne conviennent que lorsque l'écartement des images est peu considérable, et surtout dans la paralysie des muscles abaisseurs ou élevateurs du globe. Leur véritable utilité n'est même pas de corriger complètement la diplopie, mais de rapprocher les images, afin de solliciter la contraction du muscle paralysé pour en obtenir le fusionnement. A ce titre, ils agissent non plus comme moyen palliatif, mais comme moyen curatif et conviennent surtout lorsque la maladie est sur son déclin.

Traitement chirurgical. — Lorsque la paralysie est ancienne et a résisté aux divers moyens médicaux employés, il est nécessaire de s'adresser au traitement chirurgical, et encore ne faut-il pas se presser, car des observations témoignent qu'une paralysie datant de huit ou dix mois peut encore guérir sans opération.

Cette restriction faite, à quelle méthode opératoire doit-on avoir recours? La réponse dépend entièrement des altérations constatées dans les muscles de l'œil, et à ce sujet plusieurs cas peuvent se présenter : 1° ou le muscle paralysé a recouvré sa force primitive, mais son antagoniste s'est rétracté et est devenu prépondérant; 2° ou le muscle paralysé n'a reconquis qu'une partie de son énergie et reste insuffisant; 3° ou enfin il demeure inerte et sans force. Rien de plus facile que de s'assurer de ces divers états : il suffit de couvrir l'œil sain avec la main, et de faire fixer à l'œil malade un doigt que l'on promène dans différentes directions; on voit alors si son excursion est complète, incomplète ou nulle, et on juge ainsi de sa puissance fonctionnelle.

Dans le premier cas, le strabisme paralytique s'est changé en strabisme concomitant, et la simple ténotomie du muscle rétracté suffit pour amener la guérison. Cette ténotomie sera exécutée et dosée, d'après les règles que nous exposerons en traitant de l'opération du strabisme.

Dans le second cas, la strabotomie est également indiquée : la rétraction du muscle antagoniste retarde la guérison de la paralysie, et sa section permet au muscle parétique de reprendre plus rapidement ses fonctions. Toutefois, on devra souvent y associer l'avancement du muscle affaibli, afin d'augmenter sa puissance, et on y sera contraint dès que la déviation dépasse 3 millimètres.

Enfin, lorsque la paralysie est restée complète, tout traitement chirurgical est impuissant à rétablir la vision binoculaire et à supprimer complètement la diplopie. Mais il y a un avantage considérable à corriger une difformité fort pénible pour certains malades : c'est pourquoi la ténotomie du muscle rétracté, jointe à l'avancement du muscle paralysé, est encore indiquée.

Les indications opératoires ne sont plus les mêmes, quand il s'agit de la paralysie de l'un des muscles releveurs ou abaisseurs du globe. L'expérience a, en effet, appris que la ténotomie de l'un de ces muscles détermine toujours une correction trop considérable qui occasionne à son tour une diplopie verticale fort gênante. Il est donc préférable de s'adresser à l'œil sain. S'agit-il, par exemple, d'une paralysie du droit inférieur gauche, on sectionne le droit inférieur droit, de façon à l'affaiblir d'une quantité correspondant à celle de l'œil malade. De cette façon, on supprime la diplopie en hauteur qui est fort pénible, au prix, il est vrai, d'une diminution de l'excursion des yeux en bas, mais à laquelle le malade remédie facilement, en baissant légèrement la tête.

PARALYSIE DE LA TROISIÈME PAIRE OU DU MOTEUR OCULAIRE COMMUN.

Le nerf de la troisième paire anime cinq muscles, à savoir : le droit interne, le droit inférieur, le droit supérieur, le petit oblique et le releveur de la paupière supérieure : il innerve en outre le sphincter de l'iris et le muscle accommodateur.

La paralysie peut s'étendre à toutes ces branches, ou n'intéresser que certaines d'entre elles. Elle est totale dans le premier cas, partielle dans le second, et présente des formes différentes, selon la branche nerveuse qui est atteinte : de là, des variétés distinctes de paralysie qu'il importe d'étudier séparément :

1° PARALYSIE TOTALE DE LA TROISIÈME PAIRE.

Les symptômes de cette paralysie sont les uns objectifs, les autres subjectifs. Symptomatologie.

Symptômes objectifs. 1° *Ptosis.* — Parmi les symptômes objectifs, le plus apparent est la chute de la paupière supérieure ou ptosis. Ce ptosis, tantôt complet, tantôt incomplet, diffère de celui qui est dû au spasme de l'orbiculaire (ptosis spasmodique), en ce que la paupière n'offre aucune résistance lorsqu'on la soulève et retombe lentement dès qu'on l'abandonne à elle-même.

2° *Strabisme divergent.* — L'œil est en strabisme divergent, par suite de la prépondérance du droit externe. Ce strabisme est en même temps légèrement inférieur, sous l'influence du grand oblique qui est un muscle abaisseur et dont l'action n'est plus contrebalancée par les muscles qui président à l'élévation.

3° *Diminution de la mobilité du globe.* — L'œil ne peut se mouvoir, ni en dedans, puisque le droit interne est paralysé, ni en haut puisque le droit supérieur et le petit oblique sont également atteints; mais le droit externe intact lui conserve sa mobilité en dehors, et le grand oblique certains mouvements en bas.

4° *Mydriase.* — Un caractère tout particulier de cette affection est la mydriase que détermine la paralysie du sphincter de l'iris. La dilatation de la pupille n'est toutefois pas très prononcée et peut encore augmenter d'une façon très notable sous l'influence de l'atropine.

5° *Exophthalmie.* — Enfin, une légère exophthalmie s'observe quelquefois, par suite du relâchement de la plupart des muscles de l'œil, et complète les symptômes objectifs de cette paralysie.

Symptômes fonctionnels. — Parmi les symptômes fonctionnels, nous avons à noter : la perte de l'accommodation, la diplopie aux images croisées, le phénomène de fausse projection des objets dans l'espace et les vertiges consécutifs, mais ces symptômes n'existent que lorsque le ptosis est incomplet.

Comme on le voit, les signes de la paralysie totale de la troisième paire sont très nombreux et très caractéristiques. Mais cette paralysie est le plus souvent partielle, dissociée et présente alors différentes variétés que nous allons successivement passer en revue.

2° PARALYSIE DU DROIT INTERNE.

Cette paralysie est la plus fréquente des paralysies partielles de la troisième paire.

Symptomatologie. *a.* Ses principaux caractères objectifs sont :

1° La diminution de la mobilité de l'œil, du côté du muscle paralysé, c'est-à-dire en dedans.

2° Un strabisme divergent, par suite de la prépondérance du muscle droit externe.

3° Une déviation secondaire de l'œil sain, plus grande que la déviation primitive.

4° Une attitude particulière du malade qui, pour éviter la diplopie, tourne la tête de façon à ne pas solliciter les contractions du muscle paralysé, c'est-à-dire à gauche, si c'est le droit interne de l'œil droit qui est intéressé et inversement.

b. Parmi les symptômes objectifs, nous avons principalement à signaler la diplopie, qui présente les particularités suivantes :

Elle se manifeste dans la sphère d'action du muscle paralysé, c'est-à-dire dans le champ droit de la vision, lorsque c'est l'œil gauche qui est atteint, et dans le champ visuel gauche, lorsque c'est l'œil droit qui est intéressé.

Elle est croisée, puisqu'elle est la conséquence d'un strabisme divergent.

L'écartement des images augmente à mesure que l'objet fixé se déplace du côté où le muscle paralysé ne fonctionne plus correctement, c'est-à-dire vient impressionner des parties de plus en plus excentriques de la rétine. Il augmente également à mesure que l'objet se rapproche, car ce rapprochement sollicite la mise en action de la convergence et par conséquent la contraction du muscle affaibli.

Ajoutons que dans les plans cardinaux les deux images restent au même niveau et exactement parallèles, car le droit interne n'a aucune action directe sur le méridien vertical, mais il n'en est pas de même dans les mouvements diagonaux. Ainsi lorsque l'œil regarde en haut et en dedans, l'image fausse est légèrement plus basse que l'image vraie et en diverge par son extrémité supérieure ; lorsqu'il se porte en bas et en dedans, l'image fausse est au contraire un peu plus élevée, et diverge par son extrémité inférieure, ce qui résulte de ce que, dans ces positions, les méridiens des yeux ne restent plus parallèles, par suite de l'affaiblissement du droit interne. Mais remarquons que cette inégalité de hauteur des images est toujours très peu prononcée, bien différente en cela de celle que l'on observe dans la paralysie des muscles élévateurs ou abaisseurs du globe.

Tel est l'ensemble des signes de la paralysie du droit interne, signes qui sont l'inverse de ceux que présente la paralysie de la sixième paire, comme nous le verrons tout à l'heure.

3° PARALYSIE DU DROIT SUPÉRIEUR.

Pour comprendre la symptomatologie de cette paralysie, il est nécessaire de se rappeler : 1° que ce muscle est élévateur et adducteur de la pupille, en même temps que rotateur du méridien vertical en dedans ; 2° que, dans le mouvement d'élévation, il combine son action avec celle du petit oblique.

Cela posé, voici les principaux phénomènes auxquels donne lieu sa paralysie :

Un des muscles élévateurs étant paralysé, il en résulte un strabisme inférieur, et, comme ce muscle est légèrement adducteur, le strabisme est non seulement inférieur, mais légèrement externe ou divergent.

Ce strabisme a pour conséquence de provoquer une diplopie présentant les caractères suivants :

Elle ne se manifeste que lorsque le malade élève les yeux et non lorsqu'il regarde à l'horizon ou en bas, ce qui fait qu'elle n'apporte généralement pas une gêne considérable au malade dans ses occupations habituelles.

Elle est croisée, puisqu'elle est le résultat d'un strabisme divergent.

L'image fautive est plus élevée que l'image vraie, car l'œil paralysé ne pouvant se porter en haut qu'incomplètement, l'image de l'objet fixé vient se peindre au-dessous de la macula et est extériorée en haut. Plus l'objet s'élève, plus cette différence de hauteur s'accentue. Elle est également plus prononcée dans l'abduction que dans l'adduction, car le petit oblique, qui est alors devenu le principal agent du mouvement d'élévation, est un élévateur moins puissant, lorsque l'œil regarde en haut et en dehors que lorsqu'il est dirigé en haut et en dedans.

Enfin l'image fautive est inclinée sur l'image vraie, de façon à s'en rapprocher par la base et à s'en écarter par le sommet, ce qui résulte de ce que le méridien vertical, n'obéissant plus qu'à l'action du petit oblique, s'incline en dehors et ne reste plus parallèle au méridien correspondant de l'autre œil. On observe également que cette inclinaison des images, ainsi que leur écartement latéral, est plus prononcée dans l'adduction que dans l'abduction.

En résumé, diplopie en hauteur et croisée dans le regard en haut, diplopie dans laquelle la différence de niveau des images s'accuse d'autant plus que l'objet fixé s'élève et que l'œil est en abduction : tels sont les symptômes les plus caractéristiques de la paralysie du droit supérieur, qui suffisent pour permettre d'en établir facilement le diagnostic.

4° PARALYSIE DU PETIT OBLIQUE.

Le petit oblique est élévateur et abducteur de la pupille, en même temps que rotateur en dehors du méridien vertical. En second lieu, dans le mouvement d'élévation, il combine son action avec celle du droit supérieur.

Avec ces données, il est facile de comprendre les caractères de sa paralysie.

Le premier signe par lequel elle se révèle est un strabisme inférieur, au même titre que celle du droit supérieur; mais comme il s'agit d'un muscle abducteur, le strabisme produit est en même temps légèrement interne ou convergent.

La diplopie qui en résulte présente les particularités suivantes qui ont été très bien étudiées par Cuignet (de Lille) :

Elle ne se manifeste que lorsque le regard est dirigé en haut.

Au lieu d'être croisée comme dans la paralysie du droit supérieur, elle est homonyme puisque le strabisme inférieur est convergent au lieu d'être divergent.

L'image fautive est plus élevée que l'image vraie, pour la raison que nous avons exposée dans le cas précédent. L'écartement des images en hauteur est d'autant plus prononcé que l'objet fixé s'élève davantage, et vient par conséquent peindre son image sur une partie de plus en plus basse de la rétine. Il augmente également dans l'adduction pour diminuer dans l'abduction, car le droit supérieur qui supplée alors le petit oblique est un élévateur moins puissant, lorsque l'œil regarde en haut et en dedans que lorsqu'il est tourné en haut et en dehors.

Nous avons aussi à noter une inclinaison des images telle qu'elles s'écartent par en haut et se rapprochent par en bas, inclinaison qui augmente dans l'abduction et diminue dans l'adduction et qui est due à l'inclinaison fautive du méridien vertical.

Tels sont les différents caractères de la paralysie du petit oblique. Si nous les comparons à ceux que présente la paralysie du droit supérieur, nous trouvons :

Comme caractères communs :

1° Un strabisme inférieur ;

2° Une diplopie dans le champ visuel supérieur ;

3° Une image fausse plus élevée que l'image vraie et s'en écartant d'autant plus que l'objet fixé s'élève davantage ;

4° Deux images inclinées de façon à diverger par le sommet.

Comme caractères différentiels :

Paralysie du petit oblique.	*Paralysie du droit supérieur.*
1. Strabisme interne en même temps qu'inférieur.	1. Strabisme externe en même temps qu'inférieur.
2. Images homonymes.	2. Images croisées.
3. La différence de hauteur des images augmente dans l'adduction et diminue dans l'abduction.	3. La différence de hauteur des images augmente dans l'abduction pour diminuer dans l'adduction.
4. L'inclinaison des images et leur écartement latéral s'accentuent au contraire dans l'abduction pour diminuer dans l'adduction.	4. L'inclinaison des images et leur écartement latéral s'accentuent au contraire dans l'adduction pour diminuer dans l'abduction.

PARALYSIE DU DROIT INFÉRIEUR.

Rappelons que ce muscle est abaisseur et légèrement adducteur de la pupille, en même temps que rotateur du méridien vertical en dehors. Rappelons aussi que, dans le mouvement direct d'abaissement, il combine son action avec celle du grand oblique, et nous comprendrons facilement la symptomatologie assez complexe de sa paralysie.

Le premier caractère auquel on peut la reconnaître est l'existence d'un strabisme supérieur et légèrement divergent.

Mais c'est surtout la diplopie qui est le signe le plus important à observer et à analyser pour établir le diagnostic.

Cette diplopie n'existe que dans le champ visuel inférieur.

Les images sont croisées, puisqu'il existe un certain degré de strabisme divergent.

Elles sont surtout écartées en hauteur, puisqu'il s'agit de la paralysie d'un des muscles abaisseurs du globe, et la fausse image est plus basse que l'image correcte, car venant se peindre au-dessus de la macula, elle est extériorée sur un plan plus inférieur que celle de l'œil sain.

L'inégalité de hauteur des images croît à mesure que l'objet fixé s'abaisse et vient se peindre sur des parties de plus en plus élevées de la rétine. Elle croît également à mesure que l'œil se porte dans l'abduction, car le grand oblique chargé de suppléer le droit inférieur est un abaisseur moins puissant, lorsque l'œil est tourné en bas et en dehors que lorsqu'il regarde en bas et en dedans.

Enfin la fausse image est inclinée sur l'image correcte, de façon à converger par le sommet et diverger par la base, inclinaison qui augmente dans l'adduction et diminue dans l'abduction.

En résumé : diplopie en hauteur et croisée dans le regard en bas, diplopie dans laquelle la différence de niveau des deux images augmente à mesure que l'objet fixé s'abaisse et se porte en abduction, tels sont les principaux signes qui permettent toujours de reconnaître cette paralysie.

PARALYSIE DE LA QUATRIÈME PAIRE (GRAND OBLIQUE).

Nous avons vu que le grand oblique est abaisseur et abducteur de la pupille, en même temps que rotateur du méridien vertical en dedans. Nous avons vu également que, dans le mouvement direct d'abaissement, il combine son action à celle du droit inférieur.

D'après ces données, voyons quels sont les caractères de sa paralysie :

1° *Symptômes objectifs.* — Les symptômes objectifs sont moins prononcés que dans certaines autres paralysies, car, quoique innervé par un nerf spécial, le grand oblique n'agit jamais isolément, mais combine toujours son action à celle d'autres muscles qui peuvent le suppléer, lorsqu'il devient insuffisant.

C'est ainsi que la mobilité de l'œil est peu diminuée dans la sphère d'action du muscle paralysé, car le muscle droit inférieur suffit toujours à abaisser l'œil dans une certaine mesure. Pour la même raison, le strabisme supérieur et interne auquel donne lieu cette paralysie est souvent peu accusé, ce qui fait que, de tous les symptômes objectifs, celui qui a souvent le plus de valeur est l'attitude du malade, qui, pour éviter la diplopie, porte la tête inclinée en bas et du côté du muscle paralysé.

2° *Symptômes subjectifs.* — Les symptômes fonctionnels ont une importance beaucoup plus grande pour le diagnostic, et comme toujours c'est la diplopie qui tient le premier rang. Voici ses principaux caractères :

1° Elle fait défaut dans la partie supérieure du champ visuel, mais s'accuse dès que le sujet regarde en bas ; aussi elle est fort gênante, car elle entrave la marche et les occupations habituelles du malade ;

2° Les images sont homonymes, car le grand oblique étant un muscle abducteur, sa paralysie donne lieu à un léger strabisme convergent ;

3° Elles sont surtout déviées en hauteur, puisqu'il s'agit

de la paralysie d'un des muscles abaisseurs du globe, et l'image fausse paraît plus abaissée que l'image correcte, car venant se peindre au-dessus de la macula, elle est extériorée sur un plan plus inférieur que celle de l'œil sain.

L'écartement des images en hauteur augmente non seulement à mesure que l'objet fixé s'abaisse, mais aussi à mesure que l'œil est porté en adduction, car le droit inférieur auquel incombe le rôle d'abaisser l'œil est un abaisseur moins puissant, lorsque le globe est tourné en bas et en dedans que lorsqu'il regarde en bas et en dehors.

Notons encore que la fausse image est inclinée de façon à se rapprocher de l'image vraie par son extrémité supérieure et à s'en écarter par la base, ce qui résulte de l'inclinaison du méridien vertical en dehors, par suite du défaut d'action du grand oblique. Cette inclinaison s'accentue dans l'abduction et diminue dans l'adduction.

Enfin, un dernier caractère de cette paralysie qu'on retrouve également dans celle du droit inférieur, c'est que la fausse image paraît plus rapprochée que l'image correcte. Fœrster a donné de ce fait une explication satisfaisante, en faisant remarquer que lorsqu'on regarde un plan horizontal, ce sont les objets les plus rapprochés qui forment leur image sur la partie la plus élevée de la rétine. Or, l'image fausse se faisant sur un plan plus élevé que l'image vraie, l'habitude nous la fait supposer plus rapprochée.

Tels sont les caractères de la paralysie du grand oblique. Si nous les comparons à ceux de la paralysie du droit inférieur, nous trouvons :

Comme caractères communs :

1° Un strabisme supérieur ;

2° Une diplopie dans le champ visuel inférieur ;

3° Une fausse image plus basse que l'image vraie, s'en

écartant d'autant plus que l'objet fixé s'abaisse, et paraissant plus rapprochée que l'image correcte ;

4° Deux images inclinées de façon à converger par le sommet.

Comme caractères différentiels :

Paralysie du grand oblique.	*Paralysie du droit inférieur.*
1. Strabisme interne en même temps que supérieur.	1. Strabisme externe en même temps que supérieur.
2. Images homonymes.	2. Images croisées.
3. La différence de hauteur des images augmente dans l'adduction et diminue dans l'abduction.	3. La différence de hauteur des images augmente dans l'abduction et diminue dans l'adduction.
4. L'inclinaison des images et leur écartement latéral s'accentuent au contraire dans l'abduction pour diminuer dans l'adduction.	4. L'inclinaison des images et leur écartement latéral s'accentuent dans l'adduction pour diminuer dans l'abduction.

PARALYSIE DE LA SIXIÈME PAIRE OU DU DROIT EXTERNE.

Cette paralysie, presque aussi fréquente que celle de la troisième paire, présente des caractères très nets et très précis.

1° *Symptômes objectifs.* — Comme symptômes objectifs, on constate principalement :

1° La diminution de la mobilité de l'œil du côté du muscle paralysé, c'est-à-dire en dehors ;

2° L'existence d'un strabisme convergent, par suite de la prépondérance acquise par le droit interne ;

3° Une déviation secondaire de l'œil sain plus grande que la déviation primitive ;

4° Une attitude caractéristique du malade, qui incline la

tête du côté du muscle paralysé, pour pouvoir regarder en face sans solliciter les contractions de ce muscle.

2° *Symptômes subjectifs*. — Comme symptômes subjectifs, on rencontre tous ceux que nous avons décrits en étudiant les paralysies en général; mais celui qui nous intéresse le plus est la diplopie, car elle nous permet de reconnaître cette paralysie, alors que les autres signes sont encore peu prononcés.

Un de ses premiers caractères est d'être homonyme, puisqu'elle est l'expression subjective d'un strabisme convergent.

Elle se manifeste dans la sphère d'action du muscle paralysé, c'est-à-dire dans le champ visuel gauche, si c'est le droit externe gauche qui est intéressé, et disparaît dès que l'objet fixé se trouve dans le champ visuel droit, à moins qu'il n'y ait rétraction du muscle antagoniste.

Les deux images auxquelles elle donne lieu augmentent d'écartement à mesure que l'objet se déplace du côté du muscle atteint, car, l'œil ne pouvant suivre ce mouvement, l'image vient se peindre sur des parties de plus en plus excentriques de la rétine. L'écartement des images dépend aussi de la distance de l'objet fixé : il s'accentue à mesure que l'objet s'éloigne, car cet éloignement sollicite la contraction des muscles droits externes pour redresser les axes visuels.

Le champ de la diplopie est un peu plus étendu en bas qu'en haut, car les axes optiques ont plus de tendance à converger dans le mouvement d'abaissement que dans le mouvement d'élévation, ce qui augmente d'autant le strabisme convergent produit par la paralysie et par conséquent les limites de la diplopie.

Enfin, dans certaines conditions, les deux images varient

d'inclinaison et un peu de hauteur selon la position du regard. Tant que l'objet fixé se trouve dans le plan d'un des méridiens cardinaux, les deux images sont exactement parallèles et au même niveau, car le droit externe n'a pas d'action directe sur le méridien vertical, mais il n'en est pas de même dans les positions diagonales. En effet, si le sujet regarde en haut et en dehors, la fausse image s'incline de façon à s'écarter par en haut de l'image correcte et s'abaisse légèrement; s'il regarde en bas et en dehors, elle s'en écarte par en bas, en même temps qu'elle s'élève légèrement. Ces phénomènes sont dus à ce que l'œil restant plus ou moins en adduction, les muscles grand et petit oblique deviennent des rotateurs moins puissants et n'inclinent plus le méridien vertical, de façon à le rendre parallèle à celui de l'œil sain.

Tels sont les principaux caractères de la paralysie de la sixième paire, de celle que l'on rencontre journellement dans la pratique et qui succède à des altérations intéressant le nerf le long de son trajet. Mais il est une autre forme rare de cette paralysie qui, d'après les recherches de Graux et de Feréol, survient lorsque la lésion occupe le noyau d'origine du moteur oculaire externe et se révèle par des caractères tout spéciaux.

Elle s'accompagne, en effet, de déviation conjuguée de l'autre œil, ce qui s'explique en admettant que le noyau de la sixième paire est le centre de coordination des mouvements conjugués de latéralité des yeux. Il résulte de là que si l'œil gauche, par exemple, est dévié à droite (strabisme convergent) par suite de la paralysie de son muscle droit externe, l'œil droit est également dévié vers la droite (strabisme divergent), par suite de l'inertie fonctionnelle de son muscle droit interne, ce qui fait qu'il n'y a point de diplopie.

Mais cette inertie du muscle droit interne ne subsiste que dans les mouvements synergiques, car il suffit de fermer l'œil paralysé, pour que l'autre œil puisse se mouvoir dans toutes les directions.

Cette sorte de déviation conjuguée diffère de celle qu'on observe dans certaines affections de l'encéphale d'ordre paralytique ou de nature convulsive, par son début plus lent, par sa longue durée, par les phénomènes cérébraux tout spéciaux qui l'accompagnent (hémiplégie alterne, paralysie faciale) ou quelquefois par l'absence de tout symptôme du côté de l'encéphale. Elle constitue un symptôme localisateur précis, et permet d'affirmer qu'il existe une lésion du noyau du moteur oculaire externe.

Terminons ce qui est relatif à la paralysie de la sixième paire, en signalant encore quelques particularités intéressantes à connaître.

La première de ces particularités est relative à la pupille. Dans la grande majorité des cas, celle-ci ne présente aucune modification, mais lorsque la paralysie est ancienne, on observe quelquefois un léger degré de myosis, ce qui pourrait faire croire au premier abord que la paralysie siège dans l'autre œil, là où la pupille est le plus large. Ce myosis tient à la contracture des muscles de la troisième paire et du sphincter de l'iris, contracture qu'on retrouve du côté des muscles antagonistes, dans toutes les paralysies qui durent depuis un certain temps.

Dans d'autres cas, ce n'est plus un myosis que l'on observe, mais une véritable mydriase, qu'on explique en admettant que c'est alors la sixième paire et non la troisième qui fournit la racine motrice du ganglion ophthalmique, ainsi que le fait a plusieurs fois été constaté.

Une seconde remarque intéressante à faire, c'est que la

paralysie de la sixième paire est très souvent binoculaire, ce dont on se rend facilement compte en se rappelant que les deux sixièmes paires naissent sur le plancher du quatrième ventricule des deux côtés du raphé médian. Un si proche voisinage explique comment une lésion peut les atteindre simultanément et même retentir quelquefois sur la septième paire dont l'origine est également très rapprochée.

Enfin il est bon de ne pas oublier que la rétraction du muscle antagoniste est plus à craindre ici que dans toute autre paralysie, car ce muscle n'est autre que le droit interne qui est le plus puissant de tous les muscles de l'œil. Elle est favorisée par les mouvements de convergence et d'accommodation, ce qui implique la nécessité d'empêcher le malade de lire, d'écrire ou de travailler, pendant toute la durée de son affection.

CONTRACTIONS SPASMODIQUES DES MUSCLES DE L'ŒIL. DÉVIATION CONJUGUÉE.

Les contractions spasmodiques isolées des muscles moteurs de l'œil sont très rares. On les observe de préférence dans le muscle droit interne, et elles donnent alors lieu à une diplopie homonyme, analogue à celle que l'on observe dans la paralysie de la sixième paire. Il n'est pas difficile toutefois d'établir le diagnostic entre ces deux affections, car, dans le spasme, il y a des oscillations continuelles entre les deux images qui se rapprochent ou s'écartent à chaque instant, tandis que dans la paralysie l'écartement des images reste le même pour une position donnée. Ajoutons que le spasme cesse parfois pendant quelques moments et même pendant quelques jours pour reparaître de nouveau, et s'accompagne habituellement de douleurs péri-orbitaires et de contracture secondaire du muscle orbiculaire.

Les causes de cette affection sont très variées : des dents cariées, un simple refroidissement de la face, peuvent en être la source.

Dans un autre ordre de faits, les spasmes des muscles de l'œil sont fréquents : c'est ainsi qu'on les observe dans les convulsions de la première enfance, dans les méningites, dans l'hystérie et dans l'hystéro-épilepsie. Mais ils s'associent alors à d'autres phénomènes convulsifs et ne constituent plus une affection isolée ayant sa propre individualité.

Déviation conjuguée. — L'étude que nous venons de faire nous conduit à parler d'une déviation particulière des muscles de l'œil, décrite sous le nom de déviation conjuguée, laquelle, s'accompagnant habituellement de rotation de la tête et parfois de nystagmus, est symptomatique de certaines affections cérébrales.

On l'observe, avec les caractères que nous venons d'indiquer, dans deux grands ordres de lésions, les unes d'ordre paralytique, les autres d'ordre convulsif, distinction importante à établir, car, pour un même siège, la qualité de la lésion donne lieu à une déviation de modalité différente.

Dans les lésions d'ordre paralytique, elle apparaît chez les hémiplégiques immédiatement après l'ictus apoplectique produit par une hémorrhagie ou un ramollissement. Elle est elle-même de nature paralytique, ne persiste que quelques instants ou quelques heures, parfois pendant plusieurs jours et acquiert une valeur diagnostique importante, car elle peut servir à faire reconnaître une apoplexie cérébrale, du coma produit, par exemple, par un empoisonnement, par une asphyxie ou par tout autre cause. En outre, elle présente un grand intérêt au point de vue des localisations cérébrales, car Vulpian et Prévost ont pu formuler la loi suivante :

Lorsque le malade fuit son côté paralysé et tourne la tête et les yeux vers sa lésion, celle-ci est hémisphérique. Lorsqu'au contraire le malade fuit sa lésion et tourne la tête et les yeux vers son côté paralysé, la lésion est mésocéphalique.

Dans les lésions d'ordre convulsif, la déviation conjuguée est généralement sous la dépendance de tumeurs cérébrales, de méningites ou d'hémorrhagies méningées. Elle est soudaine, passagère, de même nature que les convulsions de la face ou des membres, mais le sens de la déviation est différent des cas précédents.

En effet, lorsque le malade fuit ses membres convulsés et tourne la tête et les yeux vers sa lésion, celle-ci est mésocéphalique. Lorsqu'au contraire il fuit sa lésion pour tourner la tête et les yeux vers ses membres convulsés, la lésion est hémisphérique.

Telle est la formule de Landouzy qui complète celle de Vulpian et Prévost et achève de donner l'explication de la plupart des faits observés.

NYSTAGMUS.

On désigne sous le nom de nystagmus un état morbide dans lequel les yeux exécutent des mouvements involontaires et rhythmiques, sans que le malade en ait conscience.

Ces mouvements se font en différents sens : le plus habituellement, ils s'effectuent dans le sens horizontal de gauche à droite ou plus volontiers de droite à gauche et sont dus à la contraction spasmodique des muscles droits internes et externes : plus rarement, ils ont lieu dans la direction verticale ou diagonale ; assez fréquemment, on les observe autour de l'axe antéro-postérieur du globe, et ils constituent alors le nystagmus rotatoire, variété qui se combine presque toujours à l'une des formes précédentes.

Ces oscillations des yeux présentent certaines particularités intéressantes à connaître.

Elles sont souvent très rapides (deux ou trois oscillations par seconde) et leur amplitude est assez considérable pour les rendre facilement appréciables. Dans d'autres cas, elles sont intermittentes et ne sont visibles que si l'on y prête une sérieuse attention.

Elles augmentent dans certaines directions du regard, ainsi que dans l'obscurité et surtout sous l'influence des émotions morales. Elles diminuent au contraire dans certaines positions des yeux, généralement dans la convergence, sans cependant qu'il soit possible de rien préciser ; elles diminuent également à une lumière vive ; le sommeil et la chloroformisation les font presque toujours cesser.

Elles sont parfois accompagnées d'un balancement cadencé de la tête, ce qui contribue à donner au malade une étrange physionomie. Enfin les mouvements volontaires des yeux ne sont nullement modifiés, et le malade peut diriger ses regards dans toutes les directions aussi bien qu'à l'état normal.

Ajoutons que les objets ne semblent pas vaciller, que les oscillations sont presque toujours bilatérales, et nous aurons l'ensemble des traits les plus caractéristiques de cette bizarre affection.

Causes. Au point de vue de ses causes, on distingue plusieurs variétés de nystagmus : 1° le nystagmus d'origine oculaire ; 2° le nystagmus professionnel ; 3° le nystagmus symptomatique d'affections cérébrales ou spinales.

1° *Nystagmus d'origine oculaire.* — Toutes les affections qui affaiblissent l'acuité visuelle chez les enfants prédisposent au nystagmus : c'est ainsi qu'il est souvent consécutif à la cataracte polaire, à la cataracte zonulaire, à un leucome de la cornée, à la rétinite pigmentaire, à l'amblyopie congénitale ou à un astigmatisme irrégulier. A ce titre, le nystagmus, quelquefois héréditaire, est presque toujours une maladie congénitale ou une maladie de l'enfance. Selon Arlt, il se développe dans l'intérêt de la vision, soit parce que l'œil, dont l'acuité visuelle est affaiblie, cherche sans repos ni trêve une meilleure direction du regard, soit parce que la vision est réellement améliorée, par les oscillations oculaires permettant au malade de fixer successivement les diverses parties d'un même objet. Faut-il admettre également que, se manifestant à l'âge où les mouvements associés des yeux commencent à se régler, il résulte d'une sorte d'indiscipline musculaire favorisée par une vision défectueuse? Quoi qu'il en soit, il est des cas fréquents où il n'apparaît pas malgré les conditions en apparence les plus favorables à son développement ; il en est d'autres beaucoup plus rares, où il ne s'accompagne d'aucun affaiblissement bien sensible de l'acuité visuelle, de sorte qu'il faut alors admettre une prédisposition particulière ou une altération cérébrale dont la véritable cause nous échappe encore.

2° *Nystagmus professionnel.* — Une variété toute particulière de nystagmus est celle que l'on rencontre chez les ouvriers qui travaillent dans les mines de charbon, et qui a été bien étudiée par Dransart et Romiée.

Cette variété de nystagmus est rotatoire, n'atteint généralement que les ouvriers âgés et se distingue de la forme précédente, en ce que le malade a conscience de son infirmité et voit vaciller les objets, surtout lorsqu'il fixe un point lumineux. De plus, elle paraît liée à un certain degré d'héméralopie et ne se produit que lorsque la ligne du regard est dirigée au-dessus du plan horizontal. Sa curabilité fait également contraste avec l'incurabilité trop fréquente du nystagmus d'origine oculaire.

Recherchant l'étiologie de cette affection, Dransart l'attribue à une myopathie des muscles élévateurs et du droit interne, liée à l'anémie et à la paresse de l'accommodation. Mais pourquoi une telle myopathie? c'est parce que le mineur travaille fréquemment couché, en dirigeant le regard en haut, et surmène ainsi ses muscles élévateurs et ses muscles de convergence par un travail excessif. A son tour, la fatigue de la convergence amène la fatigue de l'accommodation, en vertu des rapports qui existent entre le muscle ciliaire et le droit interne, et enfin l'anémie prépare le terrain qui facilite l'éclosion de la maladie, en diminuant la tonicité du système musculaire.

3° *Nystagmus symptomatique d'affections cérébrales ou spinales.* — Le nystagmus se rencontre dans certaines affections cérébrales et principalement dans l'ictus apoplectique consécutif à une hémorrhagie ou à un ramollissement. Il est alors toujours accompagné, selon Gadaud, de déviation conjuguée des yeux et de rotation de la tête du côté de la lésion, phénomènes qui peuvent toutefois exister sans nystagmus. Sa durée est du reste très limitée : il disparaît souvent en vingt-quatre heures et, en tout cas, toujours avant la déviation conjuguée elle-même à laquelle il semble subordonné.

Le nystagmus est aussi parfois symptomatique de méningite, de méningo-encéphalite, de tumeurs intra-crâniennes et même de traumatisme cérébral. Il ne constitue pas un symptôme localisateur précis, mais ce qui paraît démontré, c'est que les altérations qui siègent au niveau du pli courbe lui donnent de préférence naissance. Il est également fréquent dans les lésions du bulbe et de la protubérance, tandis qu'il fait défaut dans les lésions cérébelleuses.

Mais de toutes les affections des centres nerveux, celle où il est le plus fréquent est la sclérose en plaques, lorsque la lésion occupe les parties supérieures de l'axe spinal. Le nystagmus constitue un symptôme important de cette affection, puisqu'il existe environ dans la moitié des cas, tandis qu'il est au contraire très rare dans l'ataxie (Charcot). Il peut même être un phénomène initial de la maladie, de sorte que lorsqu'il s'associe à un léger tremblement des mains ou à des phénomènes d'engourdissement dans les membres inférieurs, il acquiert une valeur diagnostique considérable.

Dans la première forme de nystagmus, l'indication capitale à remplir est de chercher à augmenter l'acuité visuelle par tous les moyens dont nous pouvons disposer. La correction complète des défauts de réfraction et, dans certains cas, la création d'une pupille artificielle ou l'extraction de la cataracte amènent d'heureux résultats, surtout si ces opérations sont pratiquées de bonne heure, avant l'établissement définitif de l'affection. Traitement.

Nous avons réussi quelquefois à diminuer très notablement le nystagmus par la ténotomie, mais cette opération n'est indiquée que lorsqu'il existe un strabisme ou une insuffisance musculaire.

Dans le traitement du nystagmus des mineurs, Dransart vante les préparations toniques, l'électricité, l'hydrothérapie, les injections de strychnine, mais c'est surtout le travail au jour ou tout au moins le travail qui ne nécessite pas l'élévation du regard, qui a la plus heureuse influence.

Nous ne dirons rien du traitement du nystagmus symptomatique des affections cérébrales ou spinales, car il ne constitue qu'un symptôme accessoire de la maladie principale dont il dépend.

STRABISME.

D'une façon générale, le strabisme est une déviation de l'un des yeux par rapport à l'autre.

Ainsi envisagé, il n'est à proprement parler qu'un symptôme commun à diverses affections. C'est ainsi qu'on distingue : 1° un strabisme paralytique, lorsqu'il est dû à la paralysie d'un des muscles moteurs du globe ; 2° un strabisme spasmodique, lorsqu'il est le résultat de la contraction spasmodique de ces mêmes muscles ; 3° un strabisme optique, lorsqu'il est produit par un vice amétropique ou un affaiblissement de la vision ; 4° enfin un strabisme mécanique, lorsqu'il reconnaît pour cause des adhérences morbides établies entre les paupières et le globe.

S'il est permis d'envisager ainsi le strabisme, il n'en est pas moins vrai qu'un grand nombre d'auteurs réservent cette expression pour caractériser un simple trouble d'équilibre entre certains muscles de l'œil, sans affaiblissement réel d'aucun d'eux, ne permettant plus aux lignes visuelles de s'entre-croiser sur le même point et entraînant la suppression de la vision binoculaire. C'est aussi de cette façon que nous le considérerons dans l'étude qui va suivre.

Caractères du strabisme. — Le premier point qui nous intéresse est de rechercher quels sont les caractères du strabisme ainsi compris, c'est-à-dire du strabisme vrai ou fonctionnel, et de le différencier du strabisme paralytique avec lequel il a plusieurs points de ressemblance.

1° *Déviation primitive de l'œil strabique.* — Ce qui caractérise tout d'abord le strabisme, c'est la déviation plus ou moins grande de l'un des yeux par rapport à l'autre. Cette déviation dite primitive est constante, c'est-à-dire la même dans toutes les directions du regard et peut être évaluée en degrés ou en millimètres, comme nous le verrons tout à l'heure.

2° *Déviation secondaire de l'œil sain.* — Si on applique au devant de l'œil sain un verre dépoli, à travers lequel on peut en surveiller les mouvements, et si on invite le malade à regarder avec l'œil strabique un objet placé sur la ligne médiane, on constate que cet œil se redresse immédiatement : pendant ce temps-là, l'œil sain suit le même mouvement et parcourt un arc de cercle absolument égal. C'est ce que l'on exprime, en disant que, dans le strabisme fonctionnel, à l'inverse de ce qui a lieu dans le strabisme paralytique, la déviation secondaire égale toujours la déviation primitive, d'où le nom de strabisme concomitant que certains auteurs lui ont donné.

3° *Mobilité conservée.* — L'œil strabique conserve toute sa mobilité, ce que l'on constate facilement en lui faisant exécuter des mouvements dans toutes les directions, l'œil sain étant fermé. Il en est tout autrement dans les affections paralytiques, où on observe toujours une diminution de la mobilité, dans la sphère d'action du muscle paralysé.

4° *Absence de diplopie.* — Enfin, un des traits les plus importants du strabisme fonctionnel est l'absence de diplopie (99 fois sur 100), à l'inverse de ce qui a lieu dans le strabisme paralytique où la diplopie est au contraire constante. Pourquoi une différence aussi essentielle ?

Remarquons d'abord que cette absence de diplopie tient à une propriété particulière que possède la rétine de pouvoir faire abstraction d'une image, ou autrement dit de la neutraliser, et ce n'est pas chose rare, car, dans les exercices microscopiques ou ophthalmoscopiques, on arrive facilement à cette neutralisation, de même que lorsqu'on est à la portée de deux conversations, on peut à volonté n'entendre que celle qui intéresse. Or, cette abstraction psychique d'une image s'obtient d'autant plus facilement dans l'œil atteint de strabisme, que cette affection se déclare insensiblement dès l'enfance, que la situation relative des images sur la rétine reste toujours la même et que l'œil dévié devient presque toujours amblyope. Tout autres sont les conditions de l'œil paralysé : l'affection est subite et n'arrive guère avant l'âge adulte ; la situation des images varie à chaque instant sur la rétine, selon la direction du regard, et enfin cette membrane nerveuse conserve toute sa sensibilité.

Cette absence de diplopie dans le strabisme fonctionnel est si bien due à une neutralisation de l'image sous l'influence de l'habitude, qu'on peut la faire cesser, soit en pratiquant pendant un certain temps l'occlusion de l'œil sain, soit à l'aide de moyens artificiels. Il suffit, en effet, pour cela, de placer au devant de l'œil sain un verre coloré et de faire fixer au malade une lumière vive : l'image qui se dessine sur l'œil strabique, n'étant plus effacée par l'éclat de l'autre image, devient alors sensible et la diplopie se manifeste. (Javal.)

5° *Perte de la vision binoculaire*. — Comme conséquence de la neutralisation dont nous venons de parler, il résulte que le strabique ne voit les objets que d'un seul œil. Rien de plus facile que de le démontrer au moyen d'une expérience très simple : interposez une règle ou un crayon entre les yeux du malade et une page d'écriture et vous constaterez que certains mots restent cachés ou interrompus, ce qui n'a pas lieu quand les deux yeux concourent à la vision, ainsi qu'on peut facilement s'en assurer soi-même, en fermant d'abord un œil, puis en regardant ensuite avec les deux yeux.

Maintenant que nous connaissons les principaux caractères du strabisme, voyons quels sont ses différentes variétés. Variétés.

1° D'après le sens de la déviation, on dit que le strabisme est convergent ou divergent, supérieur ou inférieur, selon que l'œil est dévié en dedans ou en dehors, en haut ou en bas.

Le strabisme *convergent* est le plus fréquent : nous verrons plus loin qu'il est le plus souvent lié à l'hypermétropie et qu'à son début il est souvent susceptible de guérir par l'emploi des lunettes. Le strabisme *divergent* s'associe au contraire fréquemment à la myopie ou à l'amblyopie et réclame presque toujours une opération chirurgicale.

2° D'après les diverses conditions où il se manifeste, le strabisme est dit : latent, périodique, alternant ou enfin permanent, mais ce ne sont là le plus souvent que des étapes de la même affection, le strabisme commençant fréquemment par être latent, pour devenir périodique et enfin définitif.

1° *Strabisme latent.* — Dans le strabisme latent, le malade arrive à masquer son affection et à fusionner les images, en faisant des efforts considérables de convergence qui ne tardent pas à le fatiguer. Mais, dès qu'on supprime la vision binoculaire, en interposant, par exemple, au devant de l'un des yeux un verre dépoli ou un prisme à base supérieure ou inférieure, on voit apparaître le strabisme : c'est cette forme de strabisme dynamique que nous avons déjà eu occasion d'étudier comme une complication fréquente de la myopie, où elle résulte de l'insuffisance des muscles droits internes, et qu'on rencontre également quelquefois dans l'hypermétropie, par suite de l'insuffisance des muscles droits externes.

2° *Strabisme périodique ou intermittent.* — Le strabisme est périodique, lorsqu'il ne se manifeste que dans certaines conditions, soit quand le malade regarde de près, soit quand il regarde au loin. Cette variété de strabisme s'observe surtout dans les anomalies de la réfraction et s'explique facilement : dans l'hypermétropie, par exemple, c'est l'accommodation excessive nécessaire pour voir de près qui entraîne un excès de convergence, d'où naît la diplopie que le malade évite, en déviant instinctivement un œil en dedans : on comprend donc très bien que, lorsque le malade regarde au loin, c'est-à-dire ne fait plus qu'un léger effort d'accommodation, l'équilibre musculaire puisse se rétablir et le strabisme cesser de se manifester.

Il en est de même dans la myopie : l'insuffisance des muscles droits internes amène dans la vision de près un strabisme divergent, qui peut disparaître lorsque ces muscles sont au repos, pendant la fixation des objets éloignés.

3° *Strabisme alternant.* — Le strabisme alternant est celui dans lequel le malade louche tantôt d'un œil tantôt de l'autre. Cet état qu'on observe surtout dans l'hypermétropie suppose que les deux yeux ont conservé la même acuité visuelle et ont la même réfraction : alors le malade, n'ayant pas raison de dévier l'un plutôt que l'autre, les dévie à tour de rôle.

4° *Strabisme permanent.* — Enfin le strabisme permanent, comme son nom l'indique, est celui qui est définitif et dans lequel un œil est complètement exclu de la vision. Selon certains auteurs, il ne peut être que simple ; selon d'autres, il est souvent double et à ce sujet il est nécessaire de s'entendre. Si on se reporte à la définition du strabisme, il est certain que celui-ci ne peut être que monolatéral, puisqu'il résulte de ce que les deux lignes visuelles ne s'entre-croisent pas sur l'objet fixé, mais en pratique on voit souvent les deux yeux loucher manifestement. Ainsi une forte déviation en dedans de l'œil strabique entraîne après un certain temps une déviation similaire de l'œil sain, de sorte que le malade paraît avoir un double strabisme et ne fixe jamais en face.

Les causes du strabisme sont une des parties les plus intéressantes de cette étude et méritent une attention toute particulière. Causes.

Pour expliquer sa formation, on a invoqué l'attitude vicieuse de certains enfants au berceau, qui, habitués à diriger leur regard du côté de la lumière et d'une fenêtre, finissent par loucher. Mais si on remarque que le strabisme ne s'établit pas avant l'âge de trois ou quatre ans, alors qu'interviennent d'autres causes capables de l'expliquer, et notamment les efforts d'accommodation et de convergence nécessaires pour les besoins habituels de la vision de près, on n'accordera qu'une faible créance à cette hypothèse.

Les convulsions de la première enfance ont aussi été incriminées. Il est possible, en effet, qu'elles soient une cause de strabisme, à la suite des paralysies ou des contractures musculaires qu'elles peuvent déterminer, mais le fait est rare et même exceptionnel.

Plus fréquemment, on voit le strabisme se développer, chez les enfants, à la suite de l'éclosion d'une dent. Il est alors périodique, passager, et cesse dès que la dent est percée et n'amène plus d'irritation dans les tissus environnants.

Les affections inflammatoires de la cornée ont aussi, dans certains cas, une influence incontestable sur la production du strabisme. Selon Cuignet dont nous partageons l'opinion, la déviation de l'œil est la conséquence moins de la taie qui en résulte que de la photophobie qui les accompagne. Pour éviter l'action de la lumière, l'œil se porte instinctivement en dedans et en haut, ce qui finit par engendrer un strabisme convergent en même temps que légèrement supérieur.

Une autre cause de strabisme résulte de la paralysie d'un des muscles de l'œil, et cette cause agit de deux façons fort différentes : ou bien la paralysie est guérie, mais le muscle antagoniste longtemps contracturé reste raccourci, et le strabisme d'abord paralytique se change en strabisme fonctionnel; ou bien l'œil sain devient lui-même strabique pour la raison suivante : le droit externe gauche, par exemple, étant paralysé, a besoin d'efforts énergiques pour regarder à gauche; en même temps, le droit interne de l'œil sain, qui est son muscle congénère, fait les mêmes efforts synergiques, s'habitue à ne plus proportionner ses contractions avec la position de l'objet fixé, et finit parfois par demeurer lui-même rétracté.

L'amblyopie d'un œil est aussi une cause de strabisme, et dans ce cas la déviation a presque toujours lieu en dehors. On se rend facilement compte de cette direction, en remarquant que la vision binoculaire n'intervient plus pour solliciter cet œil à faire des efforts d'accommodation et de convergence et le laisse peu à peu se dévier du côté externe.

Mais, hâtons-nous de le dire, dans la grande majorité des cas le strabisme reconnaît d'autres causes et se trouve lié à un vice amétropique, ainsi que Donders l'a démontré. A l'hypermétropie appartient le strabisme convergent, environ dans soixante-dix cas sur cent; à la myopie se rattache le strabisme divergent, à peu près dans la même proportion. Par quel mécanisme ces anomalies de réfraction conduisent-elles ainsi au strabisme? C'est ce que nous avons déjà eu occasion d'expliquer dans le cours de leur étude, ce qui nous dispense d'y revenir.

Le diagnostic du strabisme est facile. En effet la conservation complète de la mobilité de l'œil, l'égalité entre la déviation primitive et la déviation secondaire, l'absence de diplopie, et jusqu'à l'origine de la maladie qui remonte habituellement à l'enfance, sont autant de caractères qui sont propres au strabisme fonctionnel et qui le séparent aisément du strabisme paralytique. Diagnostic.

Mais nous avons vu que les myopes et les hypermétropes présentent souvent un faux strabisme apparent, convergent chez les premiers, divergent chez les seconds, par suite de l'angle plus ou moins grand que forme l'axe optique de l'œil avec l'axe de figure. Comment distinguer ce strabisme faux du strabisme vrai?

La chose est facile et nous avons pour premier guide l'existence d'un vice amétropique et sa nature, ce qui est déjà une donnée fort importante.

En second lieu, si le strabisme n'est qu'apparent, la vision est binoculaire; s'il est réel, elle est monoculaire et tout revient à le constater; or, nous disposons pour cela de plusieurs moyens:

Le premier est l'épreuve de la règle, que nous venons de rapporter plus haut. Le second consiste à couvrir alternativement chacun des yeux avec la main et à examiner sa position quand on le découvre: s'il reste en fixation, la déviation n'est qu'apparente; s'il se redresse, c'est qu'il louche réellement. Enfin un dernier moyen est l'expérience du prisme selon le procédé de Graefe, moyen que nous avons étudié en traitant de l'insuffisance musculaire dans la myopie et qui est extrêmement précis.

Mesure du strabisme. — Pour que le diagnostic soit

complet, il est nécessaire d'apprécier le degré de déviation que présente l'œil, et de mesurer le strabisme, mensuration qui peut s'établir en degrés ou en millimètres.

La première se fait au moyen du périmètre ; la seconde, qui est la plus simple, consiste à noter le déplacement qu'a subi l'œil par rapport au milieu de la fente palpébrale, ce qui se fait aisément au moyen d'un strabomètre. Nous représentons celui de Laurence (fig. 14) et celui de

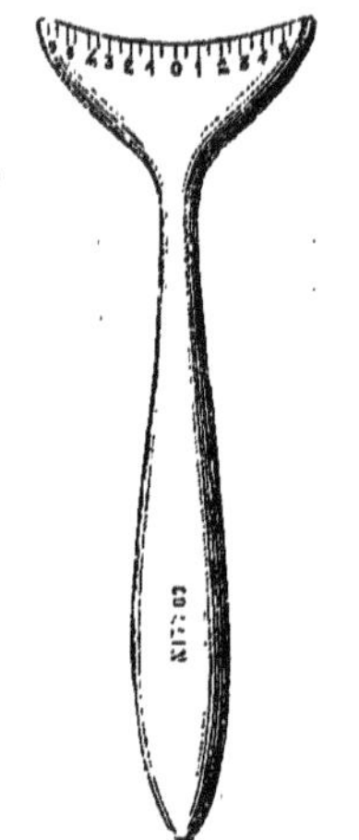

Fig. 14. — Strabomètre de Laurence.

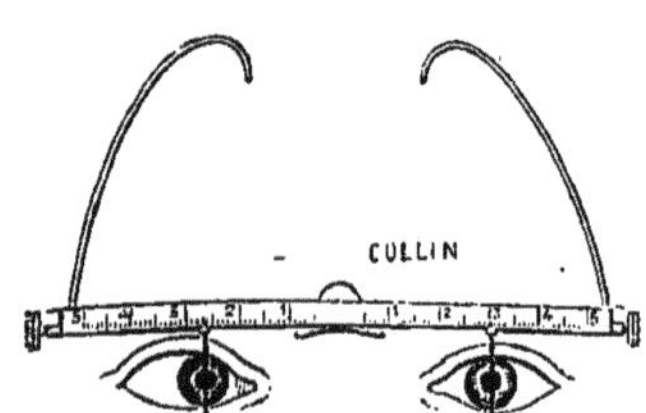

Fig. 15. — Strabomètre de Galezowski.

Galezowski (fig. 15) : on applique le premier de ces instruments sur la paupière inférieure, et sa graduation en millimètres permet d'évaluer de suite la distance qui sépare le zéro de son échelle du centre de la pupille de l'œil dévié. Dans le strabomètre binoculaire de Galezowski, deux curseurs reliés à une branche horizontale graduée en millimètres sont placés au-devant du centre de chaque cornée, ce qui permet d'apprécier facilement de combien un œil est plus dévié que l'autre.

Une simple carte de visite, taillée de façon à s'adapter

sur le bord de la paupière inférieure, peut aussi jouer le rôle de strabomètre, si on trace un trait sur le point correspondant au centre de la cornée de l'œil sain, et en la retournant, un autre trait qui correspond au centre de la cornée de l'œil strabique. La distance qui les sépare mesure la déviation; mais hâtons-nous de dire qu'avec un peu d'habitude on arrive facilement à se passer de tout instrument et à évaluer, d'un simple coup d'œil, le degré du strabisme, avec une approximation suffisante.

Le traitement du strabisme doit avoir pour but, non seulement de redresser la déviation de l'œil, mais de rétablir autant que possible la vision binoculaire. Or, cette double indication peut être remplie, soit par des moyens orthopédiques, soit par des moyens optiques, soit enfin par le traitement chirurgical. Traitement.

1° *Moyens orthopédiques ou orthophthalmiques.* — Les moyens orthopédiques employés contre le strabisme sont nombreux :

1° *Louchettes.* — On conseillait autrefois l'usage de louchettes, sortes de lunettes opaques percées d'un petit trou central, forçant les yeux à faire des efforts de contraction pour voir à travers cet étroit orifice. Mais lorsqu'un des yeux entre en fixation, l'autre se dévie derrière l'écran opaque qui le masque et reste ainsi exclu de la vision : aussi ce moyen est-il presque complètement abandonné.

2° *Occlusion de l'œil sain.* — Buffon recommandait de couvrir l'œil sain, de manière à fortifier par l'exercice l'œil dévié. Cette méthode donne de bons résultats pour augmenter l'acuité visuelle de l'œil strabique, mais n'a guère d'influence sur la déviation elle-même, si ce n'est combinée à d'autres moyens.

3° *Prismes.* — Certains auteurs ont essayé de redresser

l'œil strabique au moyen de verres prismatiques, mais cette méthode doit être réservée au strabisme qui s'accompagne de diplopie et n'a par conséquent pas grande application dans le strabisme fonctionnel.

4° *Stéréoscope.* — Les exercices stéréoscopiques, préconisés par Javal, favorisent la vision binoculaire, en sollicitant de la part de l'œil strabique des efforts de contraction destinés à le redresser. Mais il est pour cela une condition nécessaire, c'est que l'œil dévié ne soit pas amblyope et ne fasse plus abstraction de la fausse image qui se peint sur sa rétine.

Le premier soin à prendre est donc de rendre à l'œil strabique une acuité visuelle suffisante et de faire apparaître la diplopie, ce qui s'obtient en pratiquant l'occlusion de l'œil sain pendant plusieurs heures par jour à l'aide d'une coquille noire. La diplopie établie, il faut chercher à la faire cesser, en sollicitant les contractions du muscle dévié par des exercices méthodiques.

Pour cela, on dispose d'une série de cartons destinés à être placés dans le stéréoscope; chacun d'eux est divisé en deux moitiés égales et chaque moitié porte un pain à cacheter noir; ceux-ci sont distants, selon les cartons, de 3, 4, 5, 6, jusqu'à 10 et 12 centimètres. On cherche quel est le carton dont les images sont fusionnées avec un certain effort et on soumet le malade plusieurs heures par jour à cet exercice. Nous considérons, avec le professeur Panas, le sujet comme guéri, lorsqu'il peut fusionner à 6 ou 7 centimètres dans le strabisme convergent, et à 3 ou 4 centimètres dans le strabisme divergent; il suffit alors, pour rendre la guérison durable, de lui faire porter des verres appropriés, pour neutraliser l'action de la myopie ou de l'hypermétropie.

Ces exercices ont l'inconvénient d'exiger beaucoup de temps et de ne pas être applicables chez les enfants, qui n'ont pas pour cela la docilité voulue. Ils peuvent rendre service au début du strabisme, ou pour exercer la vision binoculaire après une opération de ténotomie, mais leur efficacité, dans le traitement du strabisme confirmé, est trop problématique pour qu'on doive s'y attarder.

2° *Moyens optiques.* — Lorsque le strabisme est lié à l'amétropie, le traitement par les lunettes donne dans certains cas d'excellents résultats; mais il y a des distinctions à établir.

Disons d'abord que le strabisme divergent du myope se montre presque toujours absolument rebelle.

Le strabisme convergent de l'hypermétrope offre au contraire des conditions favorables à la guérison, et cette guérison est même en quelque sorte la règle, lorsque le strabisme se déclare chez un jeune enfant et n'est encore que périodique ou alternant. On choisit pour cela les lunettes qui corrigent l'hypermétropie manifeste, c'est-à-dire celles qui permettent la vision au loin d'être distincte. Si le petit malade ne peut encore faire de réponses correctes, on détermine l'hypermétropie totale à l'aide de l'atropine et de l'ophthalmoscope, et on donne les verres qui en corrigent le tiers ou la moitié.

Quoi qu'il en soit, les verres choisis doivent toujours être suffisamment forts pour empêcher le malade de loucher lorsqu'il regarde de près. Ils doivent en outre être non teintés, périscopiques, ou arrondis et écartés de façon que l'enfant regarde par leur partie centrale. Il arrive souvent que le petit malade ne louche plus lorsqu'il porte les lunettes, mais louche de nouveau dès qu'il les enlève, ce qui inquiète les parents. Il est donc nécessaire de les prévenir de ce fait et de leur recommander de faire porter constamment les lunettes à l'enfant, aussi bien pour jouer que pour travailler, et cela pendant dix ou douze mois consécutifs, s'ils veulent obtenir une guérison définitive.

Les chances de succès diminuent considérablement lorsque le strabisme est permanent et compliqué d'amblyopie. Il est alors nécessaire de pratiquer l'occlusion de l'œil sain, pendant plusieurs heures par jour, avec une coquille noire destinée à cet usage, afin de forcer l'œil dévié à s'exercer. On ordonne ensuite des lunettes, comme dans le cas précédent, mais le résultat est très incertain.

On a aussi proposé contre le strabisme convergent intermittent des cures d'atropine, de duboisine et d'homatropine, de façon à supprimer toute accommodation et par conséquent tout excès de convergence (Boucheron). L'instillation mydriatique est pratiquée matin et soir dans les yeux : en deux ou trois semaines le strabisme disparaît souvent, mais il a tendance à se reproduire, de sorte qu'il faut quelquefois continuer les instillations pendant plusieurs mois.

Ce moyen peut être combiné avec l'emploi des lunettes, et nous y avons surtout recours, lorsque malgré les verres les mieux choisis, l'enfant continue de loucher. Pendant toute la durée du traitement, il est nécessaire de corriger l'hypermétropie totale, au moyen de verres appropriés.

3° *Traitement chirurgical.* — Le traitement chirurgical du strabisme remonte à Taylor, à Dieffenbach, à Stromeyer et à J. Guérin. Ces divers auteurs pratiquaient la section du muscle rétracté et obtenaient le plus souvent un effet exagéré, transformant un strabisme convergent en strabisme divergent ou inversement, de sorte que l'opération fut bientôt discréditée.

Aujourd'hui, depuis les travaux de Bonnet, de Lyon, ce n'est plus le corps charnu du muscle que l'on sectionne, mais son tendon. Celui-ci ne se rétracte que dans une certaine mesure, grâce à la capsule de Tenon à laquelle il est uni, et vient contracter de nouvelles adhérences sur un point plus reculé de la sclérotique. Il en résulte qu'il perd ainsi une partie de sa puissance, puisqu'il est plus éloigné du pôle antérieur de l'œil qu'il est chargé de mouvoir et l'équilibre musculaire est ainsi rétabli.

Manuel opératoire.

Voyons maintenant quel est le manuel opératoire à suivre, et supposons qu'il s'agisse d'un strabisme convergent, c'est-à-dire de la section du muscle droit interne.

On commence d'abord par instiller quelques gouttes de cocaïne pour rendre l'opération indolore, puis le malade est couché et les paupières écartées avec le blépharostat. Le chirurgien saisit un pli conjonctival au voisinage du bord interne de la cornée, avec une pince à ressort qu'il confie à un aide chargé d'attirer l'œil en dehors. Avec une autre pince à griffe, il saisit un nouveau pli conjonctival, à quelques millimètres du premier, et l'incise verticalement à l'aide de ciseaux courbes. Ceux-ci sont ensuite engagés dans la plaie et détachent la conjonctive au devant de l'insertion du muscle jusqu'au voisinage de la caroncule lacrymale, ainsi que les adhérences fibreuses qui entourent le muscle et qui unissent le globe à la capsule de Tenon.

Cela fait, le crochet à strabisme est introduit dans la plaie, de façon à glisser sous le muscle : celui-ci chargé, on le soulève légèrement et on le sectionne à petits coups de ciseaux au ras de la sclérotique.

Mais ce n'est pas tout que de couper le tendon du muscle, car sa section, ne donnant qu'un redressement de 2 millimètres environ, resterait le plus souvent insuffisante ; ce qu'il importe surtout, c'est de débrider les adhérences de la capsule de Tenon, et c'est ce débridement plus ou moins complet qui permet de doser l'effet de la strabotomie. Aussi faut-il promener un petit crochet mousse dans toute l'étendue de la plaie pour rechercher ces adhérences et les sectionner plus ou moins largement, selon que l'on veut obtenir plus ou moins de correction.

L'opération terminée, il est nécessaire d'en vérifier les résultats immédiats. Or, trois cas peuvent se présenter : ou le résultat est satisfaisant ; ou la correction est incomplète, ou bien il y a excès de correction.

Le résultat est satisfaisant, quand les deux pupilles occupent le milieu de la fente palpébrale, et quand le malade peut maintenir les yeux fixés sur un objet distant de 12 à 15 centimètres, ce que l'on reconnaît en recouvrant l'œil opéré et en remarquant qu'il ne se dévie pas derrière la main qui le cache. Il suffit alors de faire une suture conjonctivale peu serrée et peu étendue pour rapprocher les bords de la plaie.

Lorsque la correction est incomplète, on dispose de plusieurs ressources :

1° On recherche de nouveau si toutes les adhérences du muscle avec la capsule ont bien été sectionnées, et on détache celles qui pourraient subsister ;

2° On dissèque plus largement les expansions fibreuses qui relient la capsule au muscle et à la sclérotique, de façon à faciliter le glissement plus complet du tendon en arrière ;

3° La dissection plus étendue de la conjonctive peut aussi augmenter l'effet de l'opération, mais lorsqu'il s'agit du droit interne, il y a toujours à craindre l'enfoncement si disgracieux de la caroncule et la propulsion de l'œil en avant ;

4° La suture verticale des angles de la plaie conjonctivale peut également augmenter dans une certaine mesure l'effet obtenu ;

5° Si tous ces moyens sont insuffisants, on passe un fil de soie dans le tissu sous-conjonctival, au voisinage du bord externe de la cornée, de façon à attirer l'œil en dehors et on attache ce fil à un morceau de linge préalablement fixé sur la tempe au moyen de collodion ;

6° Enfin on invite le malade après l'opération à diriger son regard du côté opposé à la section, afin de maintenir le muscle détaché le plus loin possible de son insertion primitive.

Dans le cas où il y a excès de correction, on peut facilement y remédier au moyen de la suture horizontale des bords de la plaie. Cette suture a un effet d'autant plus prononcé qu'elle comprend une quantité plus grande de conjonctive, qu'elle est plus fortement serrée et qu'elle reste plus longtemps en place, c'est-à-dire jusqu'à formation d'un tissu cicatriciel résistant (quatre à cinq jours). On dispose ainsi d'un moyen très puissant, dont on peut à volonté graduer l'effet, et dont on comprend aisément le mode d'action, car la conjonctive est adhérente à la capsule et par son intermédiaire au muscle lui-même.

Dans ces sortes de cas, il est également utile d'inviter le malade à diriger le regard, après l'opération, du côté du muscle sectionné, afin de limiter autant que possible son glissement en arrière.

Telles sont les considérations pratiques importantes auxquelles donnent lieu les résultats immédiats de la strabotomie. Quant à ses résultats définitifs, elle arrive généralement à corriger la déviation strabique, mais elle ne restitue guère la vision binoculaire que dans la moitié des cas environ. Sous ce point de vue, c'est chez les enfants qu'elle donne le plus de succès, de sorte qu'il importe d'opérer le strabisme, dès qu'il a résisté aux moyens orthopédiques ou optiques ordinairement employés et qu'il est devenu permanent vers l'âge de six ou sept ans.

La ténotomie du droit interne, pratiquée comme nous venons de l'indiquer, corrige une déviation de 4 à 5 millimètres, tandis que celle du droit externe ne procure guère qu'une correction de 2 à 3 millimètres, et il serait difficile d'aller au delà, à cause de l'insuffisance trop considérable que l'on déterminerait dans le muscle sectionné. Il en résulte que lorsqu'on a affaire à un strabisme convergent atteignant ou dépassant 6 millimètres, il est nécessaire de reporter la correction sur le muscle droit interne des deux yeux à quelques semaines d'intervalle, ou de combiner la ténotomie avec l'avancement du muscle antagoniste. Or, c'est cette dernière opération que l'on exécute de préférence, afin de respecter l'œil sain.

Avancement musculaire. — L'avancement musculaire, dont la première idée revient à J. Guérin, fut d'abord appliqué dans le cas où le muscle sectionné s'était retiré d'une façon trop considérable. A un strabisme convergent, par exemple, avait succédé un strabisme divergent et l'avancement du muscle droit interne était destiné à remédier à sa trop grande rétraction.

L'indication de l'avancement musculaire se présente aussi dans le strabisme paralytique et se combine alors à la ténotomie du muscle rétracté. En effet, reculer ce muscle et avancer le muscle affaibli, c'est augmenter doublement la puissance de ce dernier, ce qui est nécessaire quand il n'a récupéré qu'une faible partie de sa force primitive.

Enfin, la même opération trouve surtout son emploi dans les cas de strabisme excessif dont nous venons de parler.

Manuel opératoire. — On pratique d'abord la ténotomie du muscle rétracté, puis on procède à l'avancement du muscle affaibli. Pour cela, on incise verticalement la conjonctive à 2 millimètres environ de la cornée et dans une étendue de 5 à 6 millimètres; on détache le muscle de toutes ses adhérences et on le charge sur le crochet à strabisme. Pour qu'il n'échappe pas, on le saisit avec une pince ou on le traverse avec un fil, puis on le sectionne à coups de ciseaux au ras de la sclérotique, en prenant la précaution d'en reséquer une portion, si on veut obtenir un effet considérable.

Il s'agit alors de le suturer : à cet effet, on traverse de dehors en dedans la partie supérieure du lambeau conjonctival voisin de la cornée, avec une aiguille munie d'un fil désinfecté, puis de dedans en dehors le muscle et la conjonctive sus-jacente, en ayant soin de transpercer ces tissus sur un point d'autant plus éloigné qu'on désire obtenir un avancement plus considérable. Même manœuvre en bas et fermeture des sutures, qui doivent être placées de telle sorte que la résultante de leur traction soit horizontale. L'opération terminée, on applique un bandage compressif et des compresses d'eau fratche. Les fils ne sont enlevés qu'après cinq ou six jours, temps nécessaire pour que la greffe du tendon soit complète.

Dans cette opération, il est bon de chercher à obtenir d'abord un léger excès de correction, car les tissus serrés ne tardent pas à se relâcher. Si l'hypercorrection subsiste après deux ou trois jours, on enlève les fils un peu plus tôt que d'habitude ou au besoin on peut entrebâiller la plaie à l'aide d'un stylet et rompre avec précaution les adhérences encore peu résistantes du muscle, de sorte qu'on a à sa disposition un moyen de dosage très précis.

Pansement et soins consécutifs. — On introduit dans l'œil une petite quantité de vaseline neutre pour rendre le frottement des paupières moins douloureux, et on le recouvre pendant quelques heures de compresses d'eau fraîche.

Après la guérison, le malade est tenu de porter des verres corrigeant l'anomalie de réfraction dont il est atteint et de pratiquer des exercices stéréoscopiques, si la vision binoculaire n'est pas complètement rétablie.

Complications. — La plaie produite par l'opération guérit en général avec la plus grande facilité. Il se développe quelquefois un léger chémosis à son niveau, mais l'application d'un bandage compressif en a facilement raison. On voit aussi parfois apparaître sur la surface de la plaie un bourgeon charnu, que l'on excise lorsqu'il s'est pédiculé.

Une complication plus sérieuse est l'enfoncement de la caroncule lacrymale, ce qu'il faut chercher à éviter, en ne détachant pas trop largement le tissu sous-caronculaire, dans le but d'obtenir le bénéfice d'une grande correction. Lorsque cette difformité existe, on y remédie en incisant verticalement la conjonctive voisine dans une hauteur de 5 à 6 millimètres. On détache de leurs adhérences les deux lèvres de la plaie et on réunit les lambeaux par un ou deux points de suture, en comprenant assez de conjonctive pour que la caroncule soit relevée et reportée en avant.

A la suite d'un reculement musculaire trop considérable ou d'un débridement capsulaire trop étendu, il se produit quelquefois une véritable exophthalmie. Le meilleur moyen d'y remédier est de rétrécir la fente palpébrale, en avivant ses bords et en les suturant (tarsorraphie).

MALADIES DES PAUPIÈRES.

BLÉPHARITE. ORGEOLET. FURONCLE. ANTHRAX. PUSTULE MALIGNE. PUSTULE VARIOLIQUE. ÉRYSIPÈLE. PLEGMON. ECZÉMA. ZONA OPHTHALMIQUE. ANOMALIES DE SÉCRÉTION. LÉSIONS SYPHILITIQUES. TUMEURS. CHALAZION. TUMEURS ÉRECTILES. ÉPITHÉLIOMA. TRICHIASIS. ENTROPION. ECTROPION. PTOSIS. BLÉPHAROSPASME. SYMBLÉPHARON. ANKYLOBLÉPHARON.

La structure des paupières est très simple. On trouve de dedans en dehors :

1° La peau, remarquable par sa finesse, par sa grande extensibilité, par ses plis transversaux qui indiquent le sens dans lequel les incisions doivent être faites, et enfin par les nombreuses glandes sudoripares et sébacées qu'elle contient ;

2° La couche musculaire, constituée par le muscle orbiculaire innervé par le facial, muscle qui peut être atteint de paralysie ou de contracture et joue un rôle important dans la pathologie des paupières ;

3° Une couche de tissu conjonctif mince et lamelleuse qui se laisse facilement distendre et est le siège des épanchements séreux, sanguinolents et gazeux qu'on remarque si fréquemment dans cette région ;

4° Une couche fibro-cartilagineuse, constituée par les cartilages tarses qui forment la charpente des paupières, cartilages qui peuvent s'incurver et se déformer, comme on le voit dans certaines variétés d'ectropion et d'entropion ;

5° Enfin, une membrane muqueuse qui est la conjonctive.

Ainsi constituées, les paupières sont le siège de nombreux états morbides que nous allons successivement passer en revue.

BLÉPHARITE CILIAIRE.

Une affection que l'on a journellement à combattre est la blépharite, c'est-à-dire l'inflammation du bord libre des paupières.

Cette affection, généralement chronique, présente deux formes différentes : 1° la forme pityriasique ; 2° la forme glandulaire.

1° *Blépharite pityriasique.* — La blépharite pityriasique, analogue au pityriasis du cuir chevelu, est constituée par de petites lamelles épidermiques, pulvérulentes, qui s'accumulent à la base des cils, leur adhèrent dans une certaine étendue et provoquent quelquefois leur chute. Après une certaine durée, cette affection finit par irriter le bord ciliaire tout entier et se transforme souvent en une véritable blépharite glandulaire.

2° *Blépharite glandulaire.* — Dans la blépharite glandulaire, l'inflammation est plus profonde et atteint les différentes glandes de la région. On la reconnaît aux caractères suivants :

1° Le bord des paupières est rouge, épaissi, boursouflé, soit par places, soit dans toute son étendue;

2° Des croûtes jaunâtres, luisantes, agglutinent la base des cils et collent les paupières surtout pendant la nuit;

3° Ces croûtes recouvrent souvent de petites ulcérations qui saignent au moindre contact et constituent une période de la maladie plutôt qu'une variété distincte de l'affection;

4° Les cils épaissis, rigides, reposent sur une surface ulcérée, où ils jouent le rôle de véritables corps étrangers; quelquefois ils tombent et sont remplacés par d'autres cils rabougris, étiolés, mal venus;

5° Les éléments glandulaires finissent par se détruire et s'atrophier; ne lubréfiant plus la peau voisine du bord ciliaire, ils la laissent sans protection contre les larmes alcalines, souvent abondantes, de sorte que celles-ci déterminent fréquemment un véritable eczéma.

6° Comme dernière étape de la maladie, on voit souvent le bord ciliaire induré, déformé, se renverser en dehors, dévier les points lacrymaux, ne permettre qu'une coaptation imparfaite de la fente palpébrale rétrécie. L'œil, mal défendu contre l'air et les agents extérieurs, est le siège d'irritations fréquentes, ce qui prouve que le pronostic de la blépharite n'est pas sans avoir une certaine gravité, lorsque l'affection dure depuis longtemps.

7° A tous ces caractères, ajoutons que des troubles fonctionnels plus ou moins importants accompagnent toutes les blépharites et principalement la blépharite glandulaire: ce sont des sensations de démangeaison et de picotement, de la photophobie, du larmoiement et quelquefois même du blépharospasme. Ces accidents offrent une certaine intermittence, s'accentuent par l'application des yeux et donnent lieu à une véritable asthénopie qui rend quelquefois tout travail impossible.

Les causes de la blépharite présentent un grand intérêt au point de vue thérapeutique. Causes.

Chez les enfants, c'est la diathèse lymphatique ou strumeuse qui en est ordinairement l'origine. Chez les adultes, c'est l'oblitération des voies lacymales qui est le plus souvent en jeu; aussi, dans toute blépharite, faut-il toujours pratiquer l'injection de ces conduits pour s'assurer de leur perméabilité, et il suffit que le liquide injecté ne passe pas très librement, pour qu'on soit en droit d'attribuer à l'affection une origine lacrymale. Enfin, l'asthénopie consécutive à un défaut de réfraction a aussi, sur la production de cette maladie, une influence qui ne doit pas être méconnue et qu'on a bien souvent occasion d'observer.

Diagnostic. On peut difficilement confondre la blépharite avec la conjonctivite. Dans la conjonctivite, en effet, les mucosités ne sont pas accumulées à la base des cils, mais à leur sommet qu'elles collent en pinceaux. L'inspection de la conjonctive permet de constater une rougeur étendue sur toute la surface de la muqueuse, tandis que les altérations sont limitées au bord ciliaire et à son voisinage s'il s'agit de blépharite. Du reste, ces deux affections s'associent fréquemment entre elles, de façon à donner lieu à une blépharo-conjonctivite.

Traitement. Le traitement de la blépharite varie selon la variété à laquelle on a affaire et surtout selon les causes de la maladie.

1° Dans la blépharite pitysiasique, nous conseillons deux fois par jour le lavage des paupières avec de l'eau chaude, à laquelle on ajoute 1 gramme p. 100 environ de sous-carbonate de soude, afin de faciliter la dissolution des pellicules et des substances grasses qui encombrent les bords palpébraux.

Deux ou trois fois par semaine, nous badigeonnons la peau voisine du bord ciliaire avec le crayon de nitrate d'argent, puis avec un pinceau trempé dans de l'eau salée, et chaque jour le malade saupoudre le bord des paupières avec de la poudre de calomel, on y applique le soir une légère couche de la pommade suivante :

Oxyde de zinc.....................	0gr,25
Vaseline........................	10 gr.

2° Dans la blépharite glandulaire, le premier soin à prendre est de débarrasser le bord ciliaire des croûtes qui l'envahissent. Pour cela, on les ramollit préalablement avec de l'eau émolliente chaude, ce qui permet de les enlever facilement avec une pince. Les ulcérations qu'elles recouvrent sont ensuite cautérisées avec la pointe d'un crayon de nitrate d'argent mitigé, dont on neutralise l'excès au moyen d'eau salée.

Certains topiques rendent également de grands services, et quelques-uns d'entre eux ont acquis une véritable célébrité : telles sont les pommades de Lyon, de la veuve Farnier, du Régent, etc., mais ils sont souvent trop irritants et nous leur préférons les préparations suivantes, dont on dépose une légère couche le soir, avec un pinceau, sur le bord palpébral :

Turbith minéral.........	0gr,10
Huile de cade...........	0gr,20
Vaseline................	10 gr.

Précipité rouge.........	0gr,10
Acétate de plomb porphyrisé.................	0gr,05
Vaseline................	10 gr.

L'épilation des cils est souvent nécessaire. Lorsqu'on les voit émerger d'un ulcère profond, il est indispensable de les arracher, car ils jouent le rôle de corps étrangers et empêchent la cicatrisation. On n'arrache d'abord que les plus malades, pour ne pas provoquer une trop grande irritation, et on recommence l'opération sur d'autres cils quelques jours après, en ayant soin de cautériser la surface ulcérée. Cette épilation ne détruit pas les bulbes pileux, permet aux cils de repousser et constitue souvent une indication capitale à remplir.

A ce traitement de la maladie, on joindra aussi le traitement de certains symptômes. Ainsi contre la photophobie on se servira de conserves teinte fumée; contre les démangeaisons, on emploiera des compresses trempées dans de l'eau blanche (10 gouttes de sous-acétate de plomb par verre d'eau chaude). Enfin, toutes les règles de l'hygiène oculaire seront ponctuellement suivies : le malade devra éviter l'action de la poussière, de la fumée de tabac et ne se livrer à aucun travail prolongé.

Il est également nécessaire de se préoccuper du traitement des causes. Comme la diathèse lymphatique ou strumeuse est fréquemment en jeu, les préparations toniques trouvent souvent leur indication (fer, quinquina, huile de foie de morue, hydrothérapie). Quand la maladie est sous la dépendance d'un larmoiement, il est de toute nécessité d'en obtenir la guérison pour guérir la blépharite elle-même, et cette cause est assez fréquente pour qu'on doive toujours explorer les voies lacrymales au début du traitement. Enfin, une dernière indication à remplir est de toujours corriger exactement les défauts de réfraction au moyen de verres appropriés, précaution sans laquelle la maladie peut se prolonger indéfiniment.

ORGEOLET. FURONCLE. ANTHRAX.

Orgeolet. — Ainsi nommé parce qu'il a le volume d'un grain d'orge, l'orgeolet est une petite tumeur qui se développe sur le bord libre des paupières et qui est due à l'inflammation d'une des nombreuses glandes sébacées de cette région.

Cette tumeur est rouge, douloureuse, n'a qu'une existence éphémère de quatre à cinq jours et se termine par résolution ou suppuration. Dans certains cas, elle donne lieu à des phénomènes de voisinage, tels que :

1° Un gonflement de la paupière, quelquefois assez prononcé pour rappeler celui de la conjonctivite purulente ;

2° Une hypérémie plus ou moins intense de la conjonctive voisine;

3° L'engorgement du ganglion préauriculaire, accident qui n'est pas toutefois très fréquent;

4° L'oblitération des orifices des glandes de Meibomius, ce qui est parfois l'origine de chalazions.

Comme causes de l'orgeolet, nous pouvons citer toutes celles qui favorisent l'hypérémie des bords palpébraux : aussi cette affection est-elle fréquente dans les blépharites.

Certaines personnes y sont prédisposées d'une façon particulière et présentent à chaque instant des orgeolets à répétition. Nous avons particulièrement remarqué cette prédisposition chez les femmes enceintes ou qui viennent d'accoucher.

Le diagnostic est facile dans les cas ordinaires. Mais la petite tumeur donne quelquefois lieu à un gonflement énorme de la paupière et des parties voisines, à un chémosis conjonctival et même à une sécrétion exagérée de la conjonctive, de sorte que la maladie ressemble au premier abord à une ophthalmie purulente. On évitera l'erreur en constatant que la sécrétion est loin d'être abondante et n'est pas vraiment purulente, et en explorant avec soin le bord palpébral, ce qui fera trouver un point dur et sensible correspondant à la glande enflammée. Diagnostic.

Le traitement consiste dans l'application de cataplasmes de fécule de riz ou de compresses émollientes. Si l'abcès tend à s'ouvrir, il est utile de l'inciser avec une lancette pour en hâter la guérison. Traitement.

Pour prévenir les récidives, on maintiendra les paupières

dans un grand état de propreté et on les badigeonnera tous les deux ou trois jours avec une solution astringente (tannin à 1 p. 100). Quelques purgatifs légers sont quelquefois nécessaires : l'eau de goudron prise à l'intérieur peut également rendre des services (Hardy).

Furoncle. Anthrax. — Ce qui distingue cliniquement le furoncle de l'orgeolet, c'est son volume qui est beaucoup plus considérable. Quant à l'anthrax, il n'est autre chose que l'éruption simultanée de plusieurs furoncles sur un même point.

Nous ne nous arrêterons sur ces affections que pour signaler la nécessité de débrider rapidement les tissus enflammés, afin d'en éviter le sphacèle. Il est également nécessaire d'assainir la plaie au moyen du spray phéniqué ou de lavages antiseptiques.

PUSTULE MALIGNE. PUSTULE VARIOLIQUE.

Les paupières sont quelquefois le siège de la pustule maligne, surtout chez les personnes que leur profession met en contact avec les animaux, et ce sont alors les doigts maculés qui sont les agents ordinaires de la contagion.

Cette affection de nature gangreneuse débute par une vésicule reposant sur un noyau induré, circonscrit, qui s'étend peu à peu et s'entoure lui-même d'un cercle de vésicules contenant une sérosité citrine ou sanguinolente et d'un gonflement œdémateux considérable. Pendant ce temps-là, la vésicule du début se rompt et laisse voir au-dessous d'elle une tache brunâtre qui n'est autre chose qu'une eschare susceptible de s'étendre et d'infecter rapidement toute l'économie, si on n'arrête pas les progrès du mal.

Dès que le diagnostic est établi, et c'est souvent chose

facile, grâce à l'aspect et à la marche de la tumeur et à la profession du malade, il faut se hâter de circonscrire le mal par une cautérisation énergique au moyen du thermo-cautère. Le spray phéniqué, les lavages antiseptiques et l'application de poudre de sublimé (Richet) complètent le traitement, auquel on doit toujours associer les préparations toniques et l'usage du sulfate de quinine.

Pustule variolique. — Les pustules varioliques qui se déclarent sur le bord ciliaire sont quelquefois la source de nombreux accidents. Elles peuvent irriter la conjonctive et la cornée et devenir l'origine d'un entropion, d'un ectropion ou d'un larmoiement, etc., de sorte qu'il y a un intérêt considérable à en surveiller la marche et à en arrêter le développement.

Un des meilleurs moyens à leur opposer est de les cautériser dès le début avec la pointe effilée d'un crayon de nitrate d'argent, dont on neutralise l'excès avec de l'eau salée. C'est là la pratique suivie par Guéneau de Mussy, qui en a constaté l'efficacité chez un grand nombre de malades.

Le bord des paupières sera ensuite tenu dans un grand état de propreté, au moyen de lotions phéniquées à 1 p. 100, et enduit pendant la nuit d'une pommade antiseptique, telle que :

Acide borique	0gr,50
Vaseline	1 gr.

ÉRYSIPÈLE. PHLEGMON.

Érysipèle. — L'érysipèle des paupières fait partie de l'érysipèle de la face. Nous n'en parlerons que pour signaler les complications qu'il peut présenter, surtout du côté du globe de l'œil.

Ces complications sont parfois une conjonctivite, parfois même une kératite; mais ce qu'on a le plus à craindre, c'est de voir l'inflammation occasionner un phlegmon des paupières, ou gagner le tissu cellulaire de l'orbite et déterminer une exophthalmie, une névrite optique et l'atrophie consécutive de la papille.

Ces accidents sont heureusement assez rares; il en est de même des complications cérébrales qui peuvent se présenter et qui sont, tantôt une méningite par propagation de l'inflammation aux enveloppes du cerveau, le long du nerf optique ou des vaisseaux, tantôt une thrombose du sinus caverneux amenée par la phlébite de la veine ophthalmique.

Le traitement n'est autre que celui de l'érysipèle en général : l'application de poudre d'amidon ou de calomel, des onctions avec la pommade camphrée, l'emploi de compresses émollientes et de quelques laxatifs légers en forment la base. Si un abcès tend à se former, on se hâtera de l'ouvrir, afin que le pus ne s'accumule pas en trop grande quantité dans le tissu cellulaire lâche et extensible de la région et n'en détermine pas le sphacèle.

Phlegmon. — Le phlegmon, surtout fréquent chez les enfants, s'observe sur la paupière supérieure plus souvent que sur la paupière inférieure. Il succède habituellement à un violent traumatisme (contusion, fracture de l'orbite, corps étranger) ; d'autres fois il est produit par une affection osseuse voisine ou par une inflammation du sac lacrymal; dans certains cas, enfin, il est consécutif à l'érysipèle, aux fièvres éruptives ou à la fièvre typhoïde.

Dans cette affection, la paupière devient le siège d'un gonflement énorme et de violentes douleurs. On voit bientôt se former à l'un des angles un point jaunâtre qui ne tarde pas à s'ouvrir et donne issue au pus. L'abcès ainsi formé constitue l'*anchilops* des anciens auteurs, quand il siège à l'angle interne, et l'*ægilops*, quand il occupe l'angle externe.

Au point de vue du diagnostic, le phlegmon de la paupière a une certaine ressemblance avec l'ophthalmie purulente, et cela d'autant plus qu'il occasionne quelquefois un chémosis volumineux autour de la cornée, mais il s'en sépare facilement par l'absence d'une sécrétion abondante et véritablement purulente. Diagnostic.

Lorsqu'il se développe au voisinage de l'angle interne de l'œil, il peut aussi être confondu avec une tumeur lacrymale enflammée; dans ce dernier cas, le larmoiement qui a précédé la maladie et la possibilité de faire sortir quelques gouttes de pus par les points lacrymaux, en pressant sur la tumeur, suffisent pour établir le diagnostic.

Le traitement consiste dans l'emploi de cataplasmes de fécule ou de compresses émollientes et de légers laxatifs. Aussitôt que le pus commence à se former, il est urgent de lui donner issue par une large ouverture, faite parallèlement au bord ciliaire, afin de prévenir son accumulation et d'éviter la gangrène de la peau qui dans cette région est excessivement mince. L'abcès ouvert sera lavé plusieurs fois par jour avec de l'eau phéniquée et recouvert d'un léger bandage compressif.

ECZÉMA.

Si on envisage que la peau des paupières est remarquable par son extrême finesse et qu'elle est souvent humectée par des larmes ou différents produits de sécrétion altérés, on se rendra compte de la fréquence de l'eczéma palpébral, surtout chez les enfants.

Cette affection présente les mêmes caractères que dans toute autre région : de petites vésicules sécrètent un liquide d'abord séreux, puis visqueux, qui se dessèche et forme bientôt de larges croûtes.

Traitement. Nous ne conseillons contre cette affection ni les cataplasmes appliqués en permanence, ni les compresses émollientes qui entretiennent une humidité trop prolongée. L'action des pommades doit même être surveillée avec soin, car elles sont quelquefois mal supportées. Beaucoup d'auteurs se louent de l'application de compresses trempées dans une faible solution astringente (sulfate de zinc, sous-acétate de plomb, 1 gramme pour 250 grammes), mais nous regardons comme un moyen plus efficace l'emploi des poudres absorbantes, telles que le calomel, l'acide borique ou le sous-nitrate de bismuth finement porphyrisé, dont on saupoudre les parties malades, après les avoir débarrassées des croûtes qui les recouvrent.

Lorsque ces croûtes sont très épaisses, nous les enlevons avec une pince et nous cautérisons la surface sous-jacente qui est souvent saignante avec un crayon de nitrate d'argent, dont nous neutralisons l'excès avec de l'eau salée, moyen qui réussit parfois merveilleusement.

Dans les cas rebelles, l'emploi de quelques purgatifs salins et des préparations arsenicales trouve son indication.

Enfin, chez les enfants lymphatiques, il ne faut jamais négliger de combattre l'état général par les amers, l'huile de foie de morue et les préparations toniques de toutes sortes.

ZONA OPHTHALMIQUE.

On donne le nom de zona ophthalmique à une variété particulière de zona qui se développe sur les paupières, le front et la moitié de la tête, et qui a pour caractère de s'accompagner de troubles oculaires multiples. En voici les principaux symptômes.

1° *Symptomatologie. Douleurs péri-orbitaires.* — La maladie débute habituellement par des douleurs névralgiques péri-orbitaires, précédant l'éruption de quelques heures, de quelques jours ou même parfois de plusieurs mois. Ces douleurs plus ou moins violentes, revenant par crises, persistent pendant toute la durée de l'affection et se prolongent souvent plusieurs mois ou même plusieurs années après sa disparition, surtout chez les vieillards.

Anesthésie de la peau. — Bien que douloureuse, la région qui est le siège du zona présente une sorte d'engourdissement ou d'anesthésie plus ou moins complète, de sorte que si on la pique avec une épingle, la sensation est beaucoup moins bien perçue que du côté opposé.

Éruption. — L'éruption se fait par poussées successives, sur des plaques rouges, érythémateuses, qui en précèdent l'apparition et donnent lieu à une véritable sensation de cuisson et de brûlure. Les vésicules, tantôt discrètes, tantôt confluentes, se développent de préférence sur le tiers interne de la paupière supérieure, sur le front le long du nerf sus-orbitaire, et jusque dans le cuir chevelu. Elles se développent également souvent sur la paroi correspondante de l'aile du nez, c'est-à-dire sur le trajet des branches du nerf nasal, ainsi que vers la commissure externe sur le territoire du nerf lacrymal, et plus rarement sur la paupière inférieure.

Ces vésicules n'existent généralement que d'un seul côté et ne dépassent pas la ligne médiane. Leur contenu d'abord séreux devient rapidement purulent, et donne lieu à des croûtes souvent noirâtres qui laissent après leur chute de petites cicatrices blanchâtres et indélébiles comme celles de la variole. La maladie arrive ainsi à sa période terminale, après une durée moyenne de trois semaines environ.

Complications oculaires. — Les complications oculaires du zona ophthalmique nous intéressent particulièrement.

1° *Conjonctivite.* — La plus fréquente est l'inflammation de la conjonctive. Cette conjonctivite a toutes les allures de la conjonctivite catarrhale ordinaire, si ce n'est qu'elle s'accompagne habituellement d'un larmoiement très prononcé dû à l'irritation du nerf lacrymal. Il est rare d'observer sur la muqueuse la formation de petites vésicules analogues à celles qui se développent sur la surface cutanée.

2° *Kératite.* — Une complication plus sérieuse, qu'on observe environ dans la moitié des cas, est la kératite, affection qui revêt habituellement tous les caractères de la kératite herpétique que nous avons étudiée et qui se présente presque toujours sous la forme ulcéreuse. L'ulcère peut rester superficiel et guérir, ou devenir profond et perforer la cornée, de sorte que son pronostic doit toujours être réservé. Cette forme de kératite est quelquefois remplacée par une kératite interstitielle disséminée.

3° *Iritis.* — Dans la grande majorité des cas, l'iritis accompagne la kératite dont nous venons de parler, mais peut cependant se rencontrer isolément. Quoi qu'il en soit, elle n'emprunte à sa cause aucun caractère particulier de gravité et cède généralement à l'emploi des mydriatiques.

Ce sont là les complications habituelles du zona ophthalmique, mais d'autres complications exceptionnelles peuvent également se rencontrer. Telles sont : l'irido-choroïdite (Coppez); la névrite optique (Daguenet); l'atrophie de la papille (Bowman). On a aussi signalé des paralysies musculaires et plus spécialement des paralysies de la troisième paire consécutives au zona et disparaissant en général assez facilement.

Relativement aux complications oculaires que nous venons de passer en revue, deux remarques importantes méritent d'être signalées. La première faite par Hutchinson, c'est que les complications du côté de la cornée et de l'iris n'apparaissent guère que pendant la période floride de l'éruption et rarement lorsqu'elle est à son déclin. La seconde formulée par Hybord, c'est que « dans le zona ophthalmique, l'iris et la cornée souffrent rarement quand l'éruption ne siège pas sur le territoire des branches du nerf nasal, mais souffrent habituellement quand tout le côté du nez est envahi ».

On comprend facilement qu'il en soit ainsi, puisque les nerfs ciliaires qui se rendent à la cornée et à l'iris proviennent du nerf nasal. Mais il n'en est pas moins vrai que ces complications peuvent également survenir, lorsque l'éruption est limitée au nerf sus-orbitaire, par exemple, ou aux autres branches de la cinquième paire.

Arrivons maintenant à la question étiologique et d'abord à la question pathogénique. Nature et causes.

On sait, depuis les remarquables travaux de Charcot, que le zona peut être considéré comme l'expression cutanée d'une névrite de la branche ophthalmique de Willis, névrite qui peut prendre naissance, soit dans le ganglion de Gasser, soit même dans les rameaux périphériques. En effet, la localisation de l'éruption sur le trajet des branches nerveuses, les douleurs névralgiques violentes qui la précèdent, l'accompagnent ou lui survivent et l'anesthésie des téguments, sont autant de preuves qu'il s'agit bien ici d'une affection primitive des nerfs, comme on a du reste eu occasion de le vérifier dans quelques nécropsies.

Maintenant par quel mécanisme se produit l'éruption? Est-ce par suite de l'altération des fibres trophiques, ou d'un trouble des vaso-moteurs? Est-ce parce que les fibres sensitives irritées communiquent cette irritation aux éléments anatomiques voisins de leurs extrémités périphériques? C'est là une question qui n'a pas encore reçu de réponse définitive.

Au point de vue étiologique, le zona est surtout une affection de l'âge sénile, qui atteint les hommes beaucoup plus fréquemment que les femmes. Il est parfois occasionné par un traumatisme ou par un refroidissement et paraît lié, dans un certain nombre de cas, à la diathèse goutteuse.

Traitement. Les indications thérapeutiques du zona ophthalmique sont variables.

Contre l'éruption vésiculeuse, on conseille avec avantage les poudres absorbantes, telles que l'amidon ou l'oxyde de zinc porphyrisé. Un moyen qui réussit également consiste à recouvrir la partie atteinte d'un morceau de baudruche gommée, sur lequel on applique une couche de collodion élastique.

Contre les ulcérations de la cornée, nous donnons la préférence à l'ésérine plutôt qu'à l'atropine; mais nous revenons à ce dernier collyre s'il y a iritis (voir Kératite herpétique).

Mais l'indication la plus urgente est de combattre les douleurs névralgiques violentes qui accompagnent la maladie et persistent même souvent après sa disparition. Les douches oculaires à l'aide d'un appareil vaporisateur, le chloral à l'intérieur et les injections de morphine rendent de très réels services. De simples frictions, pratiquées sur le front et les tempes avec une pommade morphinée, se montrent quelquefois efficaces, et nous nous servons pour cela de la préparation suivante :

Chlorhydrate de morphine.........	$0^{gr},25$
Vaseline.........................	6 gr.

De petits vésicatoires volants appliqués le long du trajet du nerf susorbitaire et pansés avec de la morphine sont également très utiles.

Le sulfate de quinine (à la dose de $0^{gr},25$ deux fois par jour) et le valérianate d'ammoniaque de Pierlot aident aussi considérablement à la disparition des douleurs. On trouve, enfin, dans les courants continus un dernier moyen de les calmer ; aussi n'est-ce que dans des cas très exceptionnels, qu'à l'exemple de Bowman, on sera obligé de recourir à la section du nerf douloureux.

ANOMALIES DE SÉCRÉTION.

Les paupières peuvent être le siège d'anomalies de sécrétions fort curieuses, parmi lesquelles nous citerons l'éphidrose, la chromhydrose, le millet, le molluscum et les kystes transparents du bord ciliaire.

Ephidrose. — L'éphidrose est l'exagération de sécrétion des glandes sudoripares.

Cette affection n'a d'autre inconvénient que de déterminer quelquefois une irritation du bord ciliaire ou même un véritable eczéma. Quelques compresses astringentes ou l'application de poudre d'acide borique sont les moyens les plus rationnels à lui opposer.

Chromhydrose. — Une perversion toute particulière de sécrétion, soit des glandes sudoripares, selon Le Roy de Méricourt (1), Ch. Robin (2) et Hardy (3), soit des glandes sébacées, selon d'autres auteurs, constitue la chromhydrose.

Cette affection, décrite par Le Roy de Méricourt, est caractérisée par des taches noirâtres ou bleuâtres, occupant de préférence la paupière inférieure, mais se développant parfois sur la paupière supérieure et sur une partie plus ou moins étendue de la face.

Ces taches de nature pigmentaire, que Ch. Robin compare à la cyanosine trouvée dans les urines bleues par Braconnot, peuvent être facilement enlevées au moyen d'un linge sec ou humecté d'huile, et laissent alors voir la peau avec sa coloration normale; mais elles ne tardent pas à reparaître après quelques instants ou quelques heures.

Les causes de cette affection sont fort obscures. On l'observe quelquefois chez les hommes, mais plus fréquemment chez les femmes et particulièrement chez celles qui sont atteintes de dysménorrhée.

Cette maladie souvent fort rebelle disparaît parfois spontanément. Des lotions astringentes paraissent quelquefois efficaces. Si on craint une supercherie, car il s'agit d'une affection que certaines personnes prennent plaisir à simuler, il est indiqué d'appliquer une couche de collodion sur les paupières préalablement essuyées, afin de déjouer la simulation.

Millet. — Le millet est une petite tumeur kystique qui se développe sur la peau de la paupière et des parties voisines de la joue, où elle se multiplie souvent en grand nombre.

(1) Le Roy de Méricourt, *Mémoire sur la chromhydrose*. Paris, 1864.

(2) Ch. Robin, *Leçons sur les humeurs normales et morbides*. 2e édition, Paris, 1871.

(3) Hardy, *Traité des maladies de la peau*, 1886.

Ce petit kyste, de la grosseur d'un grain de millet, d'un aspect blanc perlé, est dû à l'oblitération d'une glande sébacée dont le contenu s'est épaissi. Il suffit pour la faire disparaître de l'inciser avec la pointe d'un bistouri ou d'une aiguille à cataracte et d'évacuer son contenu par une légère pression.

Molluscum. — Le molluscum est aussi une affection des glandes sébacées ; mais ici le contenu de la glande est non seulement épaissi, mais dégénéré et composé d'une matière caséeuse et pultacée toute spéciale. Il en résulte une petite tumeur arrondie, au sommet de laquelle est souvent un petit pertuis, par lequel suinte une sorte de liquide gélatineux. Ainsi formé, le molluscum paraît doué de propriétés contagieuses, car il se propage facilement sur les membres d'une même famille.

L'incision de la tumeur suivie de l'évacuation de son contenu procure une facile guérison.

Kystes transparents des paupières. — On rencontre quelquefois sur le bord ciliaire une ou deux petites vésicules transparentes, de la grosseur d'un grain de millet ou d'un pois, et contenant un liquide aussi limpide que de l'eau de roche. Ces kystes ont des parois ordinairement très épaisses, affectent une marche fort lente et n'acquièrent un certain volume qu'après une durée de plusieurs années. Pour les uns, ils proviennent d'une glande sébacée oblitérée (Yvert); pour d'autres, ils ne sont autre chose que des kystes sudoripares (Verneuil).

Ces petits kystes disparaissent quelquefois spontanément soit par résorption, soit à la suite de la rupture de leurs parois. Pour en débarrasser le malade, il suffit d'en exciser la portion la plus saillante et de cautériser le fond de la poche avec un crayon de nitrate d'argent.

LÉSIONS SYPHILITIQUES.

On rencontre sur les paupières des chancres, des ulcérations syphilitiques secondaires et tertiaires et quelquefois de véritables gommes.

Le chancre des paupières est presque toujours induré et se trouve généralement placé à cheval sur le bord ciliaire, intéressant souvent la conjonctive tout autant que la surface cutanée. Quelquefois on y observe des chancres mous (Galezowski). Il constitue une ulcération dont les bords sont saillants, indurés et taillés à pic, sans grande douleur locale et sans réaction inflammatoire bien prononcée. L'engorgement indolent du ganglion préauriculaire et des ganglions sous-maxillaires et parotidiens complète le diagnostic, qui se trouve du reste bientôt confirmé par l'apparition des accidents secondaires.

Les ulcérations syphilitiques de la période secondaire et tertiaire se montrent également sur les paupières avec les mêmes caractères qu'elles présentent dans les autres régions. Certaines d'entre elles peuvent être confondues avec l'épithélioma, ainsi que nous le verrons en étudiant cette affection.

Nous ne parlerons des gommes que pour signaler leur rareté. Leur terrain de prédilection dans la région qui nous occupe est le sourcil, et quelquefois les paupières, où elles donnent lieu à une tumeur indolente, de consistance molle, susceptible de s'ulcérer et d'entraîner une perte de substance très étendue.

Relativement au traitement du chancre palpébral, nous avons remarqué que les cautérisations énergiques sont plus nuisibles qu'utiles et qu'il suffit de pratiquer des lotions phéniquées à 1/100, et de saupoudrer sa surface de poudre d'iodoforme ou de poudre de calomel plusieurs fois par jour, pour en obtenir la cicatrisation. A ce traitement local, on joindra toujours le traitement général par la liqueur de Van Swieten, ou mieux encore par les frictions mercurielles.

Le traitement mixte convient aux affections secondaires rebelles ainsi qu'aux affections tertiaires. Si celles-ci sont très étendues, on peut hâter leur cicatrisation par la greffe épidermique pratiquée au moment où leur réparation commence à se faire.

TUMEURS DES PAUPIÈRES.

CHALAZION.

Le chalazion (χάλαζα, grêlon) est une petite tumeur développée dans le cartilage tarse et résultant des produits de sécrétion accumulés dans une glande de Meibomius, dont le conduit excréteur est oblitéré.

Cette petite tumeur de la grosseur d'un pois contient de la matière sébacée et quelquefois du pus. Solidement fixée dans l'épaisseur du cartilage, mais non adhérente à la peau, on la voit proéminer tantôt du côté de la surface cutanée, ce qui a surtout lieu quand elle siège à la paupière supérieure, tantôt du côté de la conjonctive, ce qui se remarque principalement quand elle occupe la paupière inférieure.

Elle se développe lentement et reste indolente à moins qu'elle ne s'enflamme. Ses inconvénients sont d'être disgracieuse, de gêner les mouvements des paupières, de déterminer une légère hypérémie de la conjonctive voisine et de provoquer quelquefois par sa situation la déviation des points lacrymaux, ce qui occasionne le larmoiement.

Son siège de prédilection est la paupière supérieure; il n'est pas rare d'en rencontrer plusieurs à la fois et de la voir fréquemment récidiver, surtout chez les personnes atteintes de blépharite et prédisposées aux orgeolets.

Traitement. Le traitement varie selon la date plus ou moins ancienne de l'affection.

Au début, on peut essayer de favoriser la résolution de la tumeur, au moyen d'une des pommades suivantes :

Iodure de plomb........	0gr,25	Iodure de potassium.....	0gr,50
Vaseline................	5 gr.	Vaseline................	5 gr.

Les cautérisations superficielles et répétées de la peau au niveau de la tumeur, pratiquées avec un crayon de nitrate d'argent, peuvent aussi la faire avorter, mais il arrive assez souvent qu'elle disparaît d'une façon spontanée, de sorte qu'il est impossible d'apprécier avec exactitude la valeur de ces différents moyens.

Lorsque la tumeur est ancienne et a résisté aux moyens précédemment indiqués, il ne reste d'autre ressource que de l'extirper ou de l'énucléer.

L'extirpation du chalazion se pratique par la peau ou par la muqueuse, selon qu'il proémine plus d'un côté que de l'autre. Rien de plus facile que cette petite opération, grâce à la pince de Desmarres, qui permet d'entourer le kyste d'un anneau métallique que l'on serre à volonté et qui empêche tout écoulement de sang. Voici du reste comment l'on procède :

La pince mise en place, on incise la peau parallèlement au bord palpébral et dans une étendue qui dépasse un peu le diamètre horizontal de la tumeur; on dissèque celle-ci avec soin en bas et en haut, puis, une fois qu'elle est mise à nu, on la saisit avec une pince à érigne et on la détache des parties profondes, soit avec le bistouri, soit avec des ciseaux. Toute cautérisation doit être proscrite; au besoin un ou deux points de suture, destinés à rapprocher les lambeaux cutanés terminent l'opération, qui n'exige d'autres soins consécutifs que quelques compresses d'eau froide appliquées sur les paupières pendant quelques heures.

Quand on opère du côté de la muqueuse, l'opération s'effectue en l'accrochant avec un simple crochet et en le disséquant ensuite. Aucune suture n'est nécessaire; si l'écoulement du sang ne cède pas facilement par des applications d'eau froide, il suffit de comprimer la paupière entre deux doigts pour l'arrêter définitivement.

Le chalazion du bord des paupières est le plus difficile à extraire, car il exige une dissection très minutieuse, afin de ne pas échancrer le bord ciliaire. Lorsqu'il est volumineux, il suffit d'enlever d'un coup de ciseaux la partie qui dépasse, en la saisissant préalablement avec un crochet effilé.

Depuis quelques années, nous nous servons pour enlever les chalazions d'un procédé différent de celui qui vient d'être décrit. Nous incisons la petite tumeur dans la plus grande partie de sa profondeur, et perpendiculairement au bord ciliaire, puis, au moyen d'une forte pression exercée avec les doigts, nous énucléons son contenu, ce qui suffit pour amener la guérison.

KYSTES DERMOÏDES. TUMEURS ÉRECTILES. XANTELASMA.

Kystes dermoïdes. — Il est une variété de kyste dont le siège de prédilection est la moitié externe du sourcil et qui est curieuse à plus d'un titre.

Ces kystes, qui atteignent souvent la grosseur d'un œuf de pigeon, sont d'origine congénitale, se développent lentement et sans douleur, sont souvent adhérents à la paroi osseuse sous-jacente, dans laquelle ils se creusent une petite cavité, et contiennent de la matière sébacée ou graisseuse souvent ramollie, quelquefois des poils et des éléments de la peau.

Un contenu aussi bizarre suppose une origine spéciale, et c'est ce que le professeur Verneuil a bien fait ressortir, en faisant voir qu'ils sont dus à l'emprisonnement d'un pli cutané entre les os, pendant la vie fœtale.

Ces kystes constituent pour le malade une difformité qu'il importe de faire cesser, et pour cela il est nécessaire de les extirper complètement, car l'évacuation de leur contenu par une simple incision est souvent suivie de récidive.

Tumeurs érectiles. — Les tumeurs érectiles des paupières ne sont pas très rares et présentent les mêmes caractères que lorsqu'elles occupent un tout autre siège. C'est ainsi qu'elles diminuent de volume, lorsque la pression exercée avec les doigts fait refluer le sang dans le torrent circulatoire, et qu'elles augmentent au contraire lorsque le malade fait de violents efforts. Comme elles ont tendance à s'étendre et quelquefois à s'ulcérer, ce qui peut donner lieu à de très graves hémorrhagies, il est indiqué d'intervenir promptement.

On a proposé de les combattre par l'inoculation vaccinale, ce qui est une bonne méthode, lorsqu'elles se présentent sur un sujet qui n'a pas encore été vacciné. On a aussi cherché à les faire disparaître par des injections coagulantes de perchlorure de fer, mais c'est là un procédé dangereux. La ligature qu'on pratique, en traversant la petite tumeur avec deux aiguilles très fines qui se croisent, et autour desquelles on place un fil fortement serré, donne selon nous d'excellents résultats. Mais nulle méthode n'est préférable aux cautérisations pratiquées avec le galvano-cautère, cautérisations que l'on fait pénétrer dans l'intérieur des tissus à une profondeur et dans une étendue variable et qui déterminent l'oblitération des vaisseaux.

Xanthelasma. — On donne le nom de xanthelasma à de petites plaques jaunâtres qui tapissent quelquefois les paupières, en formant sur leur surface un léger relief, principalement sur la paupière supérieure qui est le plus souvent le siège du mal. On voit peu à peu ces taches s'étendre parallèlement au bord ciliaire, sans cependant arriver à encadrer l'œil complètement. Nous avons constaté quelquefois une anesthésie complète de la peau au niveau de la partie atteinte.

Le xanthelasma peut atteindre les paupières des deux yeux et même d'autres régions du corps. On l'a attribué à la présence de la matière colorante de la bile dans le derme, à cause de sa coloration jaunâtre et parce qu'il est assez souvent précédé d'un ictère, mais l'examen histologique n'a pas confirmé cette opinion. Selon Poncet, cette maladie est constituée par une dégénérescence spéciale des corpuscules du tissu cellulaire, s'observant essentiellement autour des parois vasculaires et laissant les glandes hors de cause.

L'étiologie de cette affection est fort obscure, et, pour faire disparaître la maladie, on doit procéder à l'ablation des plaques, dès que la difformité est suffisante pour légitimer une opération.

ÉPITHÉLIOMA.

L'épithélioma débute souvent par un petit bouton de

couleur brunâtre, semblable à une verrue, et reste ainsi stationnaire pendant plusieurs années, sans donner lieu à aucune douleur, ni à aucun engorgement ganglionnaire.

Après un temps plus ou moins long, la petite tumeur devient le siège de démangeaisons, s'excorie et donne lieu à une petite ulcération sanieuse, à fond inégal et bosselé, à bords indurés plus élevés que les tissus ambiants. Cette surface ulcérée saigne au moindre attouchement, se recouvre de croûtes qui tombent et se reproduisent avec la plus grande facilité.

Dans une autre forme de la maladie, dite forme végétante, l'ulcération s'étend surtout en surface, bourgeonne, se recouvre de productions rougeâtres, verruqueuses, mamelonnées, de façon à constituer une véritable tumeur végétante et proéminente.

La marche de la maladie est en général fort longue et reste pendant nombre d'années sans retentissement sur la santé générale, mais les ganglions voisins finissent par être atteints et forment quelquefois des tumeurs énormes, en même temps que l'ulcère ronge sans cesse en superficie et en profondeur tous les tissus et que se développent tous les phénomènes de la cachexie cancéreuse.

Causes.

L'épithélioma est surtout fréquent vers la cinquantaine. Il débute quelquefois sur une ancienne verrue et atteint la paupière inférieure bien plus fréquemment que la paupière supérieure.

-ostic.

A sa période verruqueuse, on ne confondra pas l'épithélioma avec une simple verrue, car celle-ci ne s'ulcère pas, si ce n'est momentanément sous l'influence d'une écorchure accidentelle. En outre, elle n'est jamais entourée d'une peau épaisse et indurée comme le cancroïde.

Dans sa période ulcéreuse, l'épithélioma peut être confondu avec une ulcération syphilitique secondaire, mais on évitera toute méprise, en se basant sur les antécédents du malade, sur les accidents concomitants qui peuvent exister et sur les caractères suivants : l'ulcération syphilitique a des bords coupés à pic et non indurés, tandis que le cancroïde est remarquable par la saillie, l'induration et le renversement de ses bords en dehors, et quelquefois par les nombreux vaisseaux qui sillonnent sa surface.

Traitement.

L'épithélioma est le *noli me tangere* des anciens auteurs, ce qui veut dire encore aujourd'hui qu'il ne faut pas y toucher, si ce n'est pour l'enlever complètement.

En effet, les pommades astringentes, les cautérisations superficielles ne font souvent qu'activer le mal, de sorte qu'il faut se décider à une opération radicale, dès que le diagnostic est bien établi.

Les caustiques constituent pour cela une puissante ressource et sont employés de différentes manières. Quelques auteurs conseillent l'emploi de l'acide acétique en badigeonnage ou l'introduction de cet acide en divers points de la tumeur, au moyen d'un stylet en verre très effilé ; d'autres, et nous sommes du nombre, préfèrent le chlorure de zinc sous forme de pâte de Canquoin. La cautérisation doit être profonde et dépasser les limites du mal : si, après la chute de l'eschare, l'ulcération de mauvaise nature reparaît, une seconde cautérisation est nécessaire, car il faut à tout prix extirper le mal jusque dans ses racines.

On peut aussi détruire le néoplasme avec le bistouri ou le thermo-cautère, en portant l'ablation jusque dans les tissus sains et en comblant au besoin la perte de substance par un lambeau emprunté aux parties voisines.

Une médication qui a été fort vantée consiste à traiter

l'épithélioma par le chlorate de potasse, *intus et extra*, selon la méthode de Bergeron. Des plumasseaux de charpie imbibés d'une solution concentrée de ce sel sont maintenus le plus longtemps possible sur la surface ulcérée, en même temps que le chlorate de potasse est lui-même administré à l'intérieur à la dose de 3 ou 4 grammes par jour. Ce mode de traitement est loin de toujours réussir, mais donne parfois des résultats très favorables, ce qui engage à la mettre en usage, à la condition d'en surveiller l'emploi.

TRICHIASIS ET DISTICHIASIS.

On désigne sous le nom de trichiasis la direction vicieuse que prennent les cils, lorsqu'ils se portent du côté du globe, bien que la paupière conserve sa position normale.

Le distichiasis n'est qu'une variété de la même maladie : une rangée de cils conserve sa direction habituelle, tandis que l'autre se dirige du côté de la conjonctive et de la cornée.

Le trichiasis est partiel ou général : partiel, il n'est quelquefois constitué que par un ou deux cils renversés en dedans, ce qui ocasionne une légère irritation conjonctivale, dont on ne soupçonne pas toujours la cause. Pour ne pas la méconnaître, il faut examiner minutieusement à la loupe le bord ciliaire, en ayant soin de ne pas écarter les paupières du globe, car ce mouvement peut redresser les cils déviés et leur permettre d'échapper à l'examen.

Le trichiasis étendu ou total est plus facile à reconnaître. Il donne lieu, du reste, à des symptômes très accentués, parmi lesquels nous citerons : le larmoiement, l'irritation de la conjonctive, la photophobie, le blépharospasme et quelquefois même une véritable kératite.

Le changement de direction des cils peut résulter de causes fort différentes. Il est quelquefois spontané, mais plus souvent consécutif à des altérations survenues du côté des bulbes pileux et du tarse. C'est ainsi que les blépharites, les orgeolets, les conjonctivites granuleuses en sont fréquemment l'origine, et, chose curieuse, l'expérience apprend que le trichiasis total intéresse plus souvent la paupière supérieure que la paupière inférieure, ce qui est l'inverse pour le trichiasis partiel. Causes.

Divers modes de traitement ont été proposés contre cette affection. Traitement.

1° *Épilation.* — Le plus simple de tous est l'épilation, mais ce n'est là qu'un moyen palliatif, auquel on est obligé de revenir trop souvent pour qu'il soit pratique.

2° *Déviation des cils par une suture.* — Lorsque le trichiasis est partiel, un ou deux points de suture de Gaillard (de Poitiers) suffisent à en obtenir la guérison. Pour cela, on saisit avec une pince un repli de la peau de 6 millimètres de hauteur environ, au voisinage du bord ciliaire : on en traverse la base verticalement avec une aiguille courbe munie d'un fil de soie, de façon à comprendre toutes les parties molles jusqu'au tarse, puis on serre fortement les extrémités du fil. Les cils déviés se redressent ; la peau embrassée par le fil se mortifie, et donne lieu à une bandelette cicatricielle qui, par ses propriétés rétractiles, maintient le redressement des cils.

3° *Déviation des cils par l'excision de la peau.* — On peut aussi dévier le champ d'implantation des cils, en excisant un lambeau ovalaire de la peau, au voisinage des cils déviés. La rétraction de la plaie que l'on suture redresse les cils, à la condition toutefois que l'excision soit assez profonde et intéresse les tissus jusqu'au tarse.

4° *Transplantation du sol ciliaire* (Arlt). — Lorsque le trichiasis est complet, ou lorsqu'il est très étendu, un très bon procédé est celui de Arlt, qui consiste à changer de

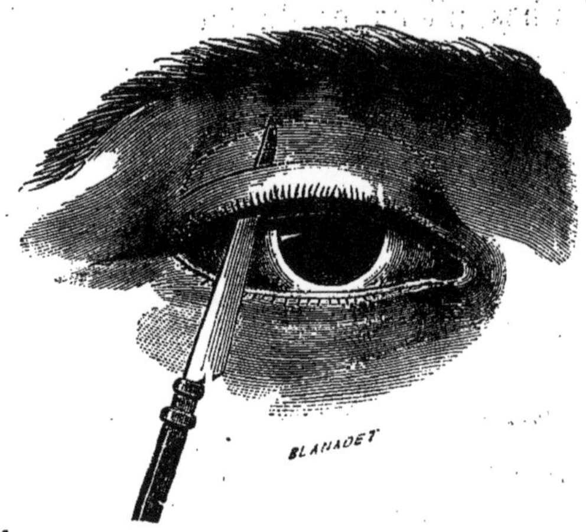

Fig. 16. — Procédé de Arlt. (Incision.)

place la base d'implantation des cils de la façon suivante : le globe de l'œil étant protégé par une plaque d'écaille, l'opérateur enfonce un bistouri très étroit dans l'épaisseur

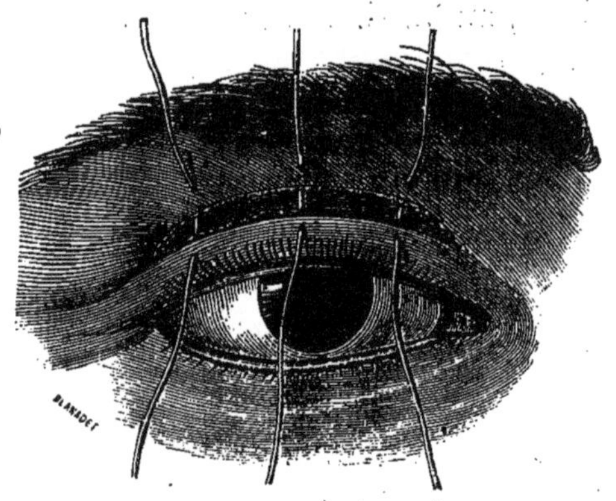

Fig. 17. — Procédé de Arlt. (Réunion.)

du bord ciliaire, le fait ressortir par la peau à 2 ou 3 millimètres au delà, et le conduit d'un angle à l'autre (fig. 16). On taille ainsi une bandelette étroite de peau qui contient les cils et qui ne reste adhérente à la paupière que par ses deux extrémités. Cela fait, on excise un lambeau cutané de 3 à 4 millimètres de hauteur, au-dessus de la première incision, s'il s'agit de la paupière supérieure, et on suture les deux lèvres de la plaie, de façon à attirer en haut le sol ciliaire et à le maintenir redressé (fig. 16 et 17).

ENTROPION.

Le renversement du bord libre de la paupière en dedans, c'est-à-dire du côté du globe, constitue l'entropion.

Cette affection, dont le principal danger est l'ulcération de la cornée par suite du frottement des cils, présente deux variétés distinctes : l'entropion spasmodique et l'entropion organique.

1° *Entropion spasmodique ou musculaire.* — Dans cette variété, surtout fréquente à la paupière inférieure, le tissu palpébral ne présente d'autre altération que l'enroulement en dedans du bord ciliaire. Celui-ci se redresse et reprend sa position normale, dès qu'on l'attire en dehors, quitte à se renverser de nouveau en dedans au moindre clignement.

On explique la formation de cet entropion par la contraction des fibres de l'orbiculaire qui avoisinent le bord ciliaire, contraction qui se manifeste surtout dans les inflammations de l'œil qui s'accompagnent d'une violente photophobie. Un bandage compressif longtemps prolongé, l'atrophie du globe privant les paupières de leur soutien normal, le relâchement des tissus palpébraux dans l'âge sénile, sont également autant de causes qui en favorisent le développement.

2° *Entropion organique.* — Bien différent du précédent, l'entropion organique succède à des altérations profondes du tissu palpébral (rétraction des parties molles, déformation du cartilage tarse), de sorte que l'aspect de la paupière suffit à le faire reconnaître, ainsi que l'impossibilité d'en obtenir le redressement par des tractions opérées sur la peau. On l'observe surtout à la suite de conjonctivites granuleuses, des brûlures de la conjonctive et de toutes les affections qui peuvent occasionner la rétraction cicatricielle de cette membrane (plaies, ulcères).

Traitement. Le traitement varie selon la variété d'entropion que l'on doit combattre.

I. Dans l'entropion spasmodique, l'application de quelques bandelettes de taffetas gommé ou d'une couche de collodion sur la face cutanée de la paupière peut en opérer le redressement, lorsqu'il est récent et peu développé. On réussit aussi quelquefois à le faire disparaître, en saisissant un pli de la paupière, au voisinage du bord ciliaire, au moyen de serres-fines que l'on change de place chaque jour pour éviter la section de la peau.

Mais c'est presque toujours au traitement chirurgical que l'on doit avoir recours, et nous trouvons ici des procédés fort nombreux.

Excision d'un pli cutané. — Un des plus simples consiste à exciser un pli de la peau au voisinage du bord ciliaire dévié, afin d'obtenir une rétraction cicatricielle qui en opère le redressement. A cet effet, on passe un crochet ou une anse de fil à travers la peau et la couche musculaire, au voisinage des cils, et on l'attire fortement en avant : un aide déprime la joue en bas, ce qui forme un pli que l'on excise à l'aide de ciseaux. On obtient ainsi une plaie triangulaire, dont la base, large de 10 à 12 millimètres, avoisine la racine des cils et à laquelle on suture immédiatement le sommet.

Procédé de de Graefe. — De Graefe recommande le procédé suivant : l'opérateur fait sur la peau, à 3 millimètres du bord libre, une incision parallèle à la fente palpébrale et un peu moins longue que cette dernière. Il enlève ensuite un lambeau triangulaire A, dissèque les deux lambeaux B et C et les réunit par quelques points de suture, ainsi que l'indique la figure ci-dessous (fig. 18), ce qui n'est autre chose que l'opération précédente modifiée.

Sutures de Gaillard. — On peut aussi parvenir à redresser la paupière à l'aide de quelques sutures de Gaillard, pratiquées comme dans le trichiasis, et combiner avec ce moyen le débridement de la commissure externe, lorsque l'entropion est compliqué de blépharophimosis.

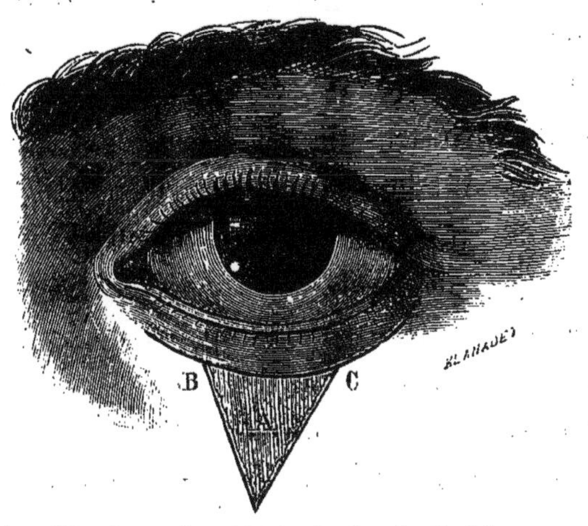

Fig. 18. — Procédé de de Graefe. Incision.

II. Le traitement de l'entropion organique comporte des indications thérapeutiques différentes. En effet, il ne suffit plus de s'adresser à la peau, ni aux tissus superficiels, pour obtenir le redressement de la paupière, mais aux tissus profonds, et particulièrement au cartilage tarse, dont la déformation joue un rôle prépondérant.

Procédé de Streatfield-Snellen. — Le procédé de Streatfield, modifié par Snellen, est un de ceux qui répondent le mieux à cette indication. Il consiste dans l'évidement du cartilage, opération qui se pratique de la façon suivante :

Après avoir fixé la paupière dans une pince de Snellen, on incise la peau à 2 ou 3 millimètres du bord libre et parallèlement à celui-ci, dans toute l'étendue de la paupière. On la dissèque légèrement, de façon à mettre à nu l'orbiculaire, et on excise une bandelette de ce muscle d'une largeur d'environ 2 millimètres, ce qui met le tarse à découvert.

Cela fait, on pratique dans l'épaisseur de ce cartilage généralement hypertrophié une perte de substance en forme de coin, dont le sommet regarde la conjonctive, ce qui se fait avec un couteau de Beer, auquel on imprime des mouvements de va-et-vient, en ayant soin de ne pas transpercer le cartilage de part en part. Il en résulte une sorte de rainure transversale dont on rapproche les deux lèvres, au moyen de sutures comprenant non seulement les parties molles, mais le tarse lui-même. Grâce à la rétraction cicatricielle, celui-ci se redresse et entraîne consécutivement le redressement du bord ciliaire.

Emploi du thermo-cautère. — Les divers procédés que nous venons de décrire sont loin de toujours réussir ; aussi nous paraît-il souvent préférable de combattre l'entropion à l'aide du thermo-cautère, procédé que nous avons mis le premier en pratique de la façon suivante :

Procédé de Galezowski. — Lorsque le renversement de la paupière est considérable, nous faisons à 3 millimètres du bord libre, et parallèlement à ce bord, une incision dans toute la longueur de la paupière et nous cautérisons profondément la surface saignante jusqu'au tarse. Si l'entropion est peu prononcé, nous cautérisons simplement, sans incision préalable, la peau et les tissus sous-jacents, à une profondeur plus ou moins grande, selon l'effet à obtenir. Nous établissons ainsi une eschare destinée à s'éliminer et à être comblée par du tissu cicatriciel, dont la rétraction doit nécessairement provoquer le redressement du bord palpébral.

ECTROPION.

L'ectropion est le renversement partiel ou total de la paupière en dehors.

Cette affection, qui occupe de préférence la paupière inférieure, reconnaît des causes très diverses : de là, plusieurs variétés d'ectropion intéressantes à connaître, car elles présentent chacune des indications thérapeutiques particulières.

1° *Ectropion paralytique.* — Une première variété d'ectropion résulte de la paralysie du muscle orbiculaire innervé par le facial. Les fibres musculaires ayant perdu leur contractilité et ne pouvant plus maintenir la paupière appliquée contre le globe, celle-ci se renverse en dehors, état qui ne persiste que peu de temps, si la paralysie de la septième paire est elle-même passagère, mais qui peut cependant lui survivre et devenir permanente.

2° *Ectropion inflammatoire.* — Une autre variété d'ectropion beaucoup plus fréquente est l'ectropion inflammatoire, variété qui peut se présenter à l'état aigu et à l'état chronique.

Dans la première forme, la conjonctive violemment enflammée se soulève, tend à faire hernie à travers la fente palpébrale et renverse en dehors le cartilage tarse. Alors intervient la contraction réflexe de l'orbiculaire qui agit comme une sangle, bride les parties déplacées et s'oppose à leur redressement. C'est ce qui arrive, par exemple, dans certaines ophthalmies purulentes ou blennorrhagiques (ectropion sarcomateux) et surtout dans la conjonctivite purulente des nouveau-nés, lorsqu'après avoir ouvert l'œil on n'a pas pris la précaution de remettre les paupières en place.

Dans la forme chronique, la conjonctive boursouflée, épaissie, écarte en dehors le bord palpébral devenu lourd et pesant. Les larmes, accumulées dans le cul-de-sac conjonctival, favorisent par leur propre poids le renversement de la paupière, et cela d'une façon d'autant plus marquée que les tissus ont perdu une partie de leur résistance, comme cela arrive dans un âge avancé.

3° *Ectropion lacrymal.* — Le rétrécissement et l'oblitération des voies lacrymales peuvent aussi être l'origine de l'ectropion, de la façon suivante : l'œil devenu larmoyant est souvent très sensible à la lumière; pour s'en défendre, il contracte instinctivement son muscle orbiculaire, et si les contractions de ce muscle sont réitérées, irrégulières et prédominent du côté des fibres les plus périphériques, qui sont aussi les plus puissantes, le cartilage tarse bascule en dehors et l'ectropion est formé.

4° *Ectropion cicatriciel.* — Enfin, une dernière variété d'ectropion est celle qui résulte de la rétraction du tissu inodulaire occasionné par une plaie, un ulcère ou une brûlure de la paupière. C'est là l'ectropion cicatriciel qui est en général le plus grave et le plus difficile à guérir.

Telles sont les différentes variétés d'ectropion, mais quelle que soit l'origine de cette affection, les accidents qu'elle détermine sont toujours les mêmes : la conjonctive sans cesse exposée à l'air se vascularise, s'hypertrophie et se cutise; le point lacrymal dévié s'oblitère; les larmes s'écoulent sur la joue, et l'œil mal protégé contre les agents extérieurs est fréquemment le siège d'une irritation plus ou moins vive.

Le traitement dépend de la cause de l'affection. Traitement.

a. S'agit-il d'un ectropion paralytique, on doit s'attaquer directement à la paralysie du nerf facial, et mettre en usage l'électricité, les vésicatoires volants et un traitement général approprié. Une opération n'est indiquée que lorsque l'ectropion est devenu définitif.

b. Dans l'ectropion inflammatoire, la conduite à tenir varie selon les conditions diverses qui se présentent. Lorsque chez les enfants, par exemple, il est dû à un boursouflement exagéré de la conjonctive, on a recours avec avantage aux scarifications de la muqueuse et au besoin à la section de la commissure externe; la réduction est ainsi singulièrement facilitée, et dès qu'elle est obtenue on maintient la paupière en place à l'aide d'un bandage compressif.

Lorsqu'il résulte au contraire d'un larmoiement, ou d'une blépharite ciliaire et lorsqu'il est très peu prononcé, il suffit souvent, pour le faire disparaître, de guérir la blépharite et de rétablir le cours des larmes. Dans d'autres cas, on ne peut le corriger qu'en enlevant un lambeau de la conjonctive du cul-de-sac, et en établissant ainsi une traînée cicatricielle qui, par sa rétraction, attire la paupière en dedans.

Sutures de Snellen. — Une telle rétraction cicatricielle est surtout obtenue d'une façon avantageuse par le procédé suivant imaginé par Snellen :

Un fil de soie très fort et préalablement désinfecté est armé d'une aiguille à ses deux extrémités. L'une des aiguilles est enfoncée dans le cul-de-sac, le traverse et sort par la joue, à 2 centimètres plus bas que le bord de la paupière. Même manœuvre avec l'autre aiguille, que l'on implante à 5 ou 6 millimètres de la première. On noue alors les fils sur un morceau de peau de gant destiné à préserver la peau, en les serrant de façon à faire basculer la paupière et à la redresser. Deux sutures sont généralement nécessaires et il suffit de les maintenir en place pendant quatre ou cinq jours pour obtenir l'effet désiré.

Ce procédé donne de bons résultats, mais doit quelquefois être combiné à la tarsorraphie partielle des bords palpébraux externes.

Procédé de Dieffenbach. — Le procédé de Dieffenbach trouve aussi souvent son application (fig. 19).

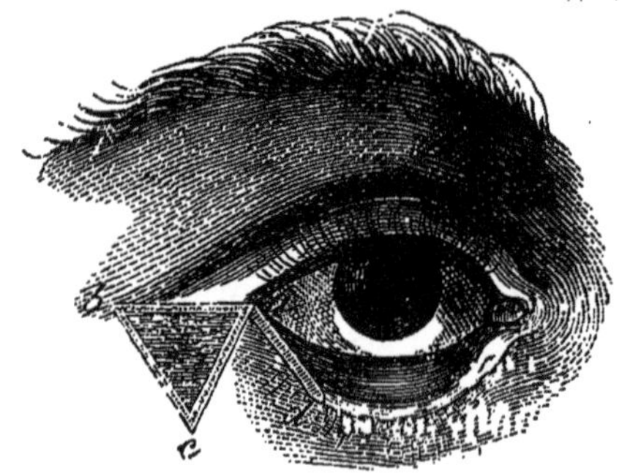

Fig. 19. — Tarsorraphie, procédé de Dieffenbach. *a*, *b*, *c*, lambeau de la peau enlevé ; *a*, *d*, étendue du bord libre excisé.

Il consiste à tailler à l'angle externe de la paupière un lambeau cutané, *a b c*, que l'on enlève complètement, puis on excise le bord libre de la paupière inférieure ainsi que les bulbes des cils et une partie de tarse sur une étendue *a d*, égale à *a b*, et suffisante pour redresser la paupière. On détache ensuite la peau des parties sous-jacentes et l'on fait glisser la partie *a d* vers la tempe, jusqu'à ce que le point *a* arrive au point *b*. Le triangle dénudé *a b c* est alors entièrement recouvert par la surface cutanée *a c d* : les bords de la plaie sont réunis et la réduction de l'ectropion est complète.

c. Le traitement de l'ectropion cicatriciel est celui qui présente le plus de difficultés. Les méthodes opératoires proposées sont fort nombreuses, et leur choix, qui dépend surtout de l'étendue de la perte de substance, est laissé à la sagacité du chirurgien qui les modifie selon les circonstances. Voici celles qui sont le plus fréquemment usitées :

Procédé de Warthon Jones. — Ce procédé consiste à circonscrire la cicatrice dans un lambeau en V, que l'on

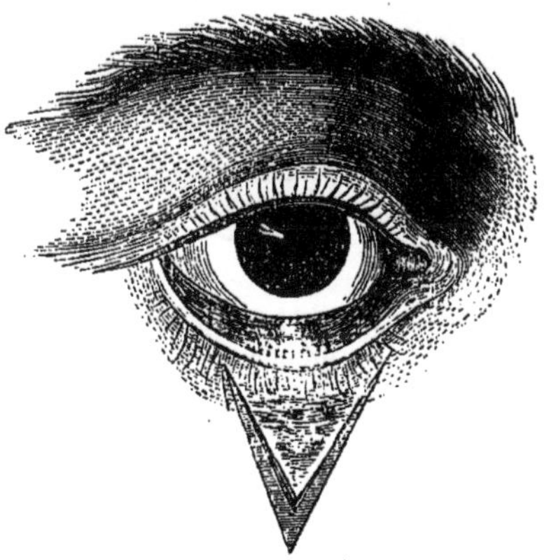

Fig. 20. — Blépharoplastie. Procédé de Warthon Jones. Incision.

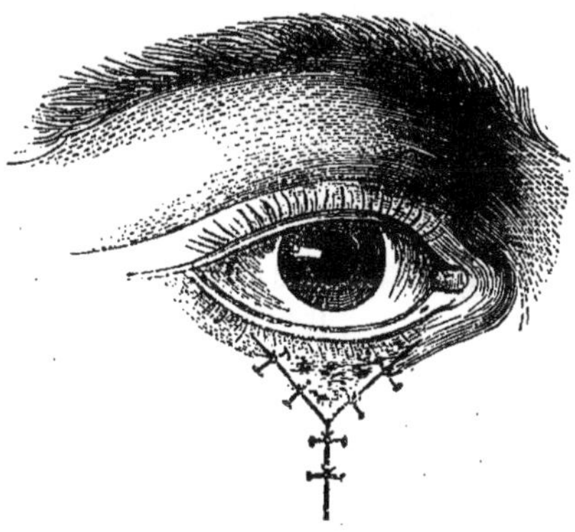

Fig. 21. — Blépharoplastie. Procédé de Warthon Jones. Réunion.

dissèque du sommet à la base, de façon à le libérer de toute ses adhérences et à permettre le redressement du bord palpébral. Cela fait, on réunit par des sutures les lèvres de la plaie qui prend alors la forme d'un Y, en favorisant leur rapprochement par le dégagement de la peau (fig. 20 et 21). Ajoutons que, pour obtenir un résultat plus complet, on est quelquefois obligé de combiner cette opération avec la tarsorraphie.

Procédé de A. Guérin. — L'étendue de la cicatrice met quelquefois dans la nécessité de pratiquer une double incision de Warthon Jones, ainsi que l'indique la figure ci-dessus. On dissèque les deux lambeaux cutanés *d b a* et *a b c*, depuis leurs sommets *b b* jusqu'à leurs bases ; les bords *a b* et *a b* sont ensuite remontés et réunis de façon que les points *b* soient en *b'*, et le point *a* en *a'*. Les deux triangles qui restent au-dessous des lambeaux sont ensuite comblés par le détachement et la réunion de leurs

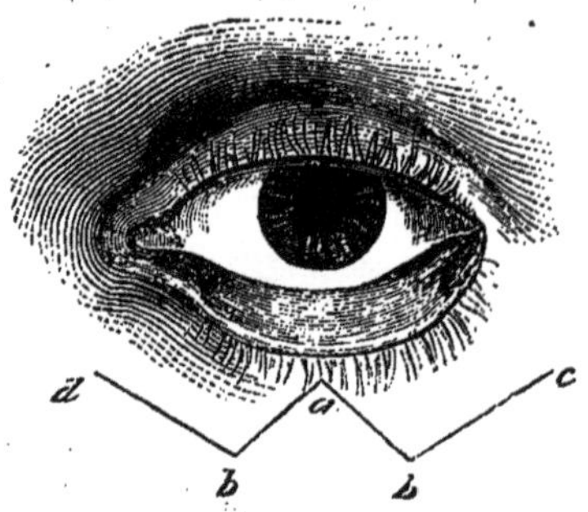

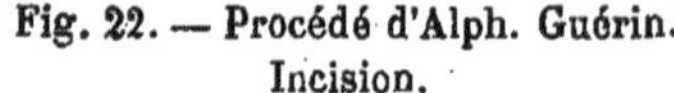
Fig. 22. — Procédé d'Alph. Guérin. Incision.

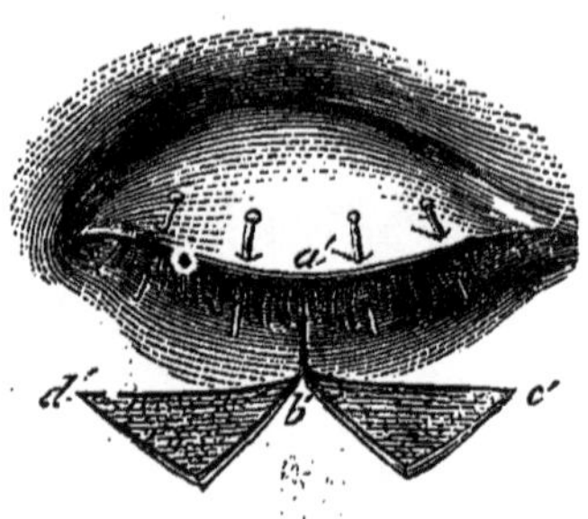

Fig. 23. — Procédé d'Alph. Guérin. Réunion.

bords (fig. 22 et 23). Il est bon de suturer pendant quelque temps les paupières pour assurer la guérison.

Procédé de Richet. — Ce procédé, destiné à interposer par glissement un lambeau cutané entre la cicatrice et le bord palpébral, s'exécute de la façon suivante :

A 2 millimètres du bord ciliaire et parallèlement à ce bord, on pratique une incision curviligne allant d'un angle à l'autre ; cela fait, on avive les bords des paupières et on pratique la tarsorraphie. Une seconde incision parallèle à la première est faite à 1 centimètre plus bas : la peau comprise entre les deux incisions est disséquée et forme une sorte de pont dont on excise le milieu si sa longueur est trop considérable. Les lambeaux sont ensuite réunis, ainsi que l'indique la figure ci-dessus, et comme le relèvement du pont crée en bas un espace vide triangulaire, on en rapproche les bords par des sutures (fig. 24 et 25).

Tels sont les procédés les plus usuels pour remédier à l'ectropion. Le siège et l'étendue de la cicatrice obligent fréquemment à les modifier, mais la plupart de ces opérations font alors partie du domaine de la chirurgie générale, et ont chacune leurs indications particulières, souvent bien propres à exercer la sagacité du plus habile opérateur.

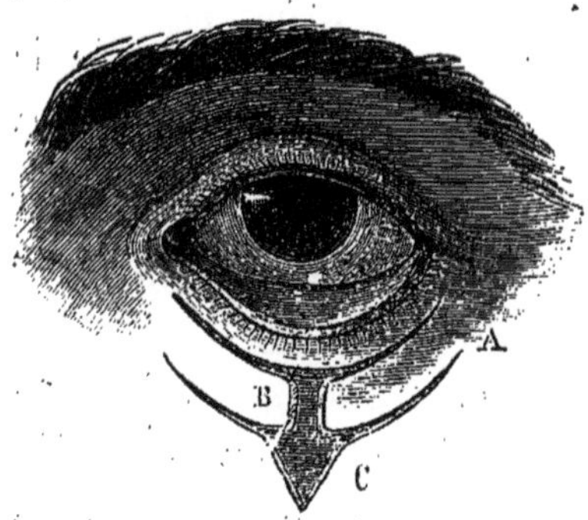

Fig. 24. — Procédé de Richet. Incision.

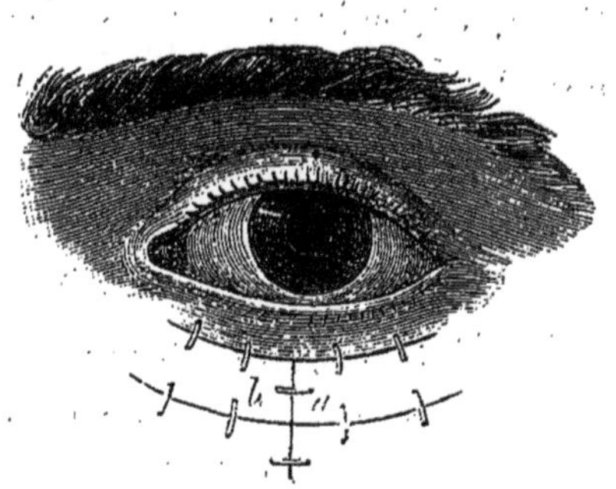
Fig. 25. — Procédé de Richet. Réunion.

AFFECTIONS DES MUSCLES.

PTOSIS.

On désigne sous le nom de ptosis la chute plus ou moins complète de la paupière supérieure.

Cette affection présente plusieurs variétés qui toutes ont un intérêt thérapeutique différent et qu'il importe de distinguer.

1° *Ptosis congénital.* — Une première forme de ptosis

est le ptosis congénital, qui est simple ou double, quelquefois héréditaire et qui résulte de l'arrêt de développement du muscle releveur de la paupière. Dans ce cas, la paupière paraît flasque, sans plis ni rides, sans résistance quand on la soulève. Cependant tout ptosis congénital ne dépend pas uniquement de cette cause, car il peut être dû à l'action traumatique du forceps dans un accouchement laborieux.

2° *Ptosis paralytique.* — Une autre variété de ptosis beaucoup plus fréquente est celle qui est d'ordre paralytique. On sait que la paralysie du muscle élévateur de la paupière peut se montrer à l'état isolé, mais s'associe le plus souvent aux autres symptômes de la paralysie de la troisième paire, de sorte que le ptosis s'accompagne alors de strabisme divergent, de mydriase et de diplopie.

3° *Ptosis organique.* — Enfin, il existe une dernière variété de ptosis, due à ce que la paupière est devenue trop lourde, trop difficile à mouvoir et présente une résistance qui n'est plus proportionnée à l'action normale de son muscle élévateur. L'exubérance de la peau de la paupière, les granulations de la conjonctive, le gonflement inflammatoire du tissu palpébral et les tumeurs dont il peut être le siège, nous en offrent de fréquents exemples.

C'est aussi dans cette variété que l'on peut ranger ces cas de ptosis léger qui semblent résulter de la prédominance fonctionnelle du muscle orbiculaire, ce qui s'observe principalement chez les enfants qui ont souffert longtemps d'une violente photophobie.

Telles sont les différentes variétés de ptosis : toutes se distinguent facilement de l'occlusion palpébrale déterminée par le blépharospasme, en ce que la paupière se laisse soulever avec la plus grande facilité et ne présente pas les nombreux sillons que l'on observe dans sa contracture :

toutes se distinguent également entre elles très aisément et conduisent à des indications thérapeutiques spéciales.

Avant d'aborder le traitement curatif du ptosis, disons un mot d'un moyen palliatif quelquefois employé pour remédier à cette affection. Ce moyen consiste dans l'emploi d'une pince à ptosis, pince dont la construction rappelle celle des serres-fines, et qui permet de maintenir la paupière soulevée; mais cet appareil ne rend que des services assez limités, à cause de la gêne qu'il procure, et c'est au traitement chirurgical qu'il faut le plus souvent avoir recours. Traitement.

Voyons à ce sujet les différents cas qui peuvent se présenter.

a. Lorsque le ptosis est congénital, on a proposé plusieurs procédés opératoires, consistant à exciser une portion de la paupière pour en diminuer la hauteur, mais ces procédés toujours incertains sont avantageusement remplacés par la méthode imaginée par Dransart en 1880, et modifiée par Pagenstecher.

Cette méthode consiste à rattacher la paupière au muscle frontal, de façon que celui-ci devienne son muscle élévateur. Pour cela, on se sert d'un fort fil de soie préalablement désinfecté dans une solution phéniquée et muni de deux aiguilles courbes. « La première aiguille, dit l'auteur, est introduite dans la partie supérieure et médiane du cartilage tarse et chemine dans le tissu cellulaire, de façon à ressortir à 4 ou 5 millimètres au-dessus du sourcil. La seconde aiguille est également introduite dans le cartilage, à quelques millimètres de la première, parcourt un chemin parallèle et sort à côté de sa congénère. On noue alors les fils sur un morceau de peau de gant, et après quelques jours on serre le nœud progressivement, jusqu'à ce que l'anse arrive à sortir au-dessus du sourcil, coupant ainsi les tissus et établissant une traînée cicatricielle solide. »

Dans le ptosis très accusé, deux ou trois sutures élévatrices sont nécessaires pour permettre le relèvement complet de la paupière.

b. Le ptosis paralytique présente les mêmes indications que la paralysie de la troisième paire. On doit donc rechercher si sa cause est ataxique, syphilitique, rhumatismale, etc., afin de la combattre par des moyens appropriés. Comme traitement local, on met généralement en usage les frictions stimulantes, les vésicatoires volants et surtout les courants continus. Lorsque ces divers moyens échouent, on n'a d'autre ressource qu'une opération, et encore ne doit-on la tenter que lorsque le ptosis se montre à l'état isolé, afin de ne pas exposer le malade à la diplopie et aux vertiges.

C'est dans ce cas que de Græfe, assimilant cette paralysie à celle des autres muscles de l'œil, conseillait d'affaiblir le muscle antagoniste par une ablation partielle. Il incisait d'un angle à l'autre les téguments de la paupière au-dessus du bord ciliaire et les disséquait de façon à mettre à nu l'orbiculaire. Ce muscle, saisi avec une pince, était excisé plus ou moins largement dans toute l'étendue de la plaie, dont les bords étaient réunis par trois ou quatre points de suture, qui devaient comprendre la peau ainsi que la couche musculaire. Mais cette opération ne donne que des résultats incertains et cède le pas au procédé opératoire que nous venons de mentionner plus haut.

c. Le ptosis organique exige un traitement en rapport avec les altérations variées qui en sont la cause.

Dans le cas d'exubérance de la peau, on en excise la portion excédante, en ayant soin de donner à l'opération les proportions nécessaires pour que la fermeture de l'œil puisse s'effectuer sans la moindre difficulté.

Si la maladie tient à un gonflement inflammatoire des paupières ou à la présence d'une petite tumeur, c'est contre ces affections qu'il faut diriger le traitement.

BLÉPHAROSPASME.

Le muscle orbiculaire peut être atteint de spasme dans toute son étendue ou seulement dans quelques-unes de ses fibres. Dans le premier cas, l'affection est désignée sous le nom de blépharospasme ; dans le second, l'expression morbide se manifeste par un simple tremblotement de la paupière ou par un clignement exagéré, ainsi qu'on le remarque fréquemment dans les affections des voies lacrymales.

Le blépharospasme, dont nous nous occuperons spécialement, se présente sous deux aspects différents : il est tonique ou clonique.

Dans la première variété, qui est le plus souvent d'origine inflammatoire, la contracture des paupières est permanente et tellement prononcée que le malade est dans l'impossibilité presque absolue d'entr'ouvrir l'œil. Cet état s'accompagne de photophobie et ne peut se prolonger longtemps sans amener certains désordres tels que l'entropion, le frottement des cils contre la cornée et une irritation de l'œil consécutive.

Dans la seconde variété, le spasme ne dure que quelques secondes, mais reparaît à chaque instant. Il est d'autres cas où il cesse complètement pendant une partie de la journée, pour revenir dès que le malade veut lire ou travailler. Quelquefois enfin, il se présente sous forme de crises périodiques durant quelques heures et revenant à intervalles plus ou moins rapprochés. Cette dernière forme de la maladie gêne beaucoup ceux qui en sont atteints, car, à un moment donné, ils sont mis subitement dans l'impossibilité de se conduire et sont exposés dans la rue à de graves accidents.

Ce qu'il y a de remarquable, c'est que ce spasme se modère notablement, ou cesse quelquefois subitement par la compression de certains points que l'on ne peut préciser d'avance, mais qui sont le plus souvent : le point d'émergence du facial, entre l'angle du maxillaire inférieur et l'apophyse mastoïde, le nerf sus-orbitaire, le sous-orbitaire, les nerfs dentaires inférieurs, les apophyses épineuses des vertèbres dorsales, etc. L'existence de ces points est quelquefois révélée par les malades qui les ont trouvés par hasard.

Causes. Le blépharospasme peut résulter d'une irritation directe du nerf facial par un traumatisme ou par une affection encéphalique, mais hâtons-nous de dire que c'est là un fait assez rare, car il est presque toujours un phénomène d'ordre réflexe. L'irritation part de l'un des filets de la cinquième paire (nerf sensitif) pour retentir sur le facial (nerf moteur de l'orbiculaire) : aussi faut-il toujours rechercher son point de départ dans le territoire innervé par la cinquième paire et plus particulièrement dans l'appareil oculaire et dans l'appareil dentaire.

L'œil sera examiné en premier lieu et on trouvera fréquemment l'origine du mal dans une affection chronique des voies lacrymales, dans un corps étranger de la conjonctive, dans une ulcération de la commissure externe des paupières, plus souvent dans une érosion traumatique de la cornée ou dans une simple phlyctène. Plus la lésion cornéenne est superficielle, plus le blépharospasme dès que la couche épithéliale est détruite. Rappelons aussi que les instillations d'ésérine peuvent donner lieu pendant quelques heures à un véritable blépharospasme, et que celui-ci peut également se révéler comme manifestation d'accidents sympathiques.

Après l'œil, on explorera avec soin le système dentaire, car les dents cariées sont quelquefois l'origine de cette affection (Galezowski). Il en est de même des ulcères de la bouche, de la langue et du voile du palais.

Enfin, on trouvera quelquefois l'explication du mal dans une cicatrice du front ou du cuir chevelu, emprisonnant quelques filets nerveux, ainsi que Saemisch en a rapporté un exemple remarquable.

Dans un grand nombre de faits, ce n'est plus une simple névralgie de la cinquième paire que l'on peut incriminer, mais une véritable névrose de ce nerf, et, à ce titre, le blépharospasme est quelquefois un phénomène de début du tic douloureux de la face.

Enfin, le grand sympathique paraît aussi, dans certains cas, n'être pas étranger à la production de cette affection. On sait que ce nerf joue un certain rôle dans l'innervation des paupières, par les filets que leur envoie le plexus carotidien, et c'est à son influence qu'on attribue le blépharospasme qui survient dans certaines tumeurs du cou et dans certaines affections de l'utérus et de l'intestin (vers intestinaux, etc.).

Le traitement du blépharospasme repose sur les données étiologiques que nous venons de passer en revue. C'est en combattant ses causes que l'on combat le plus efficacement la maladie; aussi faut-il diriger contre chacune d'elles un traitement approprié. Traitement.

Les cas les plus facilement curables sont ceux où le blépharospasme est symptomatique d'une affection oculaire.

Rien n'est plus fréquent, par exemple, que de le voir se développer, sous sa forme tonique, à la suite d'une kératite phlycténulaire. Les instillations d'atropine et la pommade au précipité jaune sont alors les meilleurs moyens à lui opposer, mais il y a lieu quelquefois de diriger contre cette complication un traitement tout spécial. C'est alors que conviennent la chloroformisation, l'écartement forcé des paupières à l'aide des élévateurs et surtout le débridement de la commissure externe.

Ce sont là les cas les plus simples, mais trop souvent le blépharospasme persiste après la suppression de la cause qui lui a donné naissance, ou a une origine purement nerveuse qui nous échappe, de sorte qu'on doit alors s'attaquer au mal lui-même, ce qui rend le traitement beaucoup plus incertain.

Les divers agents calmants ont été mis en usage, et on s'est particulièrement adressé au bromure de potassium pris à l'intérieur et aux injections de morphine, pratiquées sur le trajet du nerf sus-orbitaire. Le premier de ces médicaments paraît avoir fort peu d'efficacité; quant aux injections morphinées, elles rendent quelquefois des services, mais seulement lorsque le blépharospasme est peu prononcé et de date assez récente.

Les courants continus ont aussi été employés et ont parfois donné des succès. Le pôle négatif est appliqué sur les paupières et le pôle positif derrière l'apophyse mastoïde, ou sur l'apophyse transverse de la cinquième vertèbre cervicale, au niveau du ganglion moyen de la portion cervicale du grand sympathique (Remak).

Dans un autre ordre de moyens, on cherche à obtenir la distension forcée du muscle et son élongation, pour faire cesser sa contracture, ce qui donne quelquefois des résultats favorables. A cet effet, on pratique tous les jours, pendant cinq ou dix minutes, le massage du muscle orbiculaire de la façon suivante : les paupières étant enduites de vaseline, on refoule les tissus de l'orifice palpébral vers la périphérie, en exerçant avec les doigts une pression vigoureuse.

Quelque soit le traitement employé, on peut aussi mettre à profit la compression du facial avec une pelote à son point d'émergence, ou celle du sus-orbitaire avec un chapeau ou une coiffure fortement serrée. Nous avons vu plus haut que les points où peut s'exercer efficacement la compression sont variables, et doivent être recherchés d'une façon empirique.

Névrotomie. — Lorsque ces divers moyens échouent, on n'a d'autre ressource que le traitement chirurgical, et c'est généralement à la section du nerf sus-orbitaire que l'on s'adresse. Pour cela, la peau du sourcil étant fortement tendue, on enfonce dans son épaisseur un ténotome de dehors en dedans, vers le point d'émergence du nerf sus-orbitaire; tournant ensuite le tranchant du côté de l'os, on incise profondément tous les tissus ainsi que le périoste, à l'union du tiers interne avec le tiers moyen du rebord orbitaire et la plaie est ensuite comprimée, afin d'éviter l'infiltration de sang dans le tissu cellulaire. Des succès remarquables ont ainsi été obtenus ; mais il a fallu quelquefois exciser également le sous-orbitaire, le malaire ou certains nerfs dentaires, ce qui prouve que cette affection est souvent très rebelle et très difficile à guérir.

SYMBLÉPHARON. ANKYLOBLÉPHARON.

L'adhérence morbide des paupières avec le globe constitue le symblépharon.

Cette affection, qui résulte de brides cicatricielles établies entre la conjonctive palpébrale et la conjonctive bulbaire, succède presque toujours à des brûlures ou à des traumatismes ; parfois cependant elle est consécutive aux ophthalmies graves qui ont désorganisé la muqueuse, ainsi que les conjonctivites purulentes, granuleuses et diphthéritiques nous en offrent des exemples.

Les adhérences peuvent n'être que partielles, peu étendues, et, pour les apercevoir, il est nécessaire de renverser fortement la paupière inférieure, de façon à effacer le cul-de-sac conjonctival : de celles-ci, le chirurgien n'a pas à se préoccuper.

Dans d'autres cas, elles sont assez étendues pour constituer une difformité, pour gêner les mouvements du globe, pour empêcher le libre écoulement des larmes et même pour compromettre la vision, lorsqu'elles s'étendent jusque sur la cornée : ce sont celles qui réclament un traitement chirurgical.

Traitement. Au point de vue du traitement, le premier soin à prendre est de rechercher si le symblépharon est incomplet ou complet.

Lorsqu'il est incomplet, c'est-à-dire lorsqu'il est constitué par une bride cicatricielle qui ne s'étend pas jusqu'au cul-de-sac conjonctival, de façon qu'on peut introduire une sonde fine dans l'intervalle qui l'en sépare, la guérison est en quelque sorte assurée et le manuel opératoire très simple. Il suffit, en effet, de sectionner la bride cicatricielle, au niveau de la conjonctive bulbaire, et de rapprocher les bords de la plaie conjonctivale par quelques points de suture. Ce n'est que lorsque la cicatrisation est obtenue qu'on enlève ce qui reste de bride sur la surface de la conjonctive palpébrale.

Tout autre est le pronostic du symblépharon complet, c'est-à-dire de celui qui s'étend jusqu'au cul-de-sac conjonctival. On ne peut espérer y remédier que lorsque la muqueuse n'est pas détruite dans une trop grande étendue, et encore les récidives sont-elles fréquentes. Quoi qu'il en soit, c'est la transplantation de la conjonctive, selon la méthode de Teale, et la greffe conjonctivale qui donnent les meilleurs résultats.

Teale abandonne à l'atrophie spontanée la partie du symblépharon qui adhère à la cornée et dissèque le reste dans toute son étendue. Il taille ensuite deux lambeaux dans la conjonctive bulbaire, l'un en dedans de la cornée, l'autre en dehors : le premier, dont le sommet tient à la conjonctive saine, est retourné de façon à venir recouvrir la surface dénudée de la paupière ; le second est destiné à s'adapter sur la plaie du globe. Quelques sutures fixent la conjonctive ainsi transplantée et réunissent également cette membrane dans les points où l'on a pris les lambeaux.

Quand le symblépharon occupe une grande étendue, on ne peut emprunter à la conjonctive voisine les lambeaux nécessaires à le combler. C'est alors que Wolfe a imaginé de recouvrir les parties détachées avec un lambeau de conjonctive pris sur un lapin, et maintenu en place par de nombreux points de suture. Quelques succès obtenus prouvent que c'est là un progrès important, dans la thérapeutique d'une affection à laquelle il est souvent extrêmement difficile de remédier.

Ankyloblépharon. — L'ankyloblépharon est la soudure plus ou moins complète des bords palpébraux entre eux. Cette affection, quelquefois congénitale, mais plus souvent acquise, reconnaît les mêmes causes que le symblépharon auquel elle s'associe fréquemment.

Le traitement consiste à sectionner, soit avec des ciseaux, soit avec le bistouri, les adhérences qui réunissent les paupières ; comme la soudure de la fente palpébrale est rarement complète, on peut presque toujours faire l'opération sur une sonde cannelée qui met la cornée à l'abri de tout danger.

AFFECTIONS DES VOIES LACRYMALES.

CONSIDÉRATIONS ANATOMIQUES ET PHYSIOLOGIQUES. — INFLAMMATION DE LA GLANDE LACRYMALE OU DACRYADÉNITE. TUMEURS DE LA GLANDE LACRYMALE. — OBLITÉRATIONS DES VOIES LACRYMALES. — CONSIDÉRATIONS GÉNÉRALES. — DÉVIATION, RÉTRÉCISSEMENT ET OBLITÉRATION DES POINTS ET DES CANALICULES LACRYMAUX. RÉTRÉCISSEMENT DU CANAL NASAL. DACRYOCYSTITE. TUMEURS ET FISTULES LACRYMALES.

CONSIDÉRATIONS ANATOMIQUES ET PHYSIOLOGIQUES.

Sécrétées par la glande lacrymale, les larmes se répandent au devant de l'œil, et pénètrent d'abord dans les points et les canalicules lacrymaux, pour passer de là dans le sac lacrymal et dans le canal nasal, et arriver enfin dans le méat inférieur des fosses nasales où elles s'évaporent. Sans entrer dans la description de chacune de ces parties, il est utile de rappeler les principales dispositions anatomiques nécessaires à connaître, pour établir le diagnostic et le traitement des diverses affections qui peuvent les intéresser.

Glande lacrymale. — La glande lacrymale est une glande en grappe qui se compose de deux parties : l'une orbitaire, l'autre palpébrale.

La portion orbitaire, qui est la principale, a le volume et la forme d'une amande. Logée dans une fossette qui correspond à l'angle supéro-externe de l'orbite, elle n'est distante du rebord orbitaire que de 3 ou 4 millimètres, ce qui la rend facilement accessible aux moyens chirurgicaux. Ses conduits excréteurs, au nombre de trois à cinq, selon Sappey, s'ouvrent sur la partie externe du cul-de-sac conjonctival supérieur.

La portion palpébrale occupe l'épaisseur même de la paupière supérieure et ne représente que quelques lobules glandulaires accompagnant les principaux conduits de la glande. Elle est pourvue de canaux excréteurs en nombre variable, qui s'ouvrent dans les conduits principaux eux-mêmes, et quelques-uns directement dans le cul-de-sac supérieur de la conjonctive.

Points lacrymaux. — Au nombre de deux, les points lacrymaux sont situés au sommet d'une petite saillie qui occupe le bord palpébral, au point où celui-ci s'arrondit pour former la commissure interne. L'inférieur est un peu plus en dehors que le supérieur et a un diamètre d'environ un tiers de millimètre : tous deux sont maintenus béants par un petit anneau cartilagineux qui les entoure ; tous deux regardent en arrière, de sorte qu'à l'état physiologique ils ne doivent pas être aperçus, à moins de faire basculer la paupière.

Canalicules lacrymaux. — Les canalicules lacrymaux, qui succèdent aux points lacrymaux, constituent deux petits conduits, maintenus constamment ouverts par les fibres du muscle de Horner, disposées de façon à attirer en arrière leur paroi postérieure.

Leur direction est d'abord verticale, dans une étendue d'environ deux millimètres, puis devient à peu près horizontale. Leur longueur moyenne est de 6 à 9 millimètres; quant à leur calibre, il n'atteint guère que 1 millimètre, mais il peut acquérir des dimensions doubles par la dilatation.

Selon Sappey, ces conduits se réunissent en un canal commun, avant de s'ouvrir dans le sac. Existe-t-il une valvule au niveau de leur embouchure, comme quelques auteurs le prétendent? Nous pensons que cette disposition est exceptionnelle, et le rétrécissement qu'on y remarque assez fréquemment résulte, selon nous, de ce que les fibres de l'orbiculaire forment à ce niveau une sorte d'anneau musculaire capable de rétrécir cet orifice, à la suite de contractions énergiques ou trop souvent répétées, comme cela a lieu chez les personnes sujettes à la photophobie.

Sac lacrymal. — Le sac lacrymal repose dans la gouttière lacrymale, constituée par l'os unguis et l'apophyse montante du maxillaire supérieur. Sa direction est oblique en bas, en arrière et légèrement en dehors. Quant à ses dimensions, on évalue sa longueur à 12 millimètres environ et sa largeur à 4 ou 5 millimètres.

Mais ce qu'il nous importe le plus de connaître, ce sont ses principaux rapports. Ainsi le tendon direct de l'orbiculaire le divise transversalement vers son tiers supérieur, et comme ce tendon est toujours appréciable, lorsqu'on exerce une légère traction sur la commissure externe, c'est au-dessous de lui qu'on doit plonger le bistouri pour pénétrer dans le sac. En outre, la crête antérieure de la gouttière lacrymale, qui est toujours très saillante, fournit un autre point de repère très important, lorsqu'il s'agit de trouver le sac, puisque celui-ci est immédiatement en arrière de ce relief osseux.

Canal nasal. — Le canal nasal, qui est la continuation du sac lacrymal, représente un conduit complètement osseux, dont la direction est oblique en bas, en arrière et en dehors, comme la paroi externe des fosses nasales dans laquelle il est creusé. Sa longueur égale à peu près celle du sac et son calibre atteint environ 2 ou 3 millimètres, mais varie avec la conformation de la face et se montre un peu plus étroit du côté gauche que du côté droit, ce qui explique la plus grande fréquence de la tumeur lacrymale à gauche.

Ses orifices méritent chacun une mention spéciale. Le supérieur, qui est un peu plus rétréci que le canal lui-même, est ovalaire, le grand axe de l'ovale étant dirigé en avant et en dehors. L'inférieur débouche dans le méat inférieur, à 3 centimètres environ de l'extrémité postérieure des fosses nasales et se présente souvent sous la forme d'une fente. Le professeur Richet, lui, a décrit un appareil valvulaire qui semble jouer un certain rôle dans l'aspiration des larmes.

Ce canal, ainsi que le sac, est constitué par une membrane muqueuse pourvue de nombreuses glandes et par une membrane fibreuse assez épaisse, mais peu adhérente à l'os, de sorte qu'elle peut facilement être décollée, dans les manœuvres nécessaires pour l'introduction des sondes.

Après ces notions anatomiques, disons aussi quelques mots de la physiologie de l'appareil lacrymal.

On sait que les larmes constituent un liquide neutre, quelquefois alcalin, dont la sécrétion est intermittente. Elles servent à protéger l'œil, en entraînant les petits corps étrangers qui peuvent se déposer sur sa surface, et elles contribuent dans une certaine mesure à le lubrifier ; mais ce rôle est surtout rempli par les glandes de la conjonctive, de sorte que l'extirpation de la glande lacrymale peut avoir lieu sans amener la sécheresse du globe.

Leur mode de pénétration dans les voies lacrymales mérite de nous arrêter un instant. On a successivement cherché à l'expliquer par la théorie du siphon, par l'influence de la pesanteur et de la capillarité. Le professeur Richet admet que la contraction de l'orbiculaire dilate le sac, y fait le vide, puisque l'air ne peut s'y introduire par l'orifice inférieur du canal nasal qu'il suppose muni d'une valvule, et attire ainsi les larmes à la manière d'une pompe aspirante. D'autres physiologistes pensent avec Sédillot que la raréfaction de l'air dans les narines, pendant la respiration, tend à produire le vide dans le canal nasal et y attire ainsi le liquide lacrymal, de sorte que la question donne encore lieu à des interprétations fort différentes.

INFLAMMATION DE LA GLANDE LACRYMALE OU DACRYADÉNITE.

L'inflammation de la glande lacrymale est très rare et se présente sous deux formes principales : la forme aiguë et la forme chronique.

Symptômes et diagnostic.

Dans la forme aiguë, l'affection débute par un gonflement rapide et une rougeur notable de la paupière supérieure, phénomènes qui sont surtout accusés en haut et en dehors, c'est-à-dire au niveau de la région occupée par la glande.

Du côté de l'œil, on observe l'injection des veines conjonctivales voisines de la glande, et très souvent un chémosis séreux, s'étendant de l'angle externe de l'œil jusqu'au bord de la cornée. Ce chémosis, ainsi circonscrit à la moitié externe du globe, constitue un signe précieux du diagnostic : mais il est bon de rappeler qu'il peut s'étendre au point de faire hernie par la fente palpébrale, et comme l'œil est alors le siège d'une vive injection et de douleurs violentes, on pourrait quelquefois confondre la maladie avec une iritis aiguë, si on n'avait soin de constater la coloration normale de l'iris, ainsi que la contractilité de la pupille.

La glande hypertrophiée fait souvent saillie dans le cul-de-sac conjonctival, gêne les mouvements du globe et le repousse quelquefois en bas et en dedans.

Ajoutons que la maladie s'accompagne en général d'un larmoiement assez intense, bien que la suppression des larmes ait été plusieurs fois observée. Rappelons, enfin, que des douleurs péri-orbitaires très vives et des symptômes généraux, tels que fièvre, insomnie, nausées, font généralement cortège à cette affection et en précèdent même l'apparition.

Telle est la physionomie générale de la dacryadénite aiguë. Ses allures sont très rapides : en six ou huit jours, elle se termine habituellement par résolution, ou rarement par suppuration, le pus pouvant se frayer un passage du côté de la conjonctive ou du côté de la peau et donner lieu à un trajet fistuleux.

Dans la forme chronique, les symptômes sont de même ordre que les précédents, mais beaucoup moins accentués. Comme les douleurs peu vives ressenties par les malades permettent l'exploration facile du rebord orbitaire, on sent très bien par la palpation la glande hypertrophiée. C'est là un signe important qui, joint à la saillie que la glande fait dans le cul-de-sac conjonctival supérieur et quelquefois à un certain degré d'exophthalmie, permet d'établir facilement le diagnostic.

Causes. — Les causes de la dacryadénite aiguë sont variées. Le traumatisme de la région occupée par la glande, l'impression du froid et la propagation d'une inflammation de l'œil peuvent en être l'origine. Quant à la dacryadénite chronique, elle est le plus souvent diathésique et se développe sous l'influence de la scrofule, de la tuberculose et quelquefois de la syphilis.

Traitement. Au début, les cataplasmes de fécule de riz, les fomentations émollientes, les frictions mercurielles, l'application de sangsues, ainsi que les purgatifs, conviennent pour favoriser la résolution, que l'on obtient en général assez facilement. Si la suppuration s'établit, il faut se hâter de donner issue au pus, de préférence par la surface conjonctivale.

Dans les cas chroniques, on aura surtout recours aux frictions résolutives avec une pommade mercurielle ou iodurée et aux badigeonnages de teinture d'iode, en même temps qu'on administrera l'iodure de potassium à l'intérieur, et qu'on dirigera un traitement spécial contre l'état diathésique général.

TUMEURS DE LA GLANDE LACRYMALE.

Les tumeurs de la glande lacrymale sont fort variables. On y rencontre principalement des adénomes, des kystes, des tumeurs cancéreuses, des sarcomes, et il est à remarquer que dans cette région ainsi que dans l'orbite, plus que partout ailleurs, ceux-ci peuvent être imprégnés de cellules pigmentaires qui leur donnent une coloration spéciale (sarcomes mélaniques, sarcomes verts ou chloroboma).

Quand la nature de la tumeur nécessite l'extirpation de la glande, on peut avoir recours à différents procédés opératoires. Traitement.

A l'exemple de Velpeau, on peut diviser la commissure externe des paupières, en prolongeant l'incision vers la tempe, et disséquer le lambeau supérieur, de façon à arriver jusque sur la glande que l'on saisit avec une pince et que l'on excise.

Pour éviter une cicatrice apparente, Halpin attire fortement en bas la paupière inférieure, jusqu'à ce qu'une partie du sourcil dépasse le rebord orbitaire. Il porte alors le couteau dans le sourcil lui-même préalablement rasé, et pratique une incision exactement le long du rebord orbitaire, au niveau de la fossette lacrymale. La glande mise à nu est saisie avec une pince, dégagée autant que possible à l'aide du doigt ou du manche du couteau, et séparée de ses dernières adhérences avec des ciseaux. Le sang une fois arrêté, on lave soigneusement la plaie avec une solution antiseptique, on en suture les bords et on applique un bandeau compressif.

Kystes. — Les kystes de la glande lacrymale méritent une mention spéciale. Les plus fréquents proviennent, d'après Broca, de l'obstruction d'un conduit lacrymal et de la rétention consécutive des larmes : quelques-uns sont dus à des hydatides et peuvent acquérir un volume considérable.

Les kystes lacrymaux constituent une petite tumeur du volume d'une amande, ou quelquefois même d'un œuf de pigeon, faisant légèrement saillie sur la partie externe de la paupière supérieure. Cette petite tumeur est surtout appréciable dans le cul-de-sac conjonctival, où on constate qu'elle est transparente, fluctuante, susceptible de diminuer de volume par la pression, si l'oblitération du conduit excréteur n'est pas complète. Une ponction exploratrice en fait sortir un liquide transparent qui n'est autre chose que des larmes.

Traitement. Comme traitement, la ponction simple de la poche est presque toujours suivie de récidive, de sorte qu'il est préférable soit d'extirper la tumeur, soit d'en exciser une partie pour établir une large communication entre elle et le cul-de-sac conjonctival.

L'ouverture de la tumeur avec le galvano-cautère, son

drainage, l'aspiration du liquide qu'elle contient suivie ou non d'injections irritantes, sont aussi des procédés opératoires qui ont été proposés et qui peuvent également donner des succès.

OBLITÉRATION DES VOIES LACRYMALES.

Quand, pour une cause quelconque, les larmes ne s'écoulent plus librement dans leurs canaux excréteurs, il peut en résulter des troubles fonctionnels multiples et même des altérations variées, dont il importe de ne pas méconnaître l'origine.

I. *Troubles fonctionnels.* 1° *Larmoiement.* — Un des premiers troubles fonctionnels que l'on observe est le larmoiement, mais il faut savoir que celui-ci est fort variable. Chez certains sujets qui ne sécrètent relativement que peu de larmes, il est à peine appréciable, ne se manifeste que lorsque l'œil est offensé par le vent ou un air froid et humide, et disparaît par les temps secs, qui favorisent l'évaporation du liquide lacrymal; chez d'autres, au contraire, il est assez prononcé pour les gêner singulièrement par sa fréquence et son abondance.

2° *Mouches volantes. Vision irisée. Diplopie monoculaire.* — Comme conséquence de l'excès de larmes, le malade a souvent à se plaindre de nombreuses mouches volantes, qui sont dues à des cellulles épithéliales détachées, ou à de petits corpuscules suspendus dans le liquide lacrymal.

Un autre phénomène non moins curieux, c'est qu'en s'accumulant au-dessus du rebord palpébral, les larmes forment une sorte de prisme, dont le sommet peut atteindre l'orifice pupillaire. Ce prisme décompose la lumière et fait apparaître des cercles de différentes couleurs autour d'une bougie allumée. Déviant aussi les rayons lumineux, il donne quelquefois lieu à une véritable diplopie monoculaire, lorsque le malade regarde des objets fins, tels que des lettres, une épingle, etc.; mais il suffit d'abaisser la paupière inférieure, pour que ce prisme lacrymal disparaisse et avec lui tout phénomène d'irisation et de diplopie.

3° *Photophobie. Photopsies.* — Il n'est pas rare de voir survenir, à la suite du larmoiement, une photophobie plus ou moins vive, surtout prononcée le matin au réveil et le soir à la lumière du gaz. L'œil est endolori, les paupières, soumises à des contractions réflexes, exercent sur le globe une pression qui, retentissant jusque sur la rétine, donne lieu à des phosphènes spontanés ou à des photopsies qui inquiètent singulièrement les malades.

4° *Spasme des paupières.* — Les paupières, sollicitées ainsi à cligner pour déplacer la couche des larmes qui gêne la vision, finissent par en contracter l'habitude : de là, une sorte de blépharospasme intermittent, et quelquefois un véritable tic dont il est difficile de se défaire.

5° *Asthénopie.* — Au nombre des troubles fonctionnels observés, citons encore l'asthénopie. Le malade ne peut se livrer à aucun travail sans une extrême fatigue et sans que ses yeux se remplissent de larmes. L'absence de toute amétropie et de toute insuffisance musculaire permet dans une certaine mesure de soupçonner l'origine de cette asthénopie dont on fait le diagnostic en pratiquant l'injection des voies lacrymales et en recherchant les autres accidents lacrymaux dont elle s'accompagne.

II. *Altérations diverses.* — A côté des troubles fonctionnels dont nous venons de parler, on voit de véritables altérations succéder à un obstacle quelconque apporté au cours des larmes. Ces altérations doivent être recherchées : 1° du côté des paupières ; 2° du côté de la conjonctive ; 3° du côté de la cornée.

1° *Blépharite.* — Du côté des paupières, il est très fréquent de rencontrer un degré plus ou moins prononcé de blépharite. Aussi, toutes les fois qu'on rencontre cette affection chez les adultes ou chez les personnes âgées, surtout lorsqu'elle est monoculaire et rebelle à tout traitement topique, il y a de bonnes raisons de penser qu'elle est sous la dépendance d'un rétrécissement des voies lacrymales qu'il faut s'empresser de rechercher et de guérir.

Ectropion. — L'ectropion de la paupière inférieure peut lui-même succéder à des accidents lacrymaux, et, selon nous, c'est là l'origine la plus fréquente de l'ectropion sénile. La contraction exagérée de certaines fibres de l'orbiculaire, provoquée par la photophobie lacrymale, la dévie d'une façon d'autant plus marquée que le sujet est plus âgé et présente des tissus moins résistants.

2° *Conjonctivite.* — Du côté de la conjonctive, les altérations sont diverses. Quelquefois on ne constate qu'un simple trouble de secrétion, consistant en ce que les larmes, devenues alcalines par leur contact trop prolongé avec la muqueuse, se combinent avec la sécrétion graisseuse des glandes de Meibomius et donnent ainsi lieu à de petites masses savonneuses, blanchâtres, qui se déposent habituellement le long des paupières ou au niveau de l'angle interne de l'œil.

Plus souvent on observe une véritable conjonctivite remarquable par ses allures toutes spéciales. En effet, elle s'accompagne de photophobie, de larmoiement, de rougeur du bord palpébral et souvent d'excoriation à l'angle externe, indice du passage habituel des larmes à ce niveau. En outre, elle est chronique plutôt qu'aiguë, intermittente, sujette à disparaître pour revenir sous l'influence de causes insignifiantes, constituant ainsi une véritable *conjonctivite lacrymale* (Galezowski) à répétition, durant des mois et des années, jusqu'à ce qu'on guérisse le larmoiement dont elle est la conséquence.

3° *Kératite.* — Enfin, du côté de la cornée, on voit quelquefois se produire des abcès superficiels occupant la partie inférieure de cette membrane. D'autres fois, les larmes et les produits de sécrétion conjonctivale altérés peuvent transformer un ulcère simple en ulcère rongeant ou infectant, quand l'âge avancé du malade et sa constitution anémique y prédisposent. Signalons, enfin, l'influence délétère de ces mêmes sécrétions sur la suppuration du lambeau, dans les opérations de cataracte, et nous aurons un rapide aperçu de toute la série des méfaits qui peuvent résulter d'une simple oblitération des voies lacrymales.

Remarquons que c'est en diagnostiquant cette oblitération qu'on remonte à l'origine de ces diverses affections, mais il arrive parfois que ce sont ces mêmes affections qui mettent sur la voie du diagnostic d'une obstruction des voies lacrymales, en invitant le médecin à la rechercher et à pratiquer une injection exploratrice, dans le cas où le larmoiement est assez peu prononcé pour ne pas attirer spécialement les plaintes du malade.

DÉVIATION. RÉTRÉCISSEMENT ET OBLITÉRATION DES POINTS LACRYMAUX. POINTS LACRYMAUX SURNUMÉRAIRES.

Si nous suivons les larmes dans leur parcours, nous voyons qu'elles peuvent déjà trouver dans les points lacrymaux un premier obstacle à leur passage, lorsque ceux-ci sont déviés, rétrécis, oblitérés ou en nombre anormal.

Déviation. — La déviation du point lacrymal est surtout fréquente à la paupière inférieure. On la constate en invitant le malade à regarder en haut et en examinant le point lacrymal à l'œil nu ou à la loupe. Si on l'aperçoit sans faire basculer la paupière, c'est une preuve certaine qu'il est dévié et qu'il ne peut plus absorber les larmes, car, à l'état physiologique, il doit être exactement appliqué contre la conjonctive et rester invisible.

Les causes de cette déviation sont nombreuses. Toute hypertrophie de la conjonctive palpébrale inférieure (conjonctivite chronique, granulations); tout gonflement du bord palpébral (blépharite, orgeolet, chalazion) peut suffire à dévier le point lacrymal. Il est à fortiori dévié, lorsque la paupière tout entière est renversée en dehors comme dans l'ectropion, ou retournée en dedans comme dans l'entropion. Causes.

Rétrécissement et oblitération. — Le rétrécissement et l'oblitération des points lacrymaux succèdent généralement à leur déviation. Ne fonctionnant plus, ils se rétrécissent, se recouvrent d'une petite pellicule épidermique et deviennent excessivement étroits ou même invisibles. On comprend également que cette oblitération puisse être occasionnée par une brûlure, une ulcération, ou après une opération pratiquée dans la région qu'ils occupent.

Points lacrymaux surnuméraires. — Une autre cause de larmoiement résulte de l'existence d'un double point lacrymal, anomalie que l'on reconnaît tout d'abord par la présence d'une petite rainure reliant les deux points lacrymaux et simulant une ancienne incision du canalicule qui se serait cicatrisée. Comme les larmes entrées par le premier point en ressortent par le second pour retourner dans le lac lacrymal, on voit se produire un larmoiement dont il importe de ne pas méconnaître la cause.

Traitement. Le traitement de ces diverses affections est très simple :

Dans le cas de déviation du point lacrymal, il est nécessaire d'inciser le canalicule dans une longueur suffisante pour que sa nouvelle embouchure vienne baigner dans le lac lacrymal et puisse absorber les larmes. On peut aussi parfois, à l'exemple de Critchett, être autorisé à exciser une partie postérieure de la lèvre de la plaie, pour faciliter cette absorption.

Il importe que l'incision du canalicule ne se referme pas : aussi faut-il pendant quelques jours en écarter les lèvres avec la sonde, et même faire pénétrer celle-ci jusque dans le sac, pour s'assurer de la perméabilité complète du conduit.

Dans le cas de rétrécissement et d'oblitération, il est nécessaire d'aller à la recherche du point lacrymal, en s'aidant d'une loupe et en se rappelant sa position exacte sur la papille lacrymale. Avec un peu de patience, on finit toujours par le trouver et par pouvoir y enfoncer une sonde très fine ou une pointe d'épingle qui sert alors à le dilater. Comme cette dilatation est difficile à maintenir, il est indiqué d'inciser l'entrée du conduit dans une étendue de 4 à 5 millimètres.

Enfin, lorsqu'on a à remédier à un double point lacrymal, on rejoint les deux points par une incision, ce qui suffit en général pour faire disparaître le larmoiement.

RÉTRÉCISSEMENT ET OBLITÉRATION DES CANALICULES LACRYMAUX

Le rétrécissement et l'oblitération des canalicules lacrymaux peuvent siéger dans l'intérieur de ces conduits eux-mêmes, ou, ce qui est beaucoup plus fréquent, à leur embouchure dans le sac.

Dans le premier cas, l'obstruction reconnaît généralement pour cause une inflammation simple ou granuleuse de la conjonctive qui s'est propagée dans le conduit, ou la présence de concrétions calcaires, de polypes, de petits champignons du genre leptotrix, de corps étrangers tels que des cils entraînés par les larmes. Ces divers obstacles donnent quelquefois lieu à une légère distension des canalicules, et empêchent toute injection de pénétrer dans le sac et même de revenir par le point lacrymal supérieur.

Dans le second cas, l'obstruction siège à l'embouchure commune des conduits lacrymaux dans le sac, et résulte, selon nous, d'un rétrécissement d'abord spasmodique puis organique des fibres musculaires qui entourent cet orifice (Galezowski). C'est pourquoi cette affection est si fréquente chez les personnes dont les yeux sont irrités, et qui sont habituées à beaucoup cligner ou à contracter fortement leurs paupières.

Quoi qu'il en soit, on arrive facilement à diagnostiquer le siège de l'obstruction, en constatant que l'injection revient presque tout entière par le point lacrymal supérieur et quelquefois même sous forme de jet, si la paupière supérieure est écartée du globe. L'introduction de la sonde qui se trouve arrêtée à ce niveau complète le diagnostic. Nous attirons l'attention sur l'importance qu'il y a à reconnaître ainsi le siège du rétrécissement, car on évitera ainsi d'introduire les sondes jusque dans le canal nasal, au risque de blesser et d'irriter la muqueuse de ce conduit qui peut être parfaitement saine.

Traitement. Le traitement consiste à inciser l'entrée du canal et à en extraire les corps étrangers qui peuvent s'y trouver.

Lorsque le rétrécissement siège à l'entrée du sac, il est important de le franchir d'abord avec des sondes fines, puis avec des sondes de plus en plus grosses à bout olivaire que nous employons de préférence à toutes les autres. Une sensation de résistance vaincue, l'immobilité de l'angle interne qui cesse d'être attiré en dedans avec la sonde, l'arrivée de celle-ci contre la paroi osseuse du sac, sont autant de signes qui indiquent que l'obstacle a cédé, et il suffit ainsi d'introduire pendant plusieurs jours une sonde n° 6 ou 8 pour obtenir une guérison rapide et définitive.

RÉTRÉCISSEMENT DU SAC LACRYMAL ET DU CANAL NASAL. DACRYOCYSTITE. TUMEUR ET FISTULE LACRYMALES.

Le canal nasal, ne jouissant d'aucune extensibilité, et ayant un calibre relativement étroit, se rétrécit souvent sous l'influence de causes variées : de là, arrêt du cours des larmes et comme conséquences une irritation lente et permanente de la muqueuse du sac, puis une véritable inflammation désignée sous le nom de dacryocystite.

Cette inflammation se présente sous deux formes : la forme aiguë et la forme chronique. C'est cette dernière forme qui est la plus fréquente et que nous allons d'abord étudier.

Dacryocystite chronique. — La dacryocystite chronique, appelée encore catarrhe du sac, blennorrhée du sac, se révèle par un larmoiement plus ou moins abondant, surtout prononcé par les temps froids et humides ou lorsque le malade se livre à des travaux minutieux. A ce larmoiement se rattache souvent un certain degré de conjonctivite ou de blépharite, avec tout le cortège des accidents que ces affections peuvent déterminer. On a aussi noté parfois la sécheresse de la narine correspondante.

Mais, ce qui précise le diagnostic, c'est qu'en exerçant avec le doigt une pression sur la région du sac, on fait refluer, dans l'angle interne de l'œil, un liquide louche qui n'est autre chose que des larmes mélangées aux produits de sécrétion exagérés de la muqueuse. Si on ajoute, qu'en pratiquant une injection exploratrice par les points lacrymaux, on constate que le liquide reflue également en partie ou en totalité, on aura l'ensemble des signes qui caractérisent la dacryocystite chronique.

Cette affection peut durer plus ou moins longtemps, sans amener d'autres désordres. Mais les parois du sac finissent par se distendre, sous l'influence de l'inflammation chronique dont elles sont le siège et de l'accumulation des larmes ; la maladie prend alors le nom de tumeur lacrymale, ce qui n'indique qu'une phase plus avancée dans son évolution.

Tumeur lacrymale. — La tumeur lacrymale ainsi formée constitue une petite tumeur plus ou moins saillante, siégeant dans la région du sac, effaçant le relief du tendon de l'orbiculaire, qui la partage quelquefois en deux parties distinctes et lui donne une apparence bilobée. La pression digitale la fait disparaître momentanément, en permettant à son contenu de se vider, soit par le canal nasal, ce qui est assez rare, soit par les points lacrymaux et surtout par le point lacrymal supérieur. Cette évacuation est quelquefois accompagnée d'un léger bruit de clapotement, dû à la sortie brusque d'une certaine quantité d'air ayant pénétré dans le sac distendu.

Mais, s'il y a des tumeurs lacrymales qui se vident, il y en a d'autres plus rares qui ne se vident pas, quelle que soit la pression exercée. Ce sont celles dans lesquelles l'embouchure des canalicules lacrymaux, ainsi que le canal nasal sont complètement obstrués. Il en résulte que le liquide accumulé dans le sac distend cette cavité dont les parois s'hypertrophient, et donne lieu à une petite tumeur globuleuse qui a reçu le nom de *mucocèle*, et qui est assez dure et assez résistante, pour qu'il soit quelquefois possible de la confondre avec une tumeur fibreuse ou une exostose.

Dacryocystite aiguë ou *phlegmon du sac.* — A côté des cas chroniques que nous venons de rapporter, il y des cas aigus où le sac devient le siège d'une violente inflammation, ce qui constitue la dacryocystite aiguë ou le phlegmon du sac. Cette seconde forme de la maladie succède généralement à la forme chronique et survient à la suite d'un refroidissement, d'un cathétérisme pratiqué sans ménagement, ou de l'action infectante du pus sécrété ; mais exceptionnellement, elle peut aussi se développer par la propagation directe d'une inflammation de la conjonctive ou de la membrane pituitaire, et même quelquefois naître d'emblée, sans avoir été précédée d'aucune altération des organes lacrymaux, ni des muqueuses voisines, ainsi qu'on l'observe principalement après certaines fièvres éruptives (Scarlatine).

Quoi qu'il en soit, la région du sac devient alors le siège d'une tuméfaction considérable qui envahit rapidement la joue et les paupières : la peau est rouge, la chaleur vive et la douleur très violente. L'inflammation se propage à la conjonctive, dont la sécrétion s'exagère, et quelques phénomènes généraux (céphalalgie, fièvre, insomnie, inappétence) viennent compléter la scène morbide, et lui donner tous les caractères d'une inflammation franchement aiguë.

Cette affection se termine presque toujours par suppuration. Le pus, rompant la paroi antérieure du sac, se répand d'abord dans le tissu cellulaire voisin et perfore la peau, ce qui amène une grande détente dans les accidents et l'apaisement des douleurs. Après quelques jours, l'orage inflammatoire est passé et l'ouverture de l'abcès se ferme; mais, dans les cas moins favorables ou après plusieurs récidives, il subsiste un trajet fistuleux plus ou moins régulier, dont l'orifice cutané est lisse, plus rarement recouvert de bourgeons charnus, et qui constitue la fistule lacrymale.

La dacryocystite chronique succède quelquefois à la propagation directe dans le sac, soit d'une inflammation simple ou granuleuse de la conjonctive, soit surtout d'un coryza; mais elle résulte presque toujours, selon nous, d'un rétrécissement préalable du canal nasal. Ce rétrécissement peut être de nature très variée, inflammatoire ou autre; mais ce n'est habituellement que lorsque la muqueuse du canal est dégénérée, hypertrophiée, épaissie, que le sac s'enflamme, par suite de la rétention des liquides accumulés dans son intérieur, ce qui fait voir toute l'importance qu'il y a, au point de vue du traitement, à rétablir la perméabilité des voies lacrymales. Causes.

Parmi les causes de rétrécissement, ce ne sont pas seulement celles qui atteignent directement la muqueuse qui peuvent le provoquer, mais aussi toutes celles qui intéressent les parois osseuses. A ce titre, les lésions du périoste et des os sont souvent le point de départ de la maladie chez les sujets scrofuleux ou syphilitiques. Abadie l'attribue, dans certains cas, à la présence sur la mâchoire supérieure de vieux chicots, qui déterminent une périostite chronique s'étendant dans le méat inférieur et se propageant dans le canal nasal.

D'autres causes, moins fréquentes, il est vrai, interviennent encore : signalons les polypes, les calculs (E. Paul), les corps étrangers du canal nasal, ainsi que les lésions diverses qui peuvent le déformer et le comprimer (fracture des os du nez, tumeurs cancéreuses du voisinage).

Enfin, la conformation de la face a aussi une influence. Un nez trop court et aplati semble indiquer que le canal est rétréci et expose davantage à la maladie. C'est aussi l'étroitesse relative du canal qui explique en partie pourquoi la tumeur lacrymale est plus fréquente à gauche qu'à droite, et se rencontre plus souvent chez les femmes que chez les hommes. Toutefois d'autres facteurs interviennent, car, malgré le peu de largeur des voies lacrymales, cette affection est rare chez les enfants, bien qu'on l'observe quelquefois à la naissance ou dès les premiers mois de la vie. D'autre part, la maladie se déclare assez souvent après l'accouchement, pour que ce soit là encore une cause de sa plus grande fréquence chez les femmes.

Diagnostic. Le larmoiement habituel, l'imperméabilité des voies lacrymales constatée avec une injection d'eau tiède, et surtout la possibilité de faire refluer par les points lacrymaux quelques gouttes de muco-pus, en pressant de bas en haut la région du sac avec le doigt, tels sont les principaux signes qui permettent toujours de reconnaître la dacryocystite chronique.

Quant à l'existence de la tumeur lacrymale, elle est rendue évidente par les signes exposés plus haut, auxquels s'ajoute la tuméfaction apparente de la région du sac. Il est rare que des productions cancéreuses venues des parties voisines puissent la simuler et donner le change ; en tout cas, l'exploration attentive des fosses nasales et du sinus maxillaire permettra d'établir le diagnostic.

En cas de mucocèle, nous avons vu que la tumeur peut quelquefois ressembler à un kyste, ou même à une exostose, tant sa dureté est considérable; on peut alors tirer de précieux renseignements de l'étude des commémoratifs et de l'imperméabilité des voies lacrymales, constatée par l'injection : on peut aussi au besoin pratiquer une ponction exploratrice, pour assurer le diagnostic.

Enfin, lorsque la tumeur lacrymale s'est enflammée et a occasionné un phlegmon du sac, on ne pourrait la confondre qu'avec un érysipèle à son début; mais la marche sans cesse envahissante de l'érysipèle, le relief de ses bords, l'inflammation rapide des ganglions voisins et l'intensité des phénomènes généraux qui l'accompagnent, sont autant de caractères qui différencient facilement ces deux affections.

Traitement.

Rétablir le cours naturel des larmes, leur créer de nouveaux conduits artificiels, ou enfin détruire l'appareil lacrymal lui-même, telles sont les trois grandes méthodes de traitement, dans lesquelles peuvent se ranger les nombreux procédés imaginés pour guérir la dacryocystite.

Le rétablissement du cours normal des larmes est à coup sûr la méthode la plus rationnelle. Elle comprend trois principaux procédés que nous allons successivement passer en revue et qui sont : 1° les injections; 2° la dilatation; 3° les incisions du sac et du canal nasal (stricturotomie).

1° *Injections*. — Les injections constitueraient le moyen le plus simple et le plus facile de traitement si elles étaient efficaces. Anel nous a laissé un excellent instrument pour les faire (seringue d'Anel) ; mais elles sont presque toujours insuffisantes pour amener la guérison, et ne sont plus guère employées aujourd'hui que combinées à la dilatation.

2° *Dilatation.* — La dilatation est également un procédé ancien, qui était autrefois pratiqué de bien des façons différentes. Anel introduisait un stylet très fin dans le point lacrymal supérieur et le conduisait jusqu'au méat inférieur. Laforest pratiquait le cathétérisme de bas en haut, en pénétrant par la narine, ce qui n'était souvent qu'au prix de grandes difficultés. J.-L. Petit incisait la tumeur lacrymale, et par l'orifice artificiel ainsi créé, dilatait le canal au moyen d'une bougie conique en cire. Scarpa se servait de la même façon d'un clou en plomb : Foubert et Lafaye d'une canule en or ou en argent placée à demeure, procédé que Dupuytren adopta et qui, sous son patronage, eut un certain moment de vogue.

Mais la dilatation n'aurait jamais obtenu le rang qu'elle occupe, sans les perfectionnements qu'y apporta Bowman. Cet auteur eut l'heureuse idée d'inciser les conduits lacrymaux, afin de pouvoir se servir comme moyen dilatateur de sondes d'un calibre de plus en plus gros, et imagina ainsi un procédé qui porte son nom et qui fut presque universellement adopté.

Procédé de Bowman. Dilatation progressive. — Le procédé de Bowman consiste en premier lieu à inciser le canalicule lacrymal. On choisit de préférence pour cela le canalicule inférieur, car c'est celui dont le rôle est le plus important et dont on a le plus grand intérêt à assurer la perméabilité.

Pour pratiquer cette incision, on se sert généralement d'un couteau spécial, le couteau de Weber, qui est très étroit, boutonné à son extrémité, ou d'un petit couteau à pointe mousse et à tranchant recourbé, tel que celui que nous avons fait construire. On procède de la façon suivante :

Le malade étant assis, on renverse la paupière avec le pouce de la main gauche et on l'attire en dehors, de façon à distendre la paroi du canalicule ; on introduit alors le couteau tenu verticalement dans le point lacrymal, puis on l'abaisse de suite et on le glisse le long du canal, le tranchant tourné en haut et un peu en dedans, jusqu'à ce que la pointe vienne arc-bouter contre la paroi osseuse du sac, ce que l'on reconnaît à une résistance caractéristique. Cela fait, on relève le manche de l'instrument, de façon à inciser la paroi supérieure et un peu interne du conduit, dans une étendue de un demi-centimètre environ. L'opération est facilitée, en se plaçant en arrière du malade pour opérer l'œil droit et en avant pour opérer l'œil gauche.

La seconde partie de l'opération consiste dans l'introduction des sondes. Les sondes de Bowman sont au nombre de six à progression croissante, la plus forte n'ayant environ qu'un millimètre. Elles sont d'un calibre uniforme dans toute leur étendue, mais, comme nous l'avons conseillé, il est préférable de se servir de sondes à bout olivaire, car celles-ci sont moins vulnérantes et risquent moins de déchirer la muqueuse. Nos sondes olivaires sont au nombre de huit, et nos sondes coniques au nombre de douze.

A moins de rétrécissement extrêmement prononcé, il est utile de ne pas employer les sondes les plus fines, dans la crainte de blesser la muqueuse, mais de commencer le cathétérisme par les numéros 3 ou 4. Ces sondes préalablement recourbées, afin d'éviter la saillie de l'arcade orbitaire, sont introduites dans le canalicule incisé et poussées dans le sac jusqu'à ce qu'elles arrivent au contact de la paroi osseuse.

Avant d'y arriver, elles rencontrent souvent un premier obstacle au niveau de l'embouchure du conduit lacrymal dans le sac, obstacle qu'elles doivent franchir doucement et qui donne la sensation d'une résistance vaincue. Dès qu'on est certain d'être arrivé à destination, on redresse la sonde verticalement et on l'enfonce dans le canal nasal, en la maintenant contre la paroi postérieure du conduit et en lui donnant la direction d'une ligne partant de la tête du sourcil et aboutissant à la dent canine ou au pli de l'aile du nez. Une sensation douloureuse plus ou moins vive dans les dents voisines et dans le nez annonce que la sonde a pénétré jusque dans la partie inférieure du canal nasal, mais il est rarement nécessaire de la faire descendre aussi bas.

Dans ces manœuvres, il est toujours bon de procéder avec douceur et de changer légèrement la direction de la sonde, lorsqu'on rencontre un obstacle; néanmoins on peut être forcé d'agir avec une certaine force pour surmonter la résistance, mais on ne doit s'y décider que lorsqu'on est certain d'être dans une direction régulière, ce qui est surtout une affaire d'habitude.

La sonde une fois introduite, on la laisse en place pendant quinze à vingt minutes, selon la tolérance du malade, et on renouvelle de la même façon le cathétérisme tous les jours ou tous les deux jours, jusqu'à ce qu'on arrive à passer facilement le numéro 5 ou 6. Le passage de la sonde donne quelquefois lieu à un léger écoulement de sang par le nez, ce qui est loin d'être toujours l'indice d'une fausse route, car la muqueuse du canal irritée et hypérémiée saigne quelquefois au moindre contact. Cet écoulement de sang n'est du reste jamais inquiétant, et s'arrête toujours spontanément ou à l'aide de quelques compresses d'eau fraîche.

Tel est le procédé classique de Bowman, procédé de dilatation graduelle, qui permet de guérir en six ou huit semaines les dacryocystites simples, mais qui est beaucoup plus long pour les dacryocystites compliquées de sécrétion abondante, d'hypertrophie de la muqueuse ou de rétrécissements multiples. Pendant tout le temps qu'on l'emploie, il est utile de recommander au malade de presser fréquemment avec le doigt sur la tumeur, afin de la vider et d'éviter la stagnation du pus.

Dans le but de modifier la sécrétion de la muqueuse et d'abréger la durée du traitement, un certain nombre d'auteurs associent les injections astringentes à la dilatation. Ces injections se font avec la seringue d'Anel, ou mieux encore avec une seringue qui s'adapte sur une sonde creuse, percée de trous et enfoncée préalablement jusque dans la partie inférieure du canal nasal. Elles doivent être pratiquées avec douceur, et en prenant la double précaution de faire pencher la tête du malade en avant, afin qu'il n'avale pas le liquide injecté, et d'absorber avec un linge la partie de l'injection qui reflue par les points lacrymaux, afin de préserver la conjonctive de son contact irritant. Quant aux substances à employer, elles sont fort variables : on se sert généralement de sulfate de zinc, de nitrate d'argent, ou d'acide phénique à 1/150 pour les cas légers et à dose un peu plus forte pour les cas invétérés. Mais, pour notre propre compte, nous sommes en général peu partisans de ces injections qui ne donnent que des résultats insuffisants et peuvent quelquefois déterminer des accidents, et nous les remplaçons, dans certain cas, par la cautérisation directe de la muqueuse, au moyen d'une sonde porte-caustique spéciale.

Quoi qu'il en soit, le procédé de Bowman employé seul ou

associé aux injections est loin de toujours donner des succès. En outre, il est long, assez douloureux pour nécessiter l'emploi du chloroforme chez les enfants et les personnes pusillanimes, de sorte qu'on a cherché à obtenir des résultats plus favorables, soit par la dilatation continue, soit par la dilatation brusque et forcée.

Dilatation continue. — Comme moyen de dilatation continue, nous avons fait construire de petites sondes de différentes dimensions, en forme de crosse, destinées à être introduites dans le canal nasal comme les autres sondes, et à être laissées en place tout le temps nécessaire pour refaire le canal et effacer contre le squelette les plis de la muqueuse, c'est-à-dire pendant plusieurs semaines consécutives. Ces sondes remplacent le clou de Scarpa et rendent des services dans certains cas de larmoiement invétéré, mais ne constituent en résumé qu'un moyen exceptionnel de traitement.

Dilatation forcée. — La dilatation forcée nous paraît plus avantageuse, dans la grande majorité des cas. Weber la pratiquait avec des bougies de forme conique, munies d'un mandrin pour rendre leur résistance suffisante; Critchett préconisait l'emploi de sondes en laminaria, destinées à se gonfler par imbibition, mais il arrivait qu'on avait quelquefois la plus grande peine à les retirer. Cooper conseille l'emploi de sondes analogues à celle de Bowman ou de sondes olivaires, mais beaucoup plus grosses.

Procédé de Galezowski. — Notre procédé est différent et consiste à inciser le conduit lacrymal inférieur et à introduire dans le canal nasal un dilatateur spécial, composé de deux valves rapprochées et dont le volume ne dépasse pas celui d'une sonde n° 4 de Bowman. Dès qu'il y a pénétré, on le retire lentement en pressant sur une tige qui permet l'écartement des valves, de sorte qu'on produit ainsi une dilatation forcée, dont on est le maître et que l'on peut proportionner à l'effet désiré. Cette dilatation s'obtient quelquefois sans la moindre goutte de sang et au prix d'une douleur assez modérée, que l'on peut du reste calmer à l'aide de compresses émollientes.

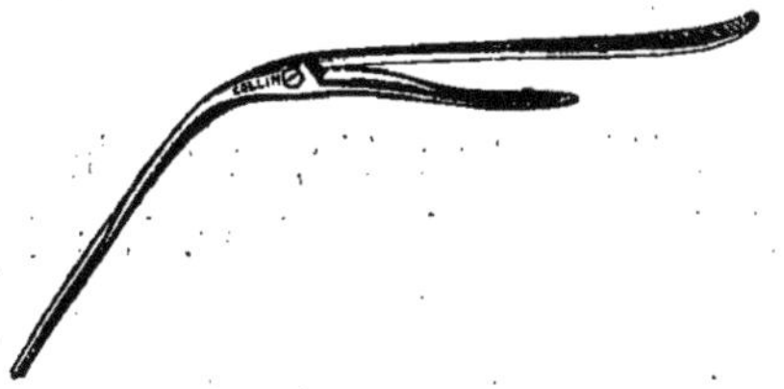

Fig. 26. — Dilatateur de Galezowski.

L'opération une fois faite, on ne passe la sonde n° 6 ou 8 qu'après deux ou trois jours. Deux ou trois introductions de sonde, ainsi renouvelées à un intervalle de huit jours, suffisent souvent pour amener la guérison, qui est ainsi très prompte et n'exige que l'intervention peu fréquente du chirurgien.

3° *Stricturotomie. Procédé de Stilling.* — Un autre mode de traitement, destiné comme les précédents à rétablir la perméabilité des voies lacrymales, est la stricturotomie de Stilling. Cet auteur eut l'idée de faire pour les rétrécissements du sac et du canal nasal ce que Sédillot et Maisonneuve avaient fait pour les rétrécissements de l'urèthre, c'est-à-dire la section du rétrécissement. Il inventa pour cela un couteau spécial qui porte son nom, et qui doit être enfoncé profondément dans le canal nasal, par le conduit lacrymal inférieur préalablement fendu. On sectionne alors les tissus dans différentes directions, en faisant tourner l'instrument sur son axe et en ayant soin d'inciser surtout les points les plus résistants. Une certaine quantité de sang s'écoule par les fosses nasales, mais la petite hémorrhagie s'arrête facilement. Les suites de l'opération sont du reste fort simples, et tout au plus observe-t-on une ecchymose de la paupière inférieure qui se dissipe facilement, et quelquefois un léger emphysème palpébral, si le malade s'est mouché trop fortement dans les premières heures qui suivent l'opération.

Cette méthode a été fort vantée, mais n'a pas donné tous les résultats qu'elle avait fait espérer. Les incisions multiples de la muqueuse occasionnent, en effet, quelquefois des cicatrices qui mettent obstacle à la guérison et peuvent même dans certains cas aggraver le rétrécissement.

Tels sont les différents moyens employés pour combattre la dacryocystite et le rétrécissement du canal nasal; mais le traitement doit aussi répondre à certaines indications particulières que nous allons successivement passer en revue.

1° *Phlegmon du sac.* — Le phlegmon du sac peut céder à son début à des fomentations chaudes et émollientes, mais c'est chose assez rare; car le plus souvent il donne lieu à un abcès qu'il faut ouvrir. Pour pénétrer sûrement dans le sac, on enfonce le bistouri à 3 ou 4 millimètres au-dessous du tendon de l'orbiculaire et un peu en dedans de l'angle interne, car le gonflement des tissus empêche de se servir, comme point de repère, du relief que forme la lèvre antérieure de la gouttière lacrymale. La pointe du couteau est dirigée en bas, en arrière et en dehors, et pénètre ainsi dans le sac que l'on incise dans toute son étendue.

Cette incision une fois faite, on vide l'abcès en le comprimant; par l'ouverture ainsi créée, on introduit des sondes jusque dans la partie inférieure du canal nasal, et on calme la douleur par des cataplasmes de fécule de pommes de terre. Le même cathétérisme est renouvelé chaque jour, jusqu'à ce que la suppuration ait à peu près cessé, et c'est alors que l'on incise le conduit lacrymal inférieur pour y introduire les sondes comme dans les cas ordinaires.

2° *Fistule.* — Le phlegmon du sac peut donner lieu à un trajet fistuleux, qui cesse généralement lorsque la perméabilité du canal nasal est rétablie, mais qui est quelquefois très étroit et très persistant, et qu'il faut alors cautériser avec le thermo-cautère ou le galvano-cautère. Il est vrai que ces fistules capillaires sont parfois très peu gênantes, et constituent une sorte de soupape de sûreté concourant à débarrasser le malade de son larmoiement, ce qui les faisait considérer par Desmarres comme une terminaison heureuse de la maladie.

Distension du sac. — Dans certaines tumeurs lacrymales, les parois du sac sont tellement molles et distendues qu'elles ne peuvent revenir sur elles-mêmes, ce qui met obstacle à la guérison. Nous en excisons alors une grande partie au moyen de ciseaux. On pourrait craindre de voir se produire une cicatrice plus ou moins disgracieuse à la suite de cette opération, mais l'expérience apprend que la plaie une fois cicatrisée est peu apparente et passe même souvent inaperçue.

Mucocèle. — Même indication pour le mucocèle, qui est une cavité close à parois plus ou moins distendues. L'excision de toute la paroi antérieure de la poche est, selon nous, le meilleur moyen d'arriver à la guérison. Le cathétérisme se pratique ensuite par le canalicule inférieur, comme dans le cas de phlegmon.

Après l'étude que nous venons de faire, une remarque

qui ne peut manquer de frapper, c'est que les différents procédés mis en usage pour rétablir le cours normal des larmes sont fort nombreux, ce qui témoigne en réalité de leur imperfection. L'expérience apprend, en effet, qu'on voit souvent le larmoiement persister, malgré la guérison apparente de la dacryocystite et le rétablissement de la perméabilité des vois lacrymales. Quoi qu'il en soit, c'est dans cette voie que l'on doit persévérer, car les autres méthodes de traitement dont il nous reste à dire un mot tendent de plus en plus à être abandonnées, ou n'ont au moins que des indications très restreintes.

L'une de ces méthodes consiste à créer aux larmes de nouveaux conduits. On y parvient, soit en perforant l'os unguis (Voolhouse, Foltz), soit en établissant une communication entre la paroi externe du canal nasal et le sinus maxillaire; mais cette méthode n'a jamais eu grande faveur et nous semble devoir être rejetée.

La dernière méthode de traitement a pour but de supprimer l'appareil lacrymal lui-même, et comprend soit la destruction du sac, soit l'extirpation de la glande lacrymale.

La méthode de destruction du sac a été appliquée de bien des façons différentes. Desmarres se servait du fer rouge; Magne employait le chlorure de zinc, qu'il introduisait dans le sac largement incisé; Berlin excise et extirpe le sac lui-même. Cette méthode en apparence irrationnelle a donné quelques succès, qui s'expliquent par la cessation de la suppuration du sac, plutôt que par sa destruction complète, car celle-ci est très rarement obtenue; mais elle a perdu de sa valeur, depuis les perfectionnements nouveaux apportés dans le rétablissement du cours normal des larmes, et n'est plus guère réservée que pour des cas exceptionnels où le canal nasal est profondément altéré par la carie ou la nécrose de ses parois osseuses.

A la destruction du sac, beaucoup d'auteurs préfèrent aujourd'hui l'extirpation de la glande lacrymale. Nous avons vu, en étudiant les tumeurs de cette glande, de quelle façon il faut procéder à cette opération. Il nous suffit d'ajouter qu'elle doit être réservée pour des larmoiements très prononcés et extraordinairement rebelles, constituant, comme le dit Lannelongue, « un moyen extrême auquel on ne doit avoir recours qu'en désespoir de cause. »

AFFECTIONS DE L'ORBITE.

PHLEGMON DE L'ORBITE. PÉRIOSTITE. — CAPSULITE OU TÉNONITE. GOITRE EXOPHTHALMIQUE. CONSIDÉRATIONS GÉNÉRALES SUR LES TUMEURS DE L'ORBITE. KYSTES. TUMEURS VASCULAIRES. TUMEURS SOLIDES. LIPOMES. EXOSTOSES. TUMEURS CANCÉREUSES.

PHLEGMON DE L'ORBITE.

Le phlegmon du tissu cellulaire de l'orbite se présente généralement avec toutes les allures d'une inflammation extrêmement violente.

On voit rapidement survenir une tuméfaction considérable des paupières et des parties voisines, avec rougeur érysipélateuse de la peau. La conjonctive prend elle-même une teinte rouge, violacée et devient le siège d'un chémosis séreux, quelquefois assez considérable pour faire hernie à travers la fente palpébrale.

En même temps, le globe est refoulé en avant (exophthalmie) et presque complètement immobilisé par le tissu cellulaire gonflé qui l'enserre. Ce n'est que dans des cas exceptionnels qu'on voit l'inflammation gagner la cornée, l'iris et les membranes profondes et se terminer par la fonte purulente de l'œil, mais il n'est pas très rare d'observer une névrite optique, avec atrophie consécutive de la papille.

Ajoutons que des douleurs sourdes apparaissent dès le début de la maladie, deviennent rapidement très intenses et s'accompagnent de phénomènes généraux, tels que fièvre, agitation, délire, etc.

Cette affection ordinairement limitée à un œil, mais qui peut atteindre les deux yeux, se termine presque toujours par suppuration : le pus collecté en foyer reste souvent profondément caché, de sorte qu'il faut pratiquer une ponction exploratrice pour aller à sa recherche. Dans d'autres cas, il se porte en avant et donne lieu à une fluctuation manifeste que l'on perçoit, soit du côté de la surface cutanée des paupières, soit du côté de la conjonctive. Le point où il apparaît n'a rien de fixe, mais le plus souvent il se fraye issue du côté de la paupière supérieure, au voisinage de l'angle externe.

La terminaison de la maladie n'est pas toujours aussi favorable, et ce qui en fait surtout la gravité, c'est que l'inflammation peut se propager aux enveloppes du cerveau et déterminer une méningo-encéphalite, ou atteindre la veine ophthalmique et occasionner le thrombose du sinus caverneux, accidents qui sont rapidement mortels.

Cette affection heureusement peu fréquente reconnaît Causes des causes assez variées. L'érysipèle de la face, les corps étrangers logés dans l'orbite et la périostite des os voisins en sont habituellement le point de départ; on la voit également succéder quelquefois au phlegmon de l'œil, à l'énucléation du globe et aux différentes opérations pratiquées sur le sac, sur la glande lacrymale ou sur l'œil lui-même. Elle se rattache, enfin, dans certains cas à des maladies générales, telles que les fièvres éruptives, la fièvre puerpérale, le typhus, les maladies infectieuses, etc.

Toutes ces causes, importantes à connaître au point de vue de la genèse de la maladie, offrent aussi un certain intérêt au point de vue de sa gravité. C'est ainsi que le phlegmon de l'orbite présente d'autant plus de danger que l'état général est moins bon. On peut aussi remarquer que lorsqu'il est consécutif à l'érysipèle, il est en général très grave pour la vue et offre même une assez forte mortalité, que certains auteurs ont évaluée jusqu'à 25 ou 30 p. 100.

Diagnostic. On pourrait jusqu'à un certain point confondre le phlegmon de l'orbite avec le phlegmon du globe, car cette affection s'accompagne aussi de douleurs très violentes, de tuméfaction des paupières, de chémosis séreux et même d'une certaine saillie de l'œil en avant. Mais l'erreur sera facilement évitée, en remarquant que l'œil atteint de phlegmon conserve sa mobilité, et que des désordres graves du côté des membranes profondes sont toujours le point de départ de cette affection, tandis que si de pareilles altérations ont lieu dans le phlegmon de l'orbite, ce n'est qu'après une certaine durée de la maladie et lorsque le diagnostic ne peut plus faire aucun doute.

La périostite de l'orbite a aussi de nombreux points communs avec le phlegmon, mais en diffère surtout par sa marche moins aiguë et par certains caractères que nous exposerons tout à l'heure.

Traitement. Au début, on doit chercher à obtenir la résolution du phlegmon par les antiphlogistiques de toutes sortes : compresses émollientes, frictions mercurielles belladonées sur la tempe, purgatifs répétés, sangsues. Mais, dès que les douleurs pulsatives et les frissons répétés ont annoncé la formation du pus, il est indiqué de lui donner issue le plus rapidement possible. On pratiquera donc au besoin une ponction exploratrice, qui aura tout au moins l'avantage de débrider les tissus, dans le cas où elle ne serait pas suivie de l'évacuation immédiate du pus. Pour cela, on enfonce un bistouri étroit dans le sillon oculo-palpébral. au niveau du rebord de l'orbite et du point où le gonflement est le plus apparent. L'instrument doit pénétrer entre le globe et les parois de l'orbite, dont il importe de suivre la direction : rappelons à ce propos que la paroi interne est à peu près rectiligne, tandis que l'externe forme un plan incliné en arrière et en dedans et se trouve un peu plus distante du globe que la précédente. La paroi supérieure étant en forme de voûte, l'instrument ne saurait l'atteindre que s'il est conduit obliquement de bas en haut; quant à la paroi inférieure, elle est légèrement inclinée en arrière et en haut et contient dans son épaisseur le nerf sous-orbitaire, qu'il serait facile de léser dans une fausse manœuvre.

Lorsque l'abcès se porte en avant et se révèle par une fluctuation évidente, sa ponction est singulièrement facilitée. Autant que possible il faut chercher à lui donner issue par la conjonctive, ce qui peut généralement se faire lorsqu'il siège à la partie inférieure ou externe de l'orbite. On évite ainsi un accident qui arrive quelquefois lorsqu'on opère par la surface cutanée, à savoir une cicatrice apparente, devenant adhérente à l'os et altérant la configuration normale des paupières.

L'abcès vidé, on applique dans la plaie une mèche trempée dans une solution phéniquée ou un tube à drainage. Il convient de s'abstenir d'injections détersives qui peuvent augmenter l'inflammation, ou au moins ne doit-on les employer qu'avec la plus extrême prudence. L'évacuation du pus est habituellement suivie d'une prompte guérison, à moins que les parois de l'orbite ne soient cariées ou nécrosées et n'entretiennent une suppuration de longue durée.

PÉRIOSTITE.

La périostite de l'orbite est tantôt aiguë, tantôt chronique. Dans la forme aiguë qui est la plus rare, les symptômes ont la plus grande ressemblance avec ceux du phlegmon de l'orbite et n'en diffèrent que par leur intensité moindre et leur marche moins rapide. Cette analogie dans les symptômes est surtout remarquable lorsque l'inflammation siège dans le fond de l'orbite, car elle repousse l'œil directement en avant, comprime les nerfs moteurs et le nerf optique, donne lieu à de violentes douleurs et amène la plupart des désordres que nous avons signalés dans le phlegmon.

Mais, quand elle débute par les parois, ce qui est fréquent, elle se circonscrit davantage et présente des caractères qui peuvent servir à la différencier facilement. En effet, l'œil est repoussé latéralement, sa mobilité est surtout diminuée du côté de la tumeur, et, en explorant le rebord de l'orbite, on trouve soit un point où la pression détermine une violente douleur et qui correspond au siège du mal, soit une inégalité de surface qui renseigne également sur la nature de l'affection.

La périostite aiguë ne tarde pas à amener un abcès qui décolle le périoste, dans une étendue plus ou moins grande, et favorise ainsi la nécrose et la carie des parois osseuses. C'est là un de ses principaux dangers, surtout sérieux du côté de la voûte orbitaire, qui est tellement mince que l'on a toujours à redouter la propagation de l'inflammation aux méninges.

Dans sa forme chronique, la périostite a une marche excessivement lente, quelquefois entremêlée de crises plus ou moins aiguës. Tantôt elle ne donne lieu qu'à un simple épaississement du périoste, ou à la production d'une véritable exostose; tantôt elle détermine un abcès froid qui décolle le périoste, s'ouvre par la peau et laisse subsister un trajet fistuleux qui dure des mois et des années. Un stylet introduit dans cette fistule conduit sur une portion de l'os généralement cariée ou nécrosée et quelquefois mobile, mais cette introduction ne doit se faire qu'avec les plus grands ménagements, surtout du côté de la voûte orbitaire dont on connaît l'extrême minceur.

La périostite aiguë se déclare le plus souvent à la suite des traumatismes de la région orbitaire (plaies, contusions, corps étrangers). A l'état chronique, elle est surtout fréquente chez les enfants et dans le jeune âge, et elle relève alors presque toujours de la scrofule; chez les adultes, elle est souvent syphilitique. Causes.

La première règle du traitement est de chercher à enrayer le mal au moyen des antiphlogistiques; mais dès que la suppuration est formée, il est nécessaire de donner issue au pus par une large ouverture et de placer dans la plaie un tube à drainage. Traitement.

L'exploration prudente avec le stylet renseigne sur l'état du périoste et de l'os. Celui-ci est-il carié, on pratiquera des injections légèrement astringentes, avec la teinture d'iode ou on badigeonnera la peau avec cette même teinture. On insistera sur le traitement interne qui a ici une grande importance (huile de foie de morue, fer, quinquina).

Ajoutons que si on reconnaît à la maladie une origine syphilitique, c'est le traitement mixte qui doit faire la base de la médication.

CAPSULITE OU TÉNONITE.

On désigne sous ce nom une inflammation siégeant dans le tissu cellulaire lâche situé immédiatement en arrière du globe, tissu dont les cavités communiquent les unes avec les autres et qu'on peut considérer avec Schwalbe comme un espace lymphatique.

Symptomatologie.

Cette affection est toujours précédée de douleurs violentes dans le globe, revenant par crises et s'irradiant autour de l'orbite. Bientôt apparaissent deux symptômes très importants, à savoir : un léger degré d'exophthalmie que l'on ne peut réduire, et surtout un chémosis séreux péri-cornéen, dû à l'infiltration sous la conjonctive du liquide épanché dans l'espace sous-capsulaire, chémosis qui acquiert une valeur diagnostique considérable, quand on s'est assuré qu'il n'est sous la dépendance d'aucune affection de la conjonctive, de la cornée ou de l'iris. En même temps, les mouvements de l'œil sont douloureux, uniformément gênés dans toutes les directions et même empêchés dans les positions extrêmes du regard, ce qui donne lieu à des phénomènes de diplopie.

Le fond de l'œil présente aussi certains troubles dus à la gêne circulatoire à laquelle il est soumis. C'est ainsi que l'on observe la dilatation et l'état tortueux des veines rétiniennes, ainsi que l'a signalé le professeur Panas qui a donné de cette maladie une excellente description.

Tels sont les traits les plus saillants de la ténonite, affection rare qui se termine toujours favorablement, après une durée de quinze à vingt jours.

Si nous recherchons maintenant les causes de cette maladie, nous voyons qu'elle est quelquefois consécutive à l'opération du strabisme ou à la suppression brusque des règles. On la voit également apparaître parfois à la suite de certaines fièvres éruptives, mais elle succède le plus souvent à l'impression du froid et paraît être presque toujours une manifestation de la diathèse rhumatismale.

Cette étiologie sert de base au traitement, et les principaux moyens auxquels on aura recours sont : les fomentations chaudes, les sudations abondantes aidées de quelques purgatifs salins et d'un bandeau légèrement compressif. Le salicylate de soude à l'intérieur est également indiqué, et, si les douleurs sont violentes, les préparations morphinées et l'instillation du collyre d'atropine sont de bons moyens à leur opposer. Quelques mouchetures sur le chémosis complètent le traitement. Traitement.

GOITRE EXOPHTHALMIQUE. MALADIE DE GRAVES.

La névrose bizarre, connue sous le nom de goître exophthalmique, est caractérisée par trois phénomènes principaux : palpitations de cœur, goître et exophthalmie, phénomènes qui apparaissent ordinairement dans l'ordre que nous venons d'indiquer et constituent la triade symptomatique propre à cette affection, d'après Trousseau.

Sans avoir l'intention de faire l'étude de cette maladie qui rentre dans la classe des névroses, nous nous proposons simplement de rappeler les phénomènes oculaires qu'elle détermine et qui sont variables.

1° *Exophthalmie.* — Le plus caractéristique est l'exophthalmie. Cette exophthalmie est ordinairement double d'emblée, mais peut cependant se limiter, pendant un temps plus ou moins long, à un seul œil et de préférence à l'œil droit. Elle est parfois à peine appréciable, parfois assez prononcée pour que l'œil ne soit plus recouvert par la paupière; mais entre ces deux extrêmes, c'est l'exophthalmie moyenne qui est la plus fréquente. Par une légère pression, on peut toujours refouler l'œil dans sa cavité, mais il reprend de suite sa position anormale, dès qu'on l'abandonne à lui-même. Ajoutons que cette exophthalmie apparaît quelquefois dans l'espace de quelques heures, est susceptible de varier d'un instant à l'autre, et nous aurons l'ensemble des caractères qui la distinguent et en font une exophthalmie toute particulière.

Causes. Si nous nous demandons maintenant quelles sont les causes de cette bizarre exophthalmie, nous allons voir que c'est là une question qui a été diversement interprétée. Selon certains auteurs, elle est due à la dilatation du système vasculaire de l'orbite, dilatation qui ne se limite pas à cette région, mais que l'on constate également dans la glande thyroïde, dans les vaisseaux du cou, de la tête, etc., et qui porte principalement sur le système artériel. Selon d'autres, elle résulte de la contraction du muscle orbitaire de Müller (Jaccoud). Pour quelques-uns, enfin, elle dépend du développement exagéré du tissu cellulaire de l'orbite et d'une sorte de transsudation séreuse qu'on y observe, ce qui ne peut être admis que si la maladie a déjà une certaine durée.

2° *Spasme du releveur de la paupière supérieure.* — Un autre signe très important de cette affection est le spasme du releveur de la paupière supérieure. Sous l'influence de ce spasme, l'œil paraît largement ouvert, et la sclérotique découverte tout autour de la cornée, surtout dans le regard en bas, lui donne un aspect tout à fait étrange et caractéristique.

3° *Trouble de la vue.* — Certains troubles visuels, les uns fréquents, les autres rares, ont aussi été observés. Parmi les premiers, on peut signaler un certain degré de photophobie et une légère paresse de l'accommodation avec ou sans mydriase. Parmi les seconds, on a cité la diplopie, l'amblyopie et, chose plus étrange, une myopie survenue dans des yeux primitivement emmétropes.

4° *Examen ophthalmoscopique.* — L'ophthalmoscope ne nous a jamais dévoilé aucune altération du fond de l'œil. Nombre d'auteurs affirment également son intégrité, tandis que d'autres ont noté l'injection de la papille variant avec l'exophthalmie et même la pulsation de l'artère centrale de la rétine (Otto Becker).

Quelques observateurs signalent aussi comme possible l'existence d'une choroïdite ou d'une névrite optique ; mais ces faits sont tellement exceptionnels que leur relation avec le goître exophthalmique ne peut encore être que difficilement acceptée.

5° *Troubles de nutrition.* — Dans les cas rares où l'exophthalmie est très prononcée, où l'occlusion des paupières est devenue impossible, la cornée souffre dans sa nutrition, perd sa transparence et s'altère. On voit alors se développer tous les symptômes d'une kératite neuro-paralytique, qui amène la destruction rapide du globe.

Tels sont les phénomènes oculaires les plus saillants qu'on rencontre dans le goître exophthalmique, véritable névrose qui se développe à la suite de l'anémie ou de violents chagrins et qui paraît résulter d'une irritation du grand sympathique, amenant les palpitations de cœur par excitation des filets cardiaques et la dilatation des vaisseaux par excitation des nerfs vaso-dilatateurs.

Les phénomènes oculaires du goître exophthalmique réclament le même traitement que cette névrose elle-même, c'est-à-dire les toniques (fer, arsenic), Traite l'ergot de seigle et surtout l'hydrothérapie, ainsi qu'une bonne hygiène. Cependant, lorsque l'exophthalmie est très considérable, il est nécessaire de diriger contre elle des moyens spéciaux, afin de la modérer ou de s'opposer aux conséquences graves qu'elle peut avoir sur la nutrition de la cornée. Une légère compression exercée sur les yeux, pendant la nuit, au moyen d'un coussinet d'ouate, produit quelquefois de bons résultats. L'emploi local de la glace, ainsi que les courants continus, le pôle positif sur les yeux, le pôle négatif sur la région cervicale, ont aussi été vantés; mais, dans les degrés extrêmes, on est obligé d'avoir recours à la suture des paupières. C'est là une ressource très efficace pour protéger la cornée, mais qui peut cependant rester insuffisante, lorsque la propulsion de l'œil est telle qu'elle rompt les sutures. D'autre part, cette opération n'est pas toujours acceptée par le malade, de sorte qu'on est alors obligé de lui recouvrir les yeux de compresses trempées dans une solution légèrement antiseptique, jusqu'à ce que la poussée aiguë d'exophthalmie soit passée.

TUMEURS DE L'ORBITE.

Les tumeurs de l'orbite peuvent provenir de trois sources différentes. On les voit, en effet, prendre naissance, tantôt dans les organes de la cavité orbitaire, tantôt dans ses parois et quelquefois, enfin, dans les régions voisines, ainsi que les fongus de la dure-mère, les polypes naso-pharyngiens et les cancers des os maxillaires ou de l'ethmoïde nous en offrent des exemples.

Quelles que soient leur origine et leur nature, ces tumeurs présentent un certain nombre de symptômes communs, qui résultent principalement des phénomènes de compression qu'elles exercent sur les divers organes avec lesquels elles sont en rapport, c'est-à-dire sur le globe oculaire, sur les nerfs et sur les vaisseaux.

1° *Exophthalmie.* — Du côté du globe oculaire, le premier symptôme qu'elles déterminent est une exophthalmie, en rapport avec le volume et le siège du néoplasme. Celui-ci occupe-t-il le fond de la cavité orbitaire, le globe est repoussé directement en avant et peut même être luxé; se développe-t-il au contraire sur les parois, l'œil est dévié latéralement, ce qui a pour résultat d'entraîner la diplopie.

2° *Changement de forme de l'œil.* — En même temps que le globe est repoussé ou déplacé, il change souvent de forme. Comprimé directement d'arrière en avant, il tend à devenir plus court, ce qui se traduit par une hypermétropie acquise; comprimé latéralement, il devient plus long, de sorte que la myopie en est la conséquence.

3° *Diminution ou perte de mobilité du globe.* — La présence d'une tumeur gêne nécessairement la mobilité du globe, soit en s'opposant directement à ses mouvements, soit en amenant la paralysie de certains nerfs moteurs. Le défaut de mobilité dans telle ou telle direction peut ainsi renseigner sur le siège d'implantation de la tumeur.

4° *Phénomènes résultant de la compression des nerfs. Trouble visuel.* — Les phénomènes résultant de la compression des nerfs sont surtout accentués, lorsque la tumeur occupe le fond de l'orbite, c'est-à-dire la région où les différentes paires nerveuses émergent du crâne. Les nerfs de la sensibilité traduisent alors la compression qu'ils subissent, par une sensation de plénitude et de tension dans l'orbite et par des douleurs intra-orbitaires et péri-orbitaires plus ou moins vives. Les nerfs moteurs en témoignent par des symptômes de paralysie et de diplopie; le nerf optique par une névrite ou une péri-névrite, accompagnée souvent de nombreux épanchements sanguins, d'exsudations blanchâtres disséminées sur la rétine et d'un trouble visuel plus ou moins prononcé. Cette névrite ressemble beaucoup à celle qu'on observe dans les affections cérébrales, mais son existence dans un seul œil et l'exophthalmie qui l'accompagne permettent de la rapporter facilement à une maladie de l'orbite. Elle se termine fréquemment par l'atrophie de la papille, mais cette atrophie peut aussi, dans certaines tumeurs, se déclarer d'emblée, sans être précédée de névrite.

Lorsque la tumeur siège sur les parois latérales, les phénomènes de compression sont beaucoup plus localisés, et respectent un certain nombre de nerfs, et particulièrement le nerf optique, ce qui rend le pronostic beaucoup moins grave.

5° *Phénomènes résultant de la compression des vaisseaux.* — Les vaisseaux de l'orbite à leur tour n'échappent pas à la compression, et c'est surtout la gêne de la circulation en retour dans la veine ophthalmique qui s'accuse par les phénomènes les plus saillants, au nombre desquels nous pouvons citer : l'œdème des paupières, la dilatation des veines sous-cutanées, l'injection de la conjonctive et la formation d'un chémosis plus ou moins volumineux.

Dans certains cas, ce sont les vaisseaux eux-mêmes qui sont le siège de la tumeur (anévrysmes, tumeurs veineuses), ce qui donne lieu à un nouvel ordre de phénomènes extrêmement caractéristiques, consistant en pulsations et en bruits de souffle.

6° *Troubles de nutrition.* — A tous ces signes, ajoutons encore les troubles de nutrition qui finissent quelquefois par se manifester, soit par suite du tiraillement des nerfs ciliaires, soit parce que la saillie trop considérable du globe ne permet plus aux paupières de le recouvrir et de le protéger. C'est alors que l'on voit survenir la nécrose de la cornée et la désorganisation complète de l'œil.

Tels sont les principaux phénomènes présentés par les tumeurs de l'orbite, et qui servent à en établir le diagnostic.

1° Existe-t-il une tumeur de l'orbite ; 2° quelle en est la nature ; 3° quelle est son origine et quels sont ses rapports avec les régions voisines (fosses nasales, sinus maxillaires, cavité crânienne) : telles sont les différentes questions qu'on est appelé à résoudre. Diagnostic.

1° *Existence de la tumeur.* — Deux cas principaux peuvent se présenter : ou la tumeur est apparente, ou elle est profondément cachée dans l'orbite. Dans le premier cas, son existence est facilement reconnue par l'inspection et la palpation de la région orbitaire et des culs-de-sac conjonctivaux ; dans le second, il faut, pour la constater, recourir aux différents signes que nous avons rapportés plus haut. Or, de tous ces signes, le plus important est l'exophthalmie, de sorte qu'il importe de l'étudier avec soin et de bien comprendre sa valeur séméiologique.

L'exophthalmie est en général facilement appréciable, surtout lorsqu'elle est unilatérale, car la comparaison d'un œil avec l'autre la fait facilement ressortir. A son début, cependant, elle peut être confondue avec l'augmentation de volume que prend l'œil dans certains cas d'hydrophthalmie ou de myopie. Si on conserve quelques doutes à cet égard, il est bon de faire tourner l'œil fortement en dedans, afin de pouvoir inspecter la région équatoriale, et reconnaître les dimensions exagérées de son volume et de son axe antéro-postérieur.

Mais toute exophthalmie n'est pas symptomatique d'une

tumeur, et il est nécessaire de se rappeler qu'elle peut se produire dans les différentes conditions suivantes :

1° Dans le phlegmon de l'œil : elle est décelée par les symptômes inflammatoires qui l'accompagnent ;

2° Dans les épanchements de sang de l'orbite, avec ou sans corps étrangers : la brusquerie de son apparition, et les commémoratifs éclairent le diagnostic ;

3° Dans l'emphysème du tissu cellulaire : une crépitation caractéristique dissipe tous les doutes ;

4° Dans le goître exophthalmique : la présence du goître et les palpitations cardiaques complètent alors l'ensemble des symptômes de cette bizarre affection ;

5° Dans la paralysie des branches de la troisième paire : la légère procidence du globe en avant est très légère et facilement réductible ;

6° Enfin dans la thrombose des sinus caverneux et de la veine ophthalmique : ce sont alors les accidents cérébraux qui dominent la scène et permettent d'établir le diagnostic.

Ce n'est qu'après avoir éliminé ces différents cas, que l'exophthalmie devient un signe pathognomonique, et révèle la présence d'une tumeur ou d'une saillie quelconque dans la cavité orbitaire, avec d'autant plus de certitude qu'elle est accompagnée des autres signes que nous avons exposés.

2° *Nature de la tumeur.* — La seconde question du diagnostic consiste à rechercher quelle est la nature de la tumeur.

Tant que celle-ci reste profondément cachée, cette question ne peut que difficilement être résolue. Les tumeurs de l'orbite sont, en effet, celles qui donnent lieu aux plus fréquentes méprises, tant leurs variétés sont nombreuses, ce qui faisait dire à Carron du Villards, qu'on pourrait faire un volume des erreurs qu'elles ont occasionnées. Toutefois elles s'accompagnent quelquefois de caractères spéciaux, tels que bruits de souffle et pulsations, ce qui indique leur origine vasculaire. Dans le cas de syphilis, elles s'entourent également souvent de phénomènes assez caractéristiques, pour ne pouvoir être méconnues.

Aussi, quand on voit, par exemple, une exophthalmie se développer rapidement dans l'espace de une ou deux semaines, s'accompagner pendant plusieurs jours de douleurs péri-orbitaires violentes, ainsi que de la paralysie de la plupart des muscles de l'œil et de névrite optique ; quand surtout on la voit coïncider avec une iritis, ou une choroïdite, avec des accidents syphilitiques divers, avec des exostoses sur les os du crâne ou sur les os des membres, n'est-on pas en droit d'admettre l'existence d'une périostite, ou d'une exostose syphilitique du fond de l'orbite ?

Les conditions sont différentes, quand la tumeur fait saillie et devient apparente, mais le diagnostic n'en est encore pas moins souvent fort difficile. Quoi qu'il en soit, on cherchera à l'établir, en prenant en considération la consistance de la tumeur, l'état de sa surface, son volume, ses rapports avec les parties voisines, sa marche plus ou moins rapide et les conditions diverses qui ont présidé à son développement. On recherchera avec soin si elle est réductible, pulsative, et on trouvera souvent, dans les ponctions exploratrices faites avec un trocart capillaire, un précieux moyen de diagnostic.

3° *Origine et rapports de la tumeur.* — L'origine de la tumeur ne peut être dévoilée que lorsqu'on a assisté à ses débuts. Quant à ses rapports avec les régions voisines, c'est une des questions de diagnostic les plus importantes à résoudre.

On doit, pour cela, explorer avec soin les fosses nasales et le sinus maxillaire. Au moment où la tumeur pénètre dans cette dernière cavité, elle diminue en apparence de volume, ce qui pourrait faire croire à sa guérison, mais on est averti de sa pénétration dans le sinus par les douleurs qui siègent le long du nerf sous-orbitaire, nerf qui, traversant la paroi inférieure de l'orbite, se trouve alors toujours comprimé par le néoplasme. Après un certain temps, survient la déformation de la région, ce qui ne laisse aucun doute sur l'évolution de la tumeur.

Une exploration minutieuse est surtout nécessaire du côté de la cavité crânienne. On recherchera donc attentivement si le malade est sujet à des troubles de l'intelligence, de la sensibilité ou de la motilité, et surtout à des vertiges et à des attaques épileptiformes : on examinera si une pression légère exercée sur la tumeur réveille de pareils accidents. Ces recherches tirent leur principal intérêt, de ce que le moindre prolongement de la tumeur du côté de la cavité crânienne contre-indique toute opération.

Traitement. Sauf le cas de tumeur syphilitique, le traitement médical est toujours inefficace, de sorte que c'est au traitement chirurgical qu'il faut avoir recours. Le procédé opératoire dépend alors du siège, de la nature et de l'étendue du néoplasme. C'est surtout dans le traitement des tumeurs des parois latérales qu'on obtient les plus beaux résultats, car il est possible de les extirper sans intéresser le globe, tandis que si le néoplasme siège dans le fond de l'orbite, il est nécessaire de sacrifier l'œil et de procéder à son énucléation pour arriver jusque sur le siège du mal.

Les conditions sont encore bien plus défavorables, lorsque dans les cas de cancer, par exemple, on est obligé de recourir à l'évidement complet de tout l'orbite. C'est là une opération fort grave qui est plutôt du ressort de la chirurgie générale que de la chirurgie oculaire.

KYSTES DE L'ORBITE

Les kystes de l'orbite offrent de nombreuses variétés. On y a décrit : des kystes huileux, dont le contenu est analogue à l'huile d'olive et qui siègent habituellement au niveau de l'angle interne de l'œil (Verneuil) ; des kystes dermoïdes congénitaux contenant des matières calcaires, des poils, des germes dentaires ; des kystes glandulaires, se développant dans les follicules de la glande lacrymale ou du derme, et s'engageant ensuite profondément dans l'orbite. Mais ceux qu'on observe le plus souvent sont les kystes séreux et les kystes hydatiques.

1° *Kystes séreux*. — Les kystes séreux, plus fréquents sur le rebord de l'orbite et surtout vers l'angle externe qu'au fond même de cette cavité, prennent naissance soit dans le tissu cellulaire de la région, soit dans les bourses séreuses naturelles ou accidentelles qu'on y rencontre, et dont une des plus remarquables est celle qui existe entre le muscle releveur de la paupière et le droit supérieur.

Leur contenu est un liquide transparent, jaune citrin, parfois noirâtre à la suite d'un épanchement sanguin, parfois puriforme s'il est survenu quelque poussée inflammatoire.

Leur volume fort variable peut acquérir des dimensions énormes, refouler l'œil hors de sa cavité et produire tous les accidents des tumeurs de l'orbite en général.

Le diagnostic repose sur la présence d'une tumeur lisse, arrondie, fluctuante, insensible à la pression. L'absence de pulsation et de bruit de souffle la sépare facilement des tumeurs vasculaires. Sa compression, ne donnant lieu à aucun accident cérébral, la distingue de l'encéphalocèle, et, enfin, la ponction exploratrice empêche toujours de la confondre avec certaines tumeurs lipomateuses, à fluctuation douteuse et incertaine.

2° *Kystes hydatiques*. — Les kystes hydatiques ont la même symptomatologie que les précédents : le frémissement hydatique n'y a jamais été constaté ; aussi ne peut-on les en distinguer que par une ponction exploratrice et l'analyse chimique et microscopique du liquide (crochets, débris d'hydatides).

Traitement. Les kystes de l'orbite ont tous une certaine gravité, à cause du développement qu'ils peuvent acquérir, et doivent être opérés de bonne heure.

Une simple ponction est généralement insuffisante ; aussi faut-il chercher à provoquer une inflammation adhésive en y injectant des liquides irritants (teinture d'iode).

L'incision du kyste est préférable et convient notamment aux kystes hydatiques, afin de pouvoir en retirer les cysticerques ou les échinocoques. Quelques tampons de charpie sont ensuite introduits dans la poche, de façon à en déterminer la suppuration et la destruction.

Mais de toutes les méthodes, c'est l'extirpation totale du kyste qui est la plus sûre, à la condition d'avoir soin, lorsqu'on est arrivé sur la tumeur, de la détacher avec le manche du couteau plutôt qu'avec le tranchant, afin de ne pas en ouvrir l'enveloppe, ce qui empêcherait son extirpation complète.

TUMEURS VASCULAIRES.

Si l'orbite est riche en vaisseaux, ceux-ci sont de très petit calibre, ce qui explique la rareté des tumeurs vasculaires qu'on y observe. Leurs variétés sont toutefois assez nombreuses, parfois difficiles à distinguer les unes des autres, et constituent : 1° l'anévrysme artérioso-veineux ; 2° l'anévrysme vrai de l'artère ophthalmique ; 3° les tumeurs veineuses ou variqueuses ; 4° les tumeurs érectiles.

Anévrysme artérioso-veineux. — L'anévrysme artérioso-veineux résulte de la rupture de l'artère carotide interne à son passage dans le sinus caverneux, rupture qui est presque toujours le résultat d'un traumatisme (contusion, plaie pénétrante, esquille osseuse), mais qui peut aussi survenir spontanément à la suite de la dégénérescence athéromateuse des vaisseaux, comme un de nous l'a démontré.

Le premier effet de la déchirure de l'artère est le mélange du sang artériel avec le sang veineux du sinus ; comme celui-ci a des parois rigides, il résiste facilement à l'excès de tension dont il est l'objet, mais la veine ophthalmique qui s'y déverse se distend, au point d'acquérir le volume du petit doigt et forme une tumeur vasculaire que l'on reconnaît aux caractères suivants.

1° *Exophthalmie.* — L'exophthalmie est constante et prend en quelques semaines un développement souvent excessif. Elle s'accompagne fréquemment d'un chémosis conjonctival volumineux, de l'œdème des paupières et de la dilatation des nombreuses veinules qui sillonnent leur surface, surtout au voisinage de l'angle externe. A ces caractères, ajoutons qu'elle diminue rapidement par la compression de la carotide primitive, ce qui rend bien compte de son origine vasculaire.

2° *Mouvement de propulsion de l'œil.* — En même temps que l'œil est chassé hors de sa cavité, il paraît à chaque instant soulevé par des battements, par un mouvement de propulsion isochrone au pouls artériel et appréciable au toucher aussi bien qu'à la vue.

3° *Saillie formée par la tumeur.* — Un autre caractère important de la maladie, c'est qu'on voit quelquefois la dilatation de la veine ophthalmique se révéler à l'angle interne de l'œil, sous la forme d'une tumeur molle, fluctuante, réductible, pulsatile, dont l'existence est très précieuse pour le diagnostic, mais qui fait souvent défaut.

4° *Bruit de souffle.* — A l'auscultation, on entend un bruit de souffle continu avec renforcement, comme dans les anévrysmes artérioso-veineux en général. Ce bruit est perceptible, non seulement au niveau du globe oculaire, mais jusque dans les régions voisines, telles que les régions frontale, temporale et pariétale. Il varie, du reste, souvent d'intensité d'un instant à l'autre et devient quelquefois un véritable piaulement (Delens).

Perçu par le malade qui en est fort incommodé et chez lequel il se révèle quelquefois au début par un fort craquement dans la tête, au moment où la rupture se produit, ce bruit diminue notablement ou cesse par la compression de la carotide.

5° *Phénomènes de compression.* — En outre de l'exophthalmie, du chémosis et de la tuméfaction des paupières dont nous venons de parler, la compression exercée par la tumeur et la gêne de la circulation en retour produisent encore d'autres désordres, soit du côté du fond de l'œil, soit du côté des principaux nerfs, soit enfin dans les régions voisines.

Du côté du fond de l'œil, ces désordres sont habituellement peu considérables et se bornent à une simple dilatation des veines rétiniennes, ce qui laisse la vision intacte ou peu modifiée, à l'inverse de ce que pourrait faire craindre le degré prononcé d'exophthalmie qui se manifeste.

Du côté des nerfs, on constate souvent quelques douleurs péri-orbitaires, ainsi que la paralysie de la troisième, de la quatrième ou de la sixième paire, qui sont plus ou moins comprimées à leur passage dans les parois du sinus.

Enfin des hémorrhagies nasales abondantes peuvent aussi se déclarer, sous l'influence de la gêne circulatoire et venir compliquer l'affection.

Diagnostic.

Il n'est pas toujours aussi facile qu'on pourrait le croire de distinguer un anévrysme artérioso-veineux d'un anévrysme vrai et même d'une tumeur veineuse de l'orbite et, ce qui le prouve, ce sont les nombreuses méprises qui ont été commises à ce sujet. Quoi qu'il en soit, c'est le bruit de souffle avec renforcement qui est le signe caractéristique de l'anévrysme artérioso-veineux, tandis que ce bruit de souffle est intermittent dans les anévrysmes vrais ou dans les tumeurs veineuses.

Certaines tumeurs solides peuvent aussi jusqu'à un certain point simuler des tumeurs anévrysmales, grâce aux pulsations et aux bruits de souffle dont elles s'accompagnent. Les encéphaloïdes devenus très vasculaires nous en offrent des exemples ; mais la propulsion de l'œil en avant ne cesse pas par la compression de la carotide, et la marche rapide de la maladie et son retentissement sur les ganglions ne laissent pas longtemps place au doute.

Nous ne citerons que pour mémoire l'encéphalocèle, qui constitue une petite tumeur réductible, accompagnée quelquefois de légères pulsations et de bruit de souffle. Mais l'affection est congénitale ; sa réduction brusque provoque des troubles cérébraux, et il est possible d'apprécier par le toucher l'ouverture plus ou moins étendue de la boîte crânienne, par laquelle s'est produite la hernie du cerveau.

Anévrysme de l'artère ophthalmique. Tumeurs veineuses ou variqueuses. — Nous ne dirons que quelques mots de l'anévrysme de l'artère ophthalmique ou de l'anévrysme vrai, car il est extrêmement rare et c'est à peine si la science en possède une ou deux observations authentiques. On le croyait cependant autrefois assez fréquent, mais l'expérience a appris qu'on le confondait alors, soit avec l'anévrysme artérioso-veineux, soit avec les tumeurs veineuses dont nous allons parler.

Ces tumeurs, constituées par la simple dilatation de la veine ophthalmique ou de ses branches, sont les plus fréquentes des tumeurs vasculaires de l'orbite, mais leur histoire est encore loin d'être élucidée.

Comme expression symptomatique, elles offrent la plus grande ressemblance avec les anévrysmes artérioso-veineux ou les anévrysmes vrais, car elles donnent lieu à des pulsations et à des bruits de souffle, aussi ont-elles occasionné de fréquentes méprises. Bowmann, Aubry et d'autres auteurs ont rapporté des faits où le diagnostic posé avait été anévrysme de l'artère ophthalmique, et où la nécropsie démontra qu'il ne s'agissait que de la dilatation de la veine ophthalmique.

Le diagnostic peut donc être très embarrassant et devra surtout se baser sur ce que dans les tumeurs veineuses le bruit de souffle est doux, intermittent, sans renforcement et moins prononcé que dans les anévrysmes.

Il est une autre variété rare de tumeur veineuse de l'orbite, celle-ci sans pulsations, ni bruits de souffle, qui est également formée par la dilatation de la veine ophthalmique, mais dans laquelle la communication entre la veine et le sinus caverneux est facile et largement assurée, ce qui imprime à l'affection des caractères spéciaux (Foucher, Yvert). Cette tumeur, de la grosseur d'une noisette, a pour siège de prédilection la partie interne de la paupière supérieure. Elle apparaît surtout quand le malade baisse la tête, diminue quand il la redresse et disparaît complètement dans le décubitus horizontal : la toux et les efforts violents exagèrent son volume, ainsi que la compression de la veine jugulaire interne.

A ces caractères pathognomoniques se joignent ceux de l'absence de tout battement et de tout bruit de soufle, de sorte qu'il est facile de la différencier de toutes les autres tumeurs vasculaires de même origine.

Tumeurs érectiles. Angiomes caverneux. — Une dernière variété de tumeur vasculaire de l'orbite est celle qui est constituée par une tumeur érectile, avec prédominance soit des artérioles soit des veinules. Selon Desmarres, elle n'est souvent que la propagation dans le fond de l'orbite d'un simple nœvus de la paupière, et Cornil et Ranvier expliquent ainsi sa formation : « Il se produit d'abord du tissu embryonnaire et des capillaires normaux, puis ces vaisseaux présentent de simples dilatations ; mais bientôt les capillaires dilatés arrivent au contact les uns des autres, de larges communications s'établissent entre eux, et il en résulte un système capillaire à grandes dilatations caverneuses. »

Ainsi formées, ces tumeurs sont souvent diffuses, susceptibles de diminuer par la pression, d'augmenter par l'afflux du sang, à la suite des repas ou d'un exercice violent, et présentent alors des pulsations très nettes. Dans d'autres cas, elles s'enkystent dans une sorte de capsule résistante, qui rend les phénomènes de gonflement et de dégonflement peu sensibles, et empêche les pulsations d'être appréciables (angiome caverneux capsulé). Elles constituent alors une tumeur élastique, indolente, sans trace d'induration, se développant très lentement, laissant pendant longtemps aux muscles de l'œil tous leurs mouvements, et ne menaçant de compromettre l'intégrité de l'œil qu'après bien des années. Leur diagnostic est assez embarrassant et ne peut souvent être que soupçonné, si ce n'est dans le cas où il est facilité par la présence d'un angiome apparent sur les paupières ou autour de l'orbite.

Traitement des tumeurs vasculaires de l'orbite.

Dans le traitement des tumeurs vasculaires de l'orbite, on peut mettre à profit certains médicaments qui ont acquis une faveur méritée, dans le traitement des anévrysmes en général : nous voulons parler en particulier de l'iodure de potassium et du seigle ergoté. La première de ces substances amende la maladie sans qu'on puisse se l'expliquer, si ce n'est par l'influence que la diathèse syphilitique peut avoir sur le développement de certains anévrysmes ; la seconde détermine la contraction des fibres musculaires que contiennent les vaisseaux et amène aussi le resserrement de la poche anévrysmale. Pour obtenir ce résultat, on peut, soit administrer l'ergot de seigle à l'intérieur, soit pratiquer à la tempe des injections d'ergotine, et combiner ce moyen à l'application de la glace sur le globe, qui amène également la contraction de la tumeur.

Mais le plus souvent c'est au traitement chirurgical qu'il faut avoir recours, et le premier auquel on doit s'adresser est la compression de la carotide primitive.

Cette compression peut se faire au moyen d'appareils spéciaux, mais il est préférable de l'exercer à l'aide des doigts, selon la méthode de Vanzetti. La compression doit, dans les premiers moments, être incomplète, puis de plus en plus complète, si on veut éviter la syncope à laquelle elle peut donner lieu. Chaque séance de compression a une durée moyenne de vingt à trente minutes, selon la tolérance du malade, et doit être renouvelée, si c'est possible, trois ou quatre fois par jour, pendant plusieurs semaines, jusqu'à disparition du bruit de souffle. Nous avons rapporté au Congrès d'ophthalmologie de Londres en 1872 un cas de guérison obtenue par la compression de la carotide.

Les injections de perchlorure de fer ont aussi parfois donné des succès, mais elles sont trop dangereuses et nous ne les conseillons point.

Une dernière ressource que l'on possède est la ligature de la carotide primitive. Pour permettre d'en apprécier la valeur, nous ne saurions mieux faire que de rappeler la statistique de Delens, où sur trente-trois cas il y eut vingt-deux succès complets, cinq succès partiels, un insuccès et cinq morts.

Enfin, un dernier mode de traitement est applicable aux tumeurs érectiles enkystées, ou autrement dit aux angiomes caverneux capsulés dont nous avons parlé. La membrane d'enveloppe qui les isole permet d'en pratiquer l'énucléation complète, opération qui se recommande d'autant plus qu'elle n'est jamais suivie de récidive.

TUMEURS SOLIDES DE L'ORBITE.

On rencontre dans l'orbite un certain nombre de tumeurs

solides qui prennent naissance, soit dans les divers tissus contenus dans cette cavité, soit dans ses parois, soit enfin dans les régions voisines. Parmi ces tumeurs, nous citerons principalement : les lipomes, les exostoses et les différentes variétés de carcinomes.

Lipomes. — Malgré la grande quantité de tissu adipeux contenu dans l'orbite, le lipome ne s'y rencontre que très exceptionnellement.

Il se présente sous la forme d'une tumeur indolente, mollasse, demi-fluctuante, sans battement ni bruit de souffle. Il n'amène généralement aucun trouble fonctionnel, ne compromet pas la vision, et existe d'un seul côté ou des deux côtés à la fois, comme dans un cas signalé par Bowman.

Les caractères de cette tumeur sont en général assez tranchés, mais le phénomène de fausse fluctuation auquel elle donne lieu est de nature à la faire confondre avec un kyste, de sorte qu'il faut souvent pratiquer une ponction exploratrice pour assurer le diagnostic.

Lorsque la tumeur devient trop volumineuse, il est indiqué de procéder à son ablation, mais à la condition de n'enlever que la portion exubérante, car si on exerçait une certaine traction, on attirerait en dehors tout le tissu cellulaire de l'orbite et on s'exposerait aux plus graves accidents.

Exostoses. — Parmi les exostoses de l'orbite, les unes présentent les mêmes caractères que dans d'autres régions; d'autres ont une origine toute spéciale et des caractères tout particuliers, surtout intéressants à connaître au point de vue du traitement.

Cette dernière variété d'exostose, dite exostose éburnée, est remarquable par sa dureté considérable, par sa grande pesanteur spécifique, et prend presque toujours naissance dans les sinus frontaux ou les cellules ethmoïdales. On sait, en effet, que ces cavités sont tapissées par une membrane fibro-muqueuse qui se confond avec le périoste, et qui est susceptible de s'ossifier et de donner lieu à des tumeurs osseuses d'un très grand volume, envahissant l'orbite, chassant l'œil de sa cavité et produisant tous les désordres des tumeurs de l'orbite en général.

Ainsi formées, ces tumeurs s'enclavent dans les os, mais en restent indépendantes, et peuvent être enlevées tout d'une pièce et sans de trop grands efforts, à la condition de leur ouvrir une voie suffisante (Dolbeau). Mais si c'est là ce que l'on observe d'habitude, il n'en est pas moins vrai qu'elles adhèrent parfois d'une façon tellement intime à l'os sous-jacent, qu'on est obligé d'avoir recours à la gouge et au maillet pour les extirper.

Tumeurs cancéreuses. — Nous ne parlerons des tumeurs cancéreuses de l'orbite que pour en signaler la grande malignité. Indépendamment de la tendance qu'elles ont à se propager et à se généraliser, elles empruntent une partie de leur gravité à leur voisinage avec l'encéphale, où on les voit quelquefois se propager, par le trou optique, par la fente sphénoïdale ou à travers la voûte orbitaire perforée et détruite.

Les principales variétés de cancer que l'on rencontre sont les sarcomes, les mélano-sarcomes et en général les cancers colorés ou riches en pigment, ceux-ci étant plus fréquents dans l'orbite ou autour de l'orbite que dans toute autre région. L'encéphaloïde n'est également pas rare : on sait qu'il peut être très riche en vaisseaux et présenter des pulsations et même un bruit de souffle, de sorte qu'il faut avoir grand soin de ne pas la confondre avec une simple tumeur vasculaire.

BLESSURES DE L'ŒIL.

LÉSIONS TRAUMATIQUES DE LA CONJONCTIVE, DE LA CORNÉE. — CORPS ÉTRANGERS DE LA CHAMBRE ANTÉRIEURE. — LÉSIONS TRAUMATIQUES DE L'IRIS, DU CRISTALLIN ET DE LA SCLÉROTIQUE. — CORPS ÉTRANGERS DE L'HUMEUR VITRÉE. — TRAUMATISME DES MEMBRANES PROFONDES ET DU NERF OPTIQUE. — BLESSURES DES PAUPIÈRES ET DE L'ORBITE.

Les blessures de l'œil constituent un chapitre à part dans la pathologie oculaire ; c'est pourquoi il nous a paru utile de les réunir dans un groupe spécial, afin d'en donner une vue d'ensemble et d'en faciliter l'étude.

Ces blessures empruntent leur importance à la délicatesse de l'organe et à leur grande fréquence. A ce propos, il est intéressant de savoir qu'elles constituent environ les 5 ou 6 pour 100 des affections oculaires et que ce sont les hommes qui en sont le plus souvent atteints, à cause de leur genre de vie et des professions industrielles qu'ils exercent. Ce qui ajoute aussi à leur intérêt, c'est qu'elles sont fort variées, ainsi que nous allons le voir en les étudiant dans chaque membrane de l'œil séparément.

LÉSIONS TRAUMATIQUES DE LA CONJONCTIVE.

Par sa position superficielle et par sa situation au-devant de l'hémisphère antérieur du globe, la conjonctive avec la cornée sont les membranes de l'œil les plus exposées aux lésions traumatiques. Ces lésions sont fort diverses et comprennent : 1° les contusions; 2° les plaies proprement dites; 3° les brûlures; 4° les corps étrangers.

1° *Contusions.* — Les contusions de la conjonctive sont produites, tantôt par des corps d'un certain volume, exerçant leur action à travers l'épaisseur des paupières instinctivement fermées au moment de l'accident (coup de poing sur l'œil, chute sur un corps dur); tantôt par de petits corps vulnérants frappant directement la conjonctive (coups d'ongles, éclats de fer ou de bois, etc.).

Quel que soit leur mode de production, elles se révèlent par deux phénomènes principaux qui sont : une irritation plus ou moins vive de la muqueuse et souvent une ecchymose sous-conjonctivale.

L'irritation de la muqueuse se borne quelquefois à une simple hypérémie passagère, mais se traduit, dans certains cas, par une véritable conjonctivite traumatique, ne se différenciant de la conjonctivite catarrhale que par son origine, par sa localisation dans l'œil atteint et par sa bénignité relative.

L'ecchymose sous-conjonctivale ne s'observe que sur le globe. En effet, tandis que la muqueuse palpébrale est tellement adhérente aux tissus sous-jacents, qu'elle ne peut être soulevée par le sang, la muqueuse bulbaire est au contraire assez faiblement unie à la sclérotique, pour se laisser distendre par le plus léger épanchement sanguin. L'ecchymose qu'on y remarque est du reste fort variable, tantôt très légère, tantôt constituée par de larges plaques rougeâtres, et même par un véritable bourrelet sanguin, entourant la cornée dans une étendue plus ou moins grande. Plus elle est abondante, plus elle est longue à se résorber, ce qui est généralement l'affaire de quelques jours ou de quelques semaines, temps pendant lequel elle passe par toutes les séries de teintes qui sont propres aux épanchements de sang en général.

Un autre caractère de cette ecchymose est de survenir immédiatement après la blessure de la conjonctive, caractère qui est très important, car il sert à la différencier de l'ecchymose tardive, qui est un des symptômes de la fracture de la base du crâne. Cette dernière n'apparaît, en effet, que deux ou trois jours après l'accident, et envahit d'abord la conjonctive oculaire, avant de se manifester sur la surface cutanée des paupières, marche qui indique son siège profond et qui a une grande valeur diagnostique.

A côté des ecchymoses produites par la contusion de la conjonctive, nous devons rapprocher celles qui surviennent à la suite d'un effort violent, d'un accès, d'une toux, d'un éternument et même sans cause appréciable. On les observe à tout âge, mais si elles se répètent chez les vieillards, il y a lieu de voir là un indice de la dégénérescence athéromateuse des vaisseaux, ce qui est de nature à inspirer des craintes sur l'avenir cérébral du malade.

Traitement des contusions.

Le traitement des contusions de la conjonctive est très simple. L'application d'un bandage compressif et de quelques compresses d'eau fraîche ou trempées dans une solution étendue d'arnica suffit en général pour faire disparaître tous les accidents. Comme l'ecchymose sous-conjonctivale se résorbe facilement, il n'est presque jamais nécessaire de pratiquer des mouchetures ou d'inciser la muqueuse pour en obtenir la guérison. L'instillation de quelques gouttes d'atropine peut quelquefois être avantageuse.

2° *Plaies de la conjonctive.* — Les plaies de la conjonctive varient depuis une simple piqûre jusqu'à de larges déchirures, avec lambeaux plus ou moins étendus et perte de substance, ce qui fait comprendre que leur pronostic est fort variable, quoiqu'il ne soit le plus souvént jamais bien grave.

Leur symptomatologie se résume dans la solution de continuité que présente la muqueuse, dans la petite hémorrhagie qui les accompagne et enfin dans la dénudation de la sclérotique, lorsque les bords de la plaie ne restent pas coaptés et s'écartent.

Rien de plus simple que leur traitement. La plaie est-elle linéaire, il suffit d'arrêter le sang en la lavant avec de l'eau froide et d'appliquer un bandage légèrement compressif. Présente-t-elle des lambeaux plus ou moins étendus, il faut les débarrasser du sang qu'ils contiennent, les nettoyer avec une solution antiseptique et les réappliquer exactement sur la surface dont ils ont été séparés, en pratiquant la suture de leurs bords avec de la soie très fine.

Traitement des plaies.

Lorsqu'il existe une perte de substance, la guérison est plus longue à obtenir. On voit la plaie donner lieu à une abondante sécrétion de muco-pus et se recouvrir d'une exsudation blanchâtre, sur laquelle se développent des bourgeons charnus, dont il faut parfois réprimer l'exubérance par des cautérisations avec le crayon de nitrate d'argent mitigé, ou qu'il est nécessaire d'exciser, s'ils sont pédiculés.

Une attention toute particulière est réclamée par les plaies qui intéressent à la fois la muqueuse palpébrale et la muqueuse bulbaire, afin qu'elles ne se soudent pas entre elles, ce qui constituerait un symblépharon dont nous avons fait voir la gravité.

3° *Brûlures.* — Les brûlures de la conjonctive sont produites, tantôt par des corps en ignition ou en fusion (fer rouge, métaux en fusion, eau bouillante, bouts de cigares allumés, phosphore des allumettes enflammées); tantôt par des agents chimiques (acide sulfurique, acide acétique, acide azotique); quelquefois par de la chaux vive ou du mortier, etc. Certaines substances irritantes, employées dans un but thérapeutique, peuvent aussi parfois déterminer de véritables brûlures de la muqueuse : telles sont, par exemple, les cautérisations profondes avec le crayon de nitrate d'argent pur, et les insufflations de poudre de calomel, chez les individus qui font usage de l'iodure de potassium à l'intérieur, ce qui donne lieu à la formation d'un bi-iodure de mercure qui est très caustique et irrite vivement la conjonctive.

Les brûlures produisent des effets fort variables (1). Dans les cas légers, elles n'occasionnent qu'une conjonctivite plus ou moins intense, dont on a facilement raison par le traitement; dans les cas graves, elles déterminent la mortification de la muqueuse dans une étendue plus ou moins grande.

Cette mortification de la muqueuse se révèle par la transformation de la partie lésée en une plaque saillante, grisâtre, d'aspect diphthéritique, entourée d'un bourrelet inflammatoire et quelquefois d'un piqueté hémorrhagique, surtout au voisinage de la cornée (Arlt).

La partie sphacélée se détache par lambeaux et donne lieu à une perte de substance qui se recouvre de bourgeons

(1) A propos de la projection dans l'œil des matières en fusion, M. Ferrier (de Bordeaux) a publié une intéressante observation dans laquelle du plomb fondu était arrivé au contact de la conjonctive, en ne produisant que des désordres insignifiants. L'auteur explique cette immunité par l'hypersécrétion des larmes et par le passage du liquide lacrymal à l'état de vapeur, préservant les tissus du contact direct du métal en fusion. Quoi qu'il en soit, de tels faits sont rares, et, en pareille circonstance, on voit presque toujours se produire de très graves et très profondes brûlures.

charnus, et dont la cicatrisation défectueuse amène souvent un symblépharon ou quelquefois un ptérygion traumatique, si le bord de la cornée a été intéressé en même temps que la conjonctive.

Ce qui fait aussi le danger des brûlures de la conjonctive, c'est que la sclérotique sous-jacente ainsi que la cornée peuvent être atteintes, ce qui rend possible la perforation du globe et la perte complète de cet organe.

En cas de brûlure, le premier soin à prendre est de laver à grande eau la conjonctive et ses culs-de-sac, afin d'enlever au plus vite toute la substance caustique qui peut encore y adhérer. Cette indication est surtout impérieuse pour les agents chimiques liquides, afin de les diluer autant que possible et de diminuer leur causticité. On peut aussi chercher à neutraliser leur action, en se servant pour les acides de lotions alcalines (eau de Vichy), et pour les alcalis de lotions acidulées. Les brûlures par de la chaux vive diffèrent toutefois des précédentes, en ce qu'il faut éviter l'emploi de l'eau qui désagrégerait l'agent caustique et le répandrait au loin, de sorte qu'on doit l'enlever avec une pince ou une curette. Traitement.

Lorsque la muqueuse est ainsi nettoyée, il est bon d'interposer sur sa surface un agent onctueux qui rende le contact des paupières moins douloureux. Celui auquel nous donnons la préférence est la vaseline neutre, qui a l'avantage d'être antiseptique et à laquelle nous associons l'atropine, dans la proportion suivante :

Sulfate neutre d'atropine..............	0gr,05
Vaseline neutre.......................	10 gr.

En même temps, des compresses d'eau glacée sont maintenues en permanence sur les paupières, pour calmer la douleur et modérer la réaction inflammatoire. Si on a à craindre la formation d'un symblépharon, on rompt chaque jour les adhérences qui s'établissent entre les paupières et le globe, et au besoin on a recours à la greffe conjonctivale.

4° *Corps étrangers.* — La conjonctive est fréquemment le siège de corps étrangers, soit que ceux-ci reposent simplement sur sa surface, soit qu'ils s'implantent dans son tissu, soit enfin qu'ils se logent dans les culs-de-sac conjonctivaux et principalement dans celui de la paupière supérieure qui est leur lieu de prédilection.

Ces corps étrangers sont le plus souvent : des grains de poussière ou de charbon, des paillettes métalliques, des fragments de verre ou de bois, des grains de poudre, des cendres de cigare, des mouches, des barbes d'épis de blé, etc.

Les phénomènes de réaction qu'ils déterminent sont variables : tantôt l'œil est injecté, larmoyant, sensible à la lumière, gêné dans ses mouvements et le malade ne cesse de le frotter pour déplacer le corps étranger et en obtenir du soulagement ; tantôt les phénomènes sont plus accentués et on voit survenir une violente photophobie avec blépharospasme et même, chez les personnes nerveuses et chez les enfants, de véritables attaques convulsives ou épileptiformes : dans d'autres cas, enfin, il se développe une inflammation de la muqueuse, prenant quelquefois les proportions d'une véritable conjonctivite purulente.

Diagnostic. Il y a une importance considérable à ne pas méconnaître la cause de la maladie ; aussi, pour éviter une semblable méprise, faut-il s'enquérir auprès du malade des conditions où il se trouvait au moment où la sensation du corps étranger s'est manifestée. Était-il en chemin de fer, au voisinage d'une maison en construction, ou exposé au vent et à la poussière ? Ces questions ne manquent pas d'intérêt, mais il est surtout nécessaire d'examiner avec soin toute la surface de la conjonctive, en s'armant d'une loupe et en retournant la paupière supérieure. Il peut arriver qu'un corps étranger même assez volumineux se dérobe aux regards, en se cachant dans le repli le plus profond du cul-de-sac conjonctival supérieur; d'où la nécessité d'explorer cette région avec une curette, dans les cas douteux.

Ce n'est pas seulement dans le cas de conjonctivite récente qu'on a à se préoccuper de la présence d'un corps étranger, mais aussi dans les conjonctivites anciennes, surtout dans celles qui sont localisées dans un seul œil et qui se montrent rebelles à tout traitement topique. En retournant la paupière, on trouve souvent la cause du mal dans un corps étranger enchâssé dans un repli de la muqueuse ou entouré de gros bourgeons charnus, comme cela se voit surtout lorsqu'il s'agit de barbes de blé ou de fragments de bois.

L'extraction des corps étrangers de la conjonctive est facile, mais une remarque importante à faire, c'est que quand ils sont très nombreux, ce qui a surtout lieu lorsqu'il s'agit de grains de poudre, il est préférable de ne pas chercher à les enlever tous dans la même séance, de peur d'amener une irritation trop considérable de la muqueuse. Traitement.

Après leur extraction, on applique sur les paupières un bandage compressif et quelques compresses d'eau froide, en même temps qu'on instille de l'atropine, si l'œil se montre vivement irrité.

LÉSIONS TRAUMATIQUES DE LA CORNÉE.

Les blessures de la cornée peuvent, comme celles de la conjonctive, se ranger dans les quatre classes suivantes : 1° contusions ; 2° plaies proprement dites ; 3° brûlures ; 4° corps étrangers.

1° *Contusions.* — Si les blessures de la cornée sont en général fréquentes, les contusions de cette membrane sans érosion et sans solution de continuité sont assez rares, et les accidents produits très variables. Une faible contusion n'occasionne souvent qu'une légère irritation de l'œil de courte durée : à un degré de plus, elle peut déterminer en quelques heures une infiltration de la substance cornéenne, plus ou moins étendue et plus ou moins saturée, selon le nombre des couches envahies, infiltration qui est susceptible de se résorber complètement.

Mais des phénomènes bien plus sérieux peuvent se présenter, et on voit quelquefois une simple contusion de la cornée amener un abcès, soit superficiel, soit profond, et même le sphacèle de cette membrane avec ses redoutables conséquences.

Les applications d'eau froide conviennent immédiatement après l'accident, mais si, après quelques heures, elles n'ont pas suffi à faire disparaître la douleur et si la cornée se trouble, elles doivent être remplacées par des fomentations chaudes, auxquelles on adjoindra des instillations d'atropine et un bandeau légèrement compressif.

2° *Plaies de la cornée.* — Les plaies de la cornée se divisent en plaies non pénétrantes et en plaies pénétrantes.

Plaies non pénétrantes. — Les plaies non pénétrantes sont habituellement occasionnées par des éclats de pierre, des parcelles métalliques, des coups d'ongle, des brins de paille, des épis de blé, des griffes de chat, etc. Elles se traduisent par une érosion plus ou moins profonde, que l'on peut toujours apercevoir à la loupe ou à l'éclairage latéral. Quant à leurs symptômes fonctionnels, rien n'est plus variable, car les unes sont en quelque sorte indolentes, tandis que les autres, et principalement celles qui résultent d'un coup d'ongle, se distinguent par la photophobie très vive qui les accompagne.

Ces érosions guérissent en général très facilement, mais nous devons attirer l'attention sur le grand danger qu'elles présentent, lorsqu'elles sont mal soignées ou surviennent chez des individus âgés, anémiés et atteints de dacryocystite. Sous l'influence de la sécrétion conjonctivale altérée, on voit, en effet, les plus simples égratignures de la cornée se transformer en ulcère rongeant, et amener la perforation de cette membrane. Ce genre d'affection est surtout fréquent chez les moissonneurs, exposés à des piqûres de la cornée par des barbes d'épis de blé, ainsi que nous avons déjà eu occasion de le signaler (Voy. *Ulcère rongeant*).

Plaies pénétrantes. — Les plaies pénétrantes de la cornée comprennent les piqûres et les sections de cette membrane.

Les piqûres, surtout fréquentes chez les femmes et chez les enfants, sont généralement produites par des poinçons, des épingles, des aiguilles, des plumes métalliques, etc. Il est rare qu'elles n'atteignent pas en même temps l'iris et le cristallin, et c'est là ce qui en fait la principale gravité. Lorsqu'elles ne font que pénétrer dans la chambre antérieure, sans occasionner d'autres lésions, elles guérissent en général rapidement et souvent sans laisser de trace apparente. Signalons toutefois la gravité relativement plus considérable des piqûres déterminées par des plumes métalliques imbibées d'encre, car cette substance joue le rôle de corps étranger et détermine quelquefois une kératite suppurative.

Les sections ou les coupures de la cornée sont faites tantôt par des instruments très acérés, tels que des ciseaux, des couteaux; tantôt par des corps plus ou moins irréguliers, tels que des fragments de métaux, de bois ou de verre, des éclats de pierre, etc.

Les premiers phénomènes auxquels elles donnent lieu, ou, autrement dit, les signes de la perforation sont les suivants : la chambre antérieure est abolie, l'iris se met en contact avec la cornée et la tension du globe est diminuée. Nous ne parlons pas de la hernie de l'iris qui est aussi un signe certain de perforation, mais qui peut ne pas exister.

Les autres symptômes varient beaucoup selon l'étendue et la forme de la plaie.

Quand l'instrument vulnérant est très tranchant et fait une plaie nette, régulière, dont les bords sont rapprochés et ne contiennent aucun corps étranger, la cicatrisation est en général très rapide. Comme types de pareilles plaies, nous pouvons citer les incisions que l'on pratique journellement sur la cornée, dans un but chirurgical.

Tout autre est le pronostic des plaies irrégulières anfractueuses, de celles dont les bords sont contus, déchirés, disposés de façon à rester écartés. De pareilles plaies sont presque fatalement vouées à la suppuration et donnent souvent lieu à la panophthalmie et à la fonte purulente du globe.

Ce qui constitue aussi un des principaux dangers des

plaies pénétrantes de la cornée, ce sont leurs complications. Celle qui est la plus fréquente est la hernie de l'iris, hernie que l'on reconnaît à la déformation de la pupille et à une petite tumeur noirâtre qui vient s'interposer entre les lèvres de la plaie. La gravité de cette complication dépend de l'étendue du prolapsus et de son irréductibilité. Le seul accident qui en résulte le plus souvent est un leucome adhérent, gênant plus ou moins la vision, ce qui dépend de sa position; mais il ne faut pas oublier que toutes les fois qu'une notable portion de l'iris reste emprisonnée dans la cornée, surtout au voisinage de l'angle irido-cornéen, on a à redouter des accidents glaucomateux et le développement d'un staphylome.

Une autre complication encore plus fâcheuse est la blessure de l'iris et surtout celle du cristallin, car il se développe alors une cataracte traumatique qui est toujours pour l'œil un danger sérieux.

La première indication à remplir consiste à mettre les bords de la plaie en coaptation aussi exacte que possible, afin d'en obtenir la réunion par première intention. Lorsqu'il existe une hernie de l'iris, il faut donc s'empresser de la réduire, soit avec un stylet en argent, soit en instillant de l'atropine ou de l'ésérine, selon que la solution de continuité est centrale ou périphérique. Traitement.

Cette réduction de l'iris ne peut guère être obtenue que dans les premières vingt-quatre heures qui suivent l'accident : plus tard des adhérences et le boursouflement de la portion herniée retiennent cette membrane emprisonnée. Si la hernie est peu considérable et occupe le voisinage de parties centrales, on peut avec avantage procéder à son ablation avec des ciseaux courbes, en ayant soin de n'exercer sur le prolapsus aucune espèce de traction; mais, si elle se présente sous la forme d'un bourrelet allongé ou muni d'une base relativement large, si elle est périphérique, et surtout si elle empiète sur la région ciliaire, il y aurait danger à l'enlever. Il faut alors se borner à des instillations d'ésérine ou de pilocarpine, pour combattre l'excès de tension intra-oculaire que l'on a à redouter.

Une seconde indication à remplir dans toutes les plaies de la cornée, et celle-ci est également capitale, consiste à mettre l'œil au repos le plus complet. Nous nous servons pour cela d'un bandeau compressif ou d'un petit bandage monoculaire à coquille, que nous avons fait construire par M. Collin. Enfin, pour prévenir et modérer la réaction inflammatoire, on peut conseiller avec avantage l'application locale d'eau froide ou de petits sacs de baudruche remplis de glace.

Lorsqu'un pareil traitement n'empêche pas les phénomènes d'inflammation et de suppuration de se produire, on aura recours aux antiphlogistiques et particulièrement aux sangsues appliquées sur la tempe, aux purgatifs et aux frictions mercurielles autour de l'orbite. Les fomentations chaudes remplaceront les compresses d'eau froide, et quelques lavages antiseptiques compléteront le traitement.

3° *Brûlures de la cornée.* — Les brûlures de la cornée s'associent fréquemment aux brûlures de la conjonctive et sont déterminées par les mêmes agents.

Elles sont quelquefois assez superficielles pour ne produire qu'une simple desquamation de l'épithélium, accompagnée d'un trouble diffus plus ou moins étendu qui ne tarde pas à disparaître.

A un degré plus prononcé, elles déterminent une véritable perte de substance, une sorte d'ulcération entourée elle-même d'une zône opaque plus ou moins large. Le pronostic doit alors toujours être très réservé, car les cas en apparence les plus bénins peuvent entraîner les accidents les plus graves.

Enfin, la partie atteinte paraît quelquefois comme sphacélée et desséchée sur place et a perdu toute sensibilité. Elle s'élimine alors plus ou moins vite par suppuration et il survient à brève échéance une perforation du globe avec ses redoutables conséquences.

Parmi ces brûlures, celles qui ont entre toutes une gravité considérable sont celles qui sont produites par les acides concentrés, tels que les acides sulfurique et nitrique et qui sont souvent provoquées dans un but criminel. Le plus souvent elles atteignent simultanément une grande partie du visage qu'elles défigurent, les paupières dont elles altèrent la forme par les larges cicatrices qu'elles y laissent, et enfin la conjonctive et la cornée qu'elles sphacèlent, de façon à produire rapidement la perforation du globe. On voit également des brûlures graves de la cornée succéder à l'emploi maladroit du vinaigre projeté sur la figure pour ranimer les malades en syncope, ou à l'introduction dans les yeux de chloroforme, d'huiles essentielles, etc.

Une mention spéciale doit aussi être faite pour les brûlures occasionnées par la chaux éteinte. Elles déterminent une opacité blanchâtre de la cornée qui, d'après les recherches du professeur Gosselin, est due à l'infiltration de la chaux dans l'épaisseur même de cette membrane; de là, l'indication d'employer contre elles les instillations répétées d'eau sucrée, afin de donner lieu à la formation d'un saccharate de chaux soluble qui a l'avantage de s'éliminer sans être irritant.

Le traitement des brûlures de la cornée présente les mêmes indications que celles de la conjonctive, si ce n'est qu'il réclame plus impérieusement encore l'emploi des antiphlogistiques et les instillations d'atropine, à cause de la vive irritation qu'elles déterminent. C'est dans ces cas surtout que nous faisons un abondant usage de la vaseline fondue, que nous faisons verser entre les paupières plusieurs fois par heure.

4° *Corps étrangers.* — De toutes les membranes de l'œil, c'est la cornée qui est le plus souvent atteinte de corps étrangers. Ceux que l'on rencontre le plus souvent sont des parcelles de fer ou d'acier, des fragments de charbon, de pierre ou de verre, des éclats de bois, des grains de poudre, des barbes d'épis de blé, des coques de millet, etc. A cette liste déjà longue, ajoutons encore les incrustations qui peuvent provenir du traitement d'un ulcère cornéen par un collyre à base métallique et surtout à base de plomb.

Selon leur nature, leur forme et la force avec laquelle ils sont projetés, ces corps étrangers reposent simplement sur la cornée ou pénètrent plus ou moins profondément dans son épaisseur. Le plus souvent ils sont arrêtés par la membrane de Bowmann dans laquelle ils s'implantent : quelquefois ils la traversent et vont s'enfoncer dans les couches profondes : de là, au point de vue du pronostic, une division fort importante des corps étrangers, en corps étrangers superficiels et en corps étrangers profonds.

Quelle que soit leur situation, mais surtout lorsqu'ils sont superficiels, ces corps étrangers s'accompagnent généralement d'une réaction assez vive : l'œil rougit, devient larmoyant, extrêmement sensible à la lumière et souvent le siège d'une douleur intense et d'un violent blépharospasme. On observe en même temps le rétrécissement de la pupille, puis on voit bientôt se former un abcès soit superficiel, soit profond. Cependant s'il y a des cornées intolérantes, il y en a qui se montrent très peu susceptibles, et l'on voit quelquefois des parcelles métalliques et surtout des grains de poudre n'occasionner ni grande douleur, ni gêne bien sensible pendant un temps assez long. L'indolence des incrustations plombiques de la cornée, et le tatouage de cette membrane avec l'encre de Chine, sont également des preuves de la facilité avec laquelle le tissu cornéen supporte certains corps étrangers.

Le diagnostic d'un corps étranger de la cornée s'établit à l'aide de la loupe et de l'éclairage latéral; le plus souvent cependant le petit corps implanté est visible à l'œil nu, surtout si on fait promener l'œil dans différentes directions. On le voit alors former une saillie opaque qui tranche sur la transparence des parties voisines. On l'aperçoit parfois entouré d'un anneau blanchâtre, dû à un commencement de suppuration, ce qui indique que la date de son implantation remonte déjà à plusieurs jours. Dans d'autres cas, il est environné d'une petite zone brunâtre qui n'est autre chose que de la rouille, quand il s'agit d'une parcelle de fer ou d'acier, et qui est quelquefois constituée par la brûlure du tissu cornéen, lorsque celui-ci a été atteint par une paillette métallique incandescente. Diagnostic.

Certains corps étrangers donnent toutefois lieu à des erreurs surprenantes, et, sous ce rapport, les coques de millet ont acquis une réputation classique. Ces petites coques, de forme hémisphérique, atteignent fréquemment les yeux des personnes qui élèvent des oiseaux et qui ont l'habitude de souffler dans les cages pour en éloigner la poussière. Fixées sur la cornée, elles lui adhèrent d'une façon très intime, et simulent si bien un abcès ou une phlyctène, que les observateurs non prévenus risquent presque infailliblement de se tromper.

Les incrustations plombiques sont aussi des corps étrangers dont on a quelquefois à faire le diagnostic. Leur surface est nette et luisante, car ces opacités sont recouvertes d'un véritable revêtement épithélial, mais elles se distinguent facilement des leucomes, par leur coloration qui est, non d'un blanc grisâtre, mais d'un blanc crayeux ou nacré, et par leurs contours qui sont très tranchés.

Traitement. Dans le traitement, la principale indication à remplir est d'extraire le plus tôt possible le corps étranger.

S'il est superficiel, ce qui est le cas le plus fréquent, on procède à son extraction de la manière suivante : le malade est assis, la tête appuyée contre la poitrine de l'aide, qui écarte la paupière supérieure avec l'index, en exerçant une légère pression sur le globe, de façon à le rendre fixe, ce qui lui permet d'extraire facilement le corps étranger au moyen d'une aiguille à cataracte. Deux ou trois instillations de cocaïne rendent l'opération indolore, et dès qu'elle est terminée, quelques compresses d'eau fraîche, ou au besoin une à deux instillations d'atropine et l'emploi du bandeau compressif complètent le traitement.

Dans les cas où le corps étranger est profondément situé, on peut craindre que les tentatives d'extraction ne le fassent tomber dans la chambre antérieure. Pour prévenir cet accident, il est nécessaire de se prémunir d'un aimant, de l'appliquer constamment contre la plaie pendant l'opération. L'aimant entraînera la paillette dès qu'elle sera dégagée. Avec un couteau à cataracte, on incise la cornée au devant du corps étranger et on le dégage jusqu'à ce qu'on puisse l'enlever facilement avec une pince.

Les paillettes de fer qui sont solidement fixées dans l'épaisseur de la cornée n'obéissent pas à l'action de l'aimant ou de l'électro-aimant le plus puissant, à moins d'avoir été ébranlées ou à demi détachées.

Les incrustations de la cornée par un sel de plomb réclament aussi l'intervention chirurgicale, lorsqu'elles sont centrales et compromettent la vision. On peut alors se servir avec avantage d'un couteau de Beer, avec lequel on dissèque d'abord les bords de la pellicule opaque, et que l'on engage ensuite sous sa partie profonde. La partie incrustée se laisse généralement détacher tout d'une pièce et, chose remarquable, la plaie sous-jacente est unie, luisante et se cicatrise quelquefois, en laissant à la cornée une transparence à laquelle on était loin de s'attendre.

Pour terminer le traitement des corps étrangers de la cornée, il nous reste à dire un mot de l'importance du traitement prophylactique. Certains ouvriers (tourneurs, ajusteurs, casseurs de pierres, mineurs) sont tellement exposés aux atteintes de corps étrangers qu'on ne saurait trop leur recommander de s'en préserver. Des lunettes en verre ou en toile métallique leur sont donc nécessaires et la loi peut rendre responsables les patrons qui ne se préoccupent pas de ce soin.

CORPS ÉTRANGERS DE LA CHAMBRE ANTÉRIEURE.

Les corps étrangers de la chambre antérieure y pénètrent, les uns après avoir séjourné plus ou moins longtemps dans les parties profondes de la cornée dont ils se détachent, soit spontanément, soit lorsqu'on cherche à les extraire; les autres, après s'être d'abord logés dans le cristallin qu'ils abandonnent à la suite de la résorption des masses corticales ou dans les manœuvres nécessaires pour leur extraction; plusieurs tombent dans la chambre antérieure, après avoir épuisé leur force de projection en traversant la cornée; quelques-uns enfin s'y introduisent pendant les opérations d'iridectomie ou de cataracte, ainsi que cela a lieu pour des cils ou quelquefois pour des débris épithéliaux qui viennent ensuite se greffer sur l'iris et sont une des origines des kystes de cette membrane.

Une fois arrivés dans la chambre antérieure, ces divers corps étrangers tombent généralement dans ses parties les plus déclives. On les voit tantôt rester libres de toute adhérence, tantôt être maintenus en place entre la cornée et l'iris, tantôt enfin s'entourer d'une couche de lymphe plastique et s'enkyster. Sous ces trois états, ils peuvent être tolérés et rester inoffensifs pendant fort longtemps, surtout lorsqu'ils sont enkystés, mais ce n'est pas là la règle, et le plus souvent ils déterminent soit une iritis simple, soit une iritis suppurative, soit une irido-cyclite qui peut amener l'atrophie du globe et des accidents sympathiques.

La menace d'accidents aussi graves rend nécessaire leur prompte extraction. Pour cela, on pratique une ponction de la chambre antérieure, de 3 ou 4 millimètres d'étendue, dans le point le plus rapproché possible du corps étranger. La sortie brusque de l'humeur aqueuse l'entraîne souvent au dehors; dans le cas contraire, il faut aller à sa recherche avec une pince ou une curette, ou au besoin enlever la portion d'iris à laquelle il adhère. S'il s'agit d'une particule de fer ou d'acier, il est bon d'avoir à sa disposition une pince ou une sonde aimantée, comme cela est recommandé par Hirschberg.

LÉSIONS TRAUMATIQUES DE L'IRIS.

Les blessures de l'iris, moins fréquentes que celles de la cornée, comprennent : 1° les contusions ; 2° les plaies par instruments tranchants ; 3° et enfin les corps étrangers.

Contusions. — Une forte contusion du globe peut retentir principalement sur l'iris et produire son décollement, sa déchirure, ou quelquefois son renversement partiel en arrière de façon à simuler une pupille artificielle. Elle peut également provoquer, comme nous avons déjà eu occasion de le dire, la paralysie du sphincter de la pupille et du muscle accommodateur, et dans certains cas, une véritable iritis ; mais, à ce sujet, il ne faut pas oublier l'influence qu'ont les traumatismes pour réveiller les états diathésiques, de sorte qu'il ne faut accepter le diagnostic d'iritis traumatique que par exclusion, c'est-à-dire lorsqu'aucun état constitutionnel ne peut en expliquer la formation.

Dans un autre ordre de faits, on voit aussi la contusion de l'iris survenir à la suite de plaies dilacérant le globe de l'œil, ou dans l'opération de la cataracte, lorsque l'orifice pupillaire se prête mal à la sortie du cristallin très volumineux. C'est dans ces sortes de cas que l'on voit se déclarer des iritis très graves et même des irido-choroïdites, dont la perte de l'œil n'est que trop souvent la conséquence.

Décollement de l'iris. — Un des principaux accidents que peut déterminer la contusion de l'iris est le décollement plus ou moins étendu de cette membrane, décollement que l'on voit quelquefois survenir à la suite d'un coup direct reçu sur l'œil, ou d'un choc de la région orbitaire. Là ne se borne généralement pas l'action du traumatisme, car il est souvent assez violent pour occasionner en même temps la luxation du cristallin et de graves désordres du côté des membranes profondes.

On voit aussi le décollement de l'iris se produire dans l'opération de l'iridorrhéxis, lorsque les attaches de cette membrane ont perdu leur résistance normale. L'iris tout entier peut alors être enlevé de l'œil, sans qu'il en résulte d'autre accident que des éblouissements plus ou moins gênants pour le malade, ce qui a engagé le Dr Cuignet à proposer cet arrachement dans les iritis plastiques suivies d'occlusion pupillaire.

Diagnostic. Les signes du décollement partiel de l'iris (iridodialyse) sont très caractéristiques :

1° On voit une nouvelle pupille se former au niveau du grand cercle de l'iris, pupille qui permet de voir à l'ophthalmoscope le reflet rouge du fond de l'œil et qui peut être ainsi facilement reconnue, quelle que soit son étroitesse.

2° L'ancienne pupille perd sa forme arrondie, les fibres radiées, correspondantes à la partie décollée, n'offrant plus à l'action du sphincter une résistance normale.

3° La partie de l'iris détachée n'a plus sa coloration habituelle, et flotte quelquefois dans l'humeur aqueuse, sous l'apparence d'une membrane terne et grisâtre.

4° A ces différents signes, nous devons ajouter que le décollement de l'iris s'accompagne toujours d'un hyphèma plus ou moins abondant et très souvent de lésions graves du fond de l'œil, et surtout d'une luxation du cristallin.

5° Enfin les troubles fonctionnels ont aussi une certaine importance pour le diagnostic, car il est intéressant de savoir que la double pupille dont l'œil est pourvu donne quelquefois lieu à une diplopie monoculaire, dans la vision desobjetspourlesquelsl'œiln'estpasexactementaccommodé.

Comme traitement, on est désarmé contre le décollement de l'iris lui-même, car sa réunion est impossible à obtenir et on ne peut que porter remède à l'hyphèma et aux autres complications qui peuvent se présenter en appliquant un bandage compressif, des compresses d'eau fraîche et en pratiquant des instillations d'atropine. Traitement.

Déchirure de l'iris. — La déchirure de l'iris par contusion du globe est très rare. Cette déchirure porte habituellement sur le sphincter et s'accompagne généralement de dilatation de la pupille, d'hyphéma et d'une iritis ordinairement très grave.

Comme la contusion nécessaire pour déchirer l'iris est le plus souvent très violente, il faut se rappeler qu'elle ne se limite généralement pas à cette membrane, mais produit également d'autres désordres qu'on a à rechercher et à traiter.

Plaies de l'iris. — Les piqûres de l'iris sont généralement déterminées par des aiguilles, des plumes métalliques, des canifs, des ciseaux, etc.

Les principaux symptômes observés sont : une douleur très vive, le resserrement de la pupille et quelquefois un épanchement de sang dans la chambre antérieure. Lorsque l'agent vulnérant a un certain volume, il détermine dans l'iris un trou qui joue le rôle d'une nouvelle pupille et permet de voir à l'ophthalmoscope la coloration normale du fond de l'œil.

Il est rare que ces plaies déterminent une iritis traumatique, et, si elles présentent toujours une certaine gravité, c'est parce qu'elles sont presque constamment accompagnées d'une lésion de la lentille qui donne lieu à la formation d'une cataracte traumatique.

Les plaies de l'iris par instruments tranchants empruntent aussi leur principale gravité à la blessure du cristallin qui les accompagne habituellement. Quand elles sont simples et régulières, elles guérissent en général avec la plus grande facilité, ainsi que l'opération de l'iridectomie nous en donne journellement des preuves. Quand elles ont, au contraire, des bords déchirés, irréguliers, contus, comme celles qui succèdent, par exemple, à la pénétration dans l'œil d'un éclat de verre ou d'un fragment de bois, elles sont beaucoup plus graves et fréquemment suivies d'iritis suppurative.

Il peut arriver que la solution de continuité de l'iris occupe toute la hauteur de cette membrane et simule un coloboma congénital, mais il est toujours facile de l'en différencier, en se rappelant que celui-ci siège constamment à la partie inférieure de l'iris et occupe le plus souvent les deux yeux à la fois.

Les plaies de l'iris réclament, comme traitement, l'application sur l'œil de compresses d'eau fraîche pendant les premières vingt-quatre heures et l'instillation du collyre d'atropine. Si elles déterminent une violente inflammation, il faut recourir aux antiphlogistiques et particulièrement aux sangsues (voir *Iritis traumatique*).

Corps étrangers. — Il est rare que des corps étrangers, après avoir pénétré dans l'œil, viennent se fixer dans l'iris, membrane très mince dont la résistance n'est généralement pas suffisante pour les arrêter dans leur marche. Toutefois on peut avoir l'occasion d'y rencontrer des parcelles métalliques, des morceaux de bois, des éclats de verre, des grains de poudre ou de plomb, etc.

A propos de leur symptomatologie, ce qu'il faut surtout retenir, c'est que ces corps étrangers sont généralement très mal supportés. En effet, si ce n'est dans de très rares exceptions où ils s'enkystent et restent silencieux, le tissu de l'iris se montre intolérant et leur présence donne lieu à une iritis fort grave, qui prend souvent toutes les allures de l'iritis suppurative, s'étend à la choroïde et amène les plus graves désordres, y compris même l'ophthalmie sympathique.

Diagnostic.

Le diagnostic de ces corps étrangers est, en général, facile. Leur porte d'entrée qu'on trouve toujours sur la cornée, leur coloration particulière, leur aspect quelquefois luisant, et la saillie qu'ils forment sur l'iris les font aisément reconnaître, quand on les examine à la loupe et à l'éclairage latéral. Il peut arriver que quelques-uns d'entre eux aient une certaine ressemblance avec une tache congénitale de l'iris, mais la présence d'autres taches semblables et l'absence de symptômes d'iritis permettent d'éviter facilement toute méprise.

Un curieux phénomène à signaler, c'est que lorsque le corps étranger est une parcelle de fer ou d'acier, on peut quelquefois arriver à reconnaître sa présence au moyen d'un aimant. En approchant, en effet, de la cornée un barreau aimanté ou un fort électro-aimant, on voit la portion de l'iris dans laquelle il est implanté, s'avancer vers la cornée et prendre des positions variables, en même temps que la pupille change elle-même de forme, ainsi que Mac-Keown en a rapporté un exemple remarquable.

Traitement

Dès que la présence d'un corps étranger dans l'iris est reconnue, on doit s'empresser de l'extraire, avant le développement des phénomènes inflammatoires. A cet effet, on pratique dans la cornée une incision convenable, après avoir préalablement instillé de l'ésérine, et on procède à l'extraction, au moyen d'une curette ou de pinces plus ou moins fines, mais dont la forme est loin d'être indifférente.

Ainsi, les pinces à dents conviennent pour tous les corps qui ne sont pas trop durs, mais ne saisissent pas bien les fragments de verre, de pierre ou de métal; des pinces à cannelures transversales sont alors préférables, et quand il s'agit d'un corps arrondi, tel qu'un grain de plomb, des pinces terminées par des hémisphères creux, sont celles qui sont le mieux disposées pour qu'il puisse s'y loger facilement. Ajoutons que, lorsqu'on a affaire à une parcelle de fer ou d'acier, il est utile d'aimanter l'instrument dont on se sert, afin que la particule métallique ne s'échappe pas.

L'extraction du corps étranger n'est pas toujours possible, sans causer des froissements répétés qui peuvent être dangereux; aussi est-il souvent nécessaire de l'enlever avec la portion de l'iris sur laquelle il est fixé.

LÉSIONS TRAUMATIQUES DU CRISTALLIN.

Les agents vulnérants qui atteignent le cristallin produisent soit son opacité (cataracte traumatique), soit son déplacement (luxation, subluxation). Nous avons déjà eu occasion de traiter ces différents sujets, et nous n'y reviendrons que pour entrer dans quelques détails, relatifs au traitement de certaines cataractes traumatiques, surtout de celles qui sont compliquées de la présence d'un corps étranger.

Cataractes traumatiques. — Nous avons divisé les cataractes traumatiques en : 1° cataracte traumatique sans corps étranger; 2° cataractes traumatiques avec corps étranger; 3° cataractes traumatiques compliquées de lésions diverses.

Les premières sont les plus simples, et bien qu'elles exposent à la rupture de la zonule et à la sortie du corps vitré, plus que toute autre variété de cataracte, leur extraction n'est souvent suivie d'aucun accident.

Les cataractes avec corps étranger présentent des conditions bien plus défavorables. Si la lentille se résorbe spontanément, il y a à craindre que le corps étranger ne reste pas renfermé dans la capsule, mais tombe soit dans la chambre antérieure, soit surtout sur le corps ciliaire, où il provoquera des phénomènes d'irido-choroïdite et même d'ophthalmie sympathique. Si on procède à l'extraction d'un tel cristallin, les mêmes craintes se reproduisent, car il n'est pas certain que le corps étranger sorte en même temps que les couches corticales ramollies, de sorte que, dans certains cas, on peut se trouver dans un grand embarras, pour décider si on doit oui ou non intervenir.

La conduite à tenir varie, selon les conditions qui se présentent.

En premier lieu, il ne faut jamais trop se hâter, et on doit toujours attendre pour opérer que les accidents inflammatoires, déterminés par la blessure de l'œil, se soient complètement dissipés. L'emploi de compresses d'eau froide, l'instillation de l'atropine, et au besoin l'application de quelques sangsues à la tempe, sont alors les meilleurs moyens à employer.

Il y a cependant des exceptions à cette règle : ainsi, lorsque le corps étranger n'est qu'à moitié logé dans le cristallin, et blesse en même temps l'iris, on ne saurait mettre trop d'empressement à l'extraire. Il en est de même lorsque la lentille, augmentant rapidement de volume sous l'influence de l'imbibition de l'humeur aqueuse qui la pénètre, vient à comprimer l'iris, le corps ciliaire et la grande voie de filtration antérieure de l'œil et détermine des accidents inflammatoires ou glaucomateux. On ne saurait alors agir trop vite, et le moyen antiphlogistique le plus puissant que nous possédions consiste à extraire les couches corticales ramollies, et le corps étranger lui-même, en allant à sa recherche avec une curette.

Supposons maintenant le cas où le corps vulnérant est logé dans le cristallin et a déterminé une cataracte, tout en laissant l'œil exempt de toute irritation. Que faire en pareille circonstance? Il est indiqué, selon nous, de régler sa conduite sur les chances plus ou moins favorables que l'on peut avoir d'extraire le corps étranger lui-même. Est-il superficiellement placé dans la lentille et encore visible, on peut espérer l'extraire avec une pince ou une curette, et l'opération est à tenter ; est-il au contraire profondément situé ou invisible, de sorte que sa sortie est jusqu'à un certain point abandonnée au hasard, il est sage de renoncer à toute intervention chirurgicale, au moins chez les personnes dont l'autre œil est indemne et qui peuvent se résigner sans trop de peine à une pareille infirmité.

Quand le corps étranger logé dans le cristallin est une particule de fer ou d'acier, on peut tirer, pour son extraction, un excellent parti des aimants. Dans un cas où une parcelle de fer était logée dans la partie antérieure du cristallin, Mac Hardy raconte qu'en approchant de l'œil un fort électro-aimant, le corps étranger abandonna la lentille et tomba dans la chambre antérieure où il put facilement être extrait. C'est là une épreuve à tenter ; en tout cas, ce qu'il ne faut jamais oublier, c'est de se servir de pinces aimantées, toutes les fois qu'on doit aller dans la lentille à la recherche des particules métalliques que nous venons de citer.

La troisième variété de cataracte traumatique que nous avons admise est celle qui est compliquée de lésions diverses. Ces complications sont très nombreuses.

Du côté de la cornée, ce sont souvent des plaies irrégulières, des déchirures qui s'étendent quelquefois jusque sur la sclérotique et s'accompagnent de hérnie de l'iris. Il en résulte fréquemment des accidents inflammatoires fort graves, aboutissant à la désorganisation du globe. Dans les cas moins défavorables, la plaie de la cornée se cicatrise, mais les adhérences que l'iris contracte avec elle prédisposent à la formation d'un staphylome et à des accidents glaucomateux.

Du côté de l'iris, on observe souvent des piqûres, des déchirures, accidents qui déterminent fréquemment l'iritis, la formation de nombreuses synéchies postérieures et même l'occlusion pupillaire.

Les ruptures de la zonule et les luxations de la lentille sont aussi une des complications graves des cataractes traumatiques, par les phénomènes inflammatoires ou glaucomateux qu'elles occasionnent et par les difficultés apportées dans l'opération de l'extraction.

Enfin, les membranes profondes elles-mêmes sont souvent intéressées en même temps que la lentille; de là, des ruptures de la choroïde, des hémorrhagies dans le corps vitré, des décollements de la rétine, etc.

Deux conséquences importantes résultent de ce rapide aperçu. La première, c'est qu'avant d'opérer la cataracte traumatique il faut se préoccuper avec soin de l'état du fond de l'œil et rechercher particulièrement s'il existe un décollement de la rétine, ce qui contre-indique toute opération ; la seconde, c'est que si l'œil est tellement désorganisé que la vision ne puisse plus être rétablie, et qu'il soit exposé à des accidents inflammatoires de toutes sortes, il est indiqué d'en pratiquer de suite l'énucléation.

PLAIES DE LA SCLÉROTIQUE.

Les plaies de la sclérotique, bien moins fréquentes que celles de la cornée, se divisent en plaies non pénétrantes et en plaies pénétrantes, selon qu'elles n'intéressent qu'une partie de l'épaisseur de cette membrane, ou qu'elles perforent la coque oculaire tout entière, y compris la choroïde et la rétine. Nous ne parlerons des premières que pour signaler leur rareté et leur peu de gravité.

Les plaies pénétrantes ont une tout autre signification, car, si elles sont étendues, elles exposent à la sortie du corps vitré et à la phthisie du globe, sans compter les nombreuses complications dont elles s'accompagnent et qui les rangent au nombre des plaies les plus graves dont l'œil puisse être atteint.

Les principaux symptômes par lesquels elles se révèlent sont l'issue plus ou moins considérable du corps vitré et la diminution de tension du globe ; mais, comme leur gravité dépend surtout de leur étendue, de leur direction, de l'état plus ou moins irrégulier de leurs bords, de leur siège et de leurs complications, c'est à ces différents points de vue qu'elles sont surtout le plus intéressantes à étudier.

L'étendue de la plaie est un des premiers éléments d'appréciation dont il faut tenir compte. Toute plaie qui est très étroite et qui ne donne issue qu'à une petite quantité de corps vitré guérit en général facilement, et c'est sur son peu de gravité qu'on se base, pour ponctionner le décollement de la rétine, pour débrider la sclérotique et même pour la trépaner dans certains cas de glaucome. Une plaie très étendue est au contraire très grave, car chaque mouvement des paupières ou chaque contraction des muscles de l'œil amène le prolapsus du corps vitré. Or, s'il est vrai que cette humeur se reproduit facilement, il n'en est pas moins certain que sa sortie brusque prédispose au décollement de la rétine, à des hémorrhagies intra-oculaires et à l'atrophie du globe.

La direction de la plaie a aussi une grande influence sur son pronostic. Ainsi, les solutions de continuité qui sont parallèles au bord de la cornée intéressent un plus grand nombre de vaisseaux et de nerfs que dans toute autre direction, et ont leurs bords écartés par suite de l'action des muscles droits. Celles qui sont au contraire perpendiculaires à ce bord présentent des conditions inverses et le minimum d'écartement possible, de sorte qu'elles offrent des conditions plus favorables à la guérison.

La linéarité de la plaie ou son irrégularité sont également des points essentiels à considérer. Autant une plaie, dont les bords sont réguliers et prêts à se coapter, offre des chances de prompte cicatrisation, autant une plaie irrégulière, à bords anfractueux, déchiquetés ou à lambeaux ne peut que difficilement se réparer, ce qui aggrave son pronostic.

Un des principaux éléments de gravité des plaies scléroticales se tire aussi du siège qu'elles occupent, et, à ce point de vue, il existe une région de la sclérotique où les plaies ont toujours une gravité exceptionnelle : nous voulons parler du cercle ciliaire, qui s'étend du pourtour de la cornée jusqu'à 4 et 5 millimètres au delà. Les plaies de cette région, même si elles ne sont pas compliquées d'enclavement de l'iris, de l'issue du corps vitré ou de blessure de la lentille, se terminent, en effet, presque toujours par l'atrophie du globe et donnent fréquemment lieu à l'ophthalmie sympathique, ce qui s'explique par l'importance du rôle que joue le corps ciliaire dans la nutrition de l'œil, et par le grand nombre de nerfs ciliaires qu'il contient et dont l'irritation se propage à ceux du côté opposé.

Enfin les complications diverses qui se présentent constituent souvent le principal danger des plaies scléroticales. Ces complications sont fort nombreuses : l'enclavement de l'iris dans la plaie, l'expulsion complète ou incomplète du cristallin par une large ouverture, la présence d'un corps étranger dans l'intérieur du globe, le décollement de la rétine, sont autant d'accidents qui sont fréquents à la suite des plaies de la sclérotique et en aggravent singulièrement le pronostic. Ajoutons que le même agent vulnérant qui a intéressé la sclérotique peut aussi porter son action sur la cornée, sur l'iris, sur le cristallin et sur les membranes profondes, de sorte qu'on est souvent en présence d'une plaie complexe atteignant presque tous les éléments du globe. L'œil est alors voué à une perte certaine, soit par phlegmon, soit par irido-choroïdite, soit par atrophie, et ce n'est souvent que son énucléation qui peut préserver l'autre œil des accidents sympathiques qui le menacent.

Traitement. Prévenir l'issue du corps vitré et le développement des phénomènes inflammatoires, telles sont les premières indications à remplir en face d'une plaie de la sclérotique. Les lavages antiseptiques, l'application d'un bandage compressif et l'immobilité la plus complète de l'œil, sont les moyens auxquels on doit avoir immédiatement recours; mais si la plaie est étendue et surtout si ses bords sont déchirés ou irréguliers, il est nécessaire de les suturer. Lawson et Pooley ont vulgarisé ce mode de traitement, qui constitue un progrès important dans la chirurgie oculaire.

Lawson conseille de pratiquer la suture à l'aide d'un fil

de soie très fin, armé d'une aiguille à chaque extrémité, de façon à passer le fil de dedans en dehors dans chaque lèvre de la plaie. Pooley passe au contraire le fil d'un côté de dehors en dedans dans l'épaisseur de la sclérotique, et du côté opposé de dedans en dehors pour le faire ressortir à quelques millimètres au delà. C'est là le procédé que nous avons jusqu'à présent suivi, en ayant soin de n'engager l'aiguille que dans les parties les plus superficielles de la sclérotique, de crainte de traverser la choroïde et d'y provoquer des accidents inflammatoires. Lorsque la plaie est étroite, quelques auteurs conseillent de suturer simplement la conjonctive, ce qui facilite beaucoup la manœuvre opératoire.

Le nombre des sutures à faire varie nécessairement selon l'étendue de la plaie, mais le plus souvent un seul point de suture est suffisant. Quant aux fils à employer, ceux dont on se sert le plus souvent sont des fils de catgut et surtout des fils de soie, qu'on se procure très facilement, mais qu'il faut avoir soin de désinfecter préalablement dans une solution de sublimé à 1 p. 1000.

L'opération terminée, on instille de l'atropine et on applique sur les paupières de petits sacs de baudruche remplis de glace, jusqu'à ce que la douleur ait complètement disparu et qu'il n'y ait plus à craindre de réaction inflammatoire.

Cette méthode de traitement donne souvent des succès, mais ceux-ci ne peuvent être regardés comme certains et définitifs, au point de vue de la conservation de la vision, qu'après un intervalle de six ou huit mois. En effet, toutes les fois que le corps vitré a été intéressé et qu'il a existé une plaie scléroticale d'une certaine étendue, il y a à craindre, pendant un certain temps, surtout chez les myopes, un décollement consécutif de la rétine, soit par suite des tiraillements exercés sur cette membrane par le tissu cicatriciel (de Graefe), soit à cause de la liquéfaction du corps vitré et du processus inflammatoire dont le tissu choroïdien reste le siège.

Les complications qui se présentent exigent aussi un traitement spécial. Si l'iris fait hernie dans la plaie, il faut chercher à la réduire ou à l'exciser; si le cristallin s'engage dans la blessure, on doit l'extraire; enfin, lorsqu'on a des raisons de soupçonner la présence d'un corps étranger, il est indiqué de sonder la plaie et d'aller à sa recherche, en apportant à ces manœuvres les plus grands ménagements.

Ruptures de la sclérotique. — A côté des plaies de la sclérotique se placent les ruptures de cette membrane, ruptures qui se distinguent des déchirures, en ce qu'elles n'ont pas lieu sur le point où a agi directement le corps vulnérant, mais dans une direction plus ou moins éloignée.

Ces ruptures sont presque toujours très voisines du bord de la cornée, auquel elles sont parallèles et dont elles sont distantes de 3 à 4 millimètres. Leur siège varie selon le point où a eu lieu le choc, mais celui qu'elles occupent de préférence est en haut et en dedans, dans l'intervalle qui sépare le muscle droit supérieur du muscle droit interne. Cela s'explique de la façon suivante : lorsqu'un corps contondant vient à heurter le globe, il l'atteint presque toujours du côté où il est le plus découvert, c'est-à-dire en bas et en dehors. L'œil est projeté contre la paroi supéro-interne de l'orbite, en même temps que, pour fuir le choc, il se porte déjà instinctivement en haut et en dedans. Pressé entre deux forces opposées, il tend à s'aplatir ou à éclater, et il se rompt, en effet, là où il est le moins résistant, le moins bien soutenu et dans une direction à peu près perpendiculaire à celle qui est suivie par le corps contondant (Arlt).

Ces ruptures empruntent leur principale gravité aux accidents qui les accompagnent. Intéressant le tractus uvéal, elles peuvent donner issue non seulement à l'humeur vitrée, mais à l'iris et au cristallin. Comme la conjonctive échappe souvent à la rupture à cause de sa grande élasticité, elle retient fréquemment sous sa surface le cristallin luxé, ce qui constitue cette curieuse variété de luxation désignée sous le nom de luxation sous-conjonctivale.

CORPS ÉTRANGERS DE L'HUMEUR VITRÉE.

L'humeur vitrée est assez fréquemment le siège de corps étrangers, car la moitié au moins de ceux qui pénètrent dans l'intérieur de l'œil viennent s'y loger.

Ces corps étrangers sont habituellement des corps de petites dimensions, tels que des paillettes métalliques, des éclats de capsules, des grains de plomb ou de poudre, des fragments de pierre, etc. Ce sont ceux dont nous nous occuperons spécialement, laissant de côté les corps vulnérants d'un certain volume, qui, tout en proéminant dans l'humeur vitrée, restent enclavés dans la plaie scléroticale.

Ce qui nous intéresse tout d'abord dans leur étude, ce sont les différentes routes qu'ils peuvent suivre pour pénétrer dans ce milieu.

Leur principale porte d'entrée est la cornée : de là, ils traversent le cristallin, soit en passant par l'orifice pupillaire, soit en perforant l'iris. Quand ils pénètrent par la périphérie de la cornée et de l'iris, ils peuvent à la rigueur respecter la lentille, en passant en dehors de son équateur.

Une autre porte d'entrée pour ces corps étrangers est la sclérotique. Ils arrivent alors dans le corps vitré, en traversant la choroïde et la rétine ; mais ils peuvent également intéresser la lentille, si leur point de pénétration est au niveau des parties les plus antérieures du tractus uvéal.

Une fois dans le corps vitré, ils ne se comportent pas tous de la même façon. Ceux qui sont les plus légers et qui ont épuisé toute leur vitesse acquise s'arrêtent dans ce milieu et tombent peu à peu dans ses parties déclives. Ceux qui sont les plus denses et qui ont encore conservé une certaine force de propulsion viennent frapper la coque oculaire, d'où ils ricochent pour tomber à leur tour dans l'humeur vitrée. C'est là ce qui ressort des expériences de Berlin chez les animaux, et c'est ce que l'on peut quelquefois constater chez l'homme, lorsque le corps étranger laisse, comme trace de son passage, une sorte de traînée opaque qui laisse voir le chemin qu'il a parcouru. Enfin, quelques-uns de ces corps, animés d'une vitesse considérable, traversent l'œil de part en part et viennent se loger dans l'orbite.

Diagnostic. La pénétration d'un corps étranger dans l'humeur vitrée se révèle habituellement par une douleur plus ou moins vive et par des troubles visuels variables, tels que : mouches volantes, photopsies, affaiblissement de la vision, lacune du champ visuel, etc. ; mais c'est l'ophthalmoscope seul qui permet d'établir avec certitude le diagnostic. Grâce à l'éclairage du miroir, on reconnaît, en effet, le corps étranger à sa forme, à sa coloration, et cela, d'autant plus facilement que le cristallin, faisant l'office de loupe, en agrandit les dimensions. Plus tard, il est entouré d'opacités circonscrites qui l'emprisonnent, mais qui permettent encore d'apercevoir sa teinte sombre ou brillante. Dans certains cas, enfin, on constate dans l'humeur vitrée une opacité linéaire blanchâtre qui est un signe révélateur important, car il indique le trajet qu'il a suivi.

Lorsque le corps étranger est caché derrière l'iris et reste inaperçu, ou lorsque la perte de transparence des milieux ne permet pas d'éclairer le fond de l'œil, on établit le diagnostic en prenant en considération la nature et le peu de volume du corps vulnérant, en recherchant sur la cornée, sur l'iris et sur le cristallin les traces de son passage, en constatant dans le fond de l'œil des désordres graves qui deviennent des signes presque irrécusables de sa présence, d'après les circonstances où ils se sont manifestés (apoplexie du corps vitré, décollement de la rétine, irido-choroïdite). Une lacune plus ou moins étendue du champ visuel et une douleur à la pression, dans un point circonscrit de la sclérotique, sont également des signes d'une certaine valeur, pour révéler non seulement l'existence d'un corps étranger, mais le siège probable qu'il occupe.

Les aimants peuvent aussi devenir de précieux agents de diagnostic, lorsqu'il s'agit de reconnaître la présence d'une parcelle de fer ou d'acier dans le fond de l'œil. L'approche d'un fort électro-aimant au voisinage du globe détermine quelquefois une douleur vive et subite, qui est due au déplacement de la particule métallique et devient ainsi caractéristique de la présence du corps étranger.

Le pronostic des corps étrangers de l'humeur vitrée est toujours fort grave. Il est vrai que ces corps peuvent s'enkyster, surtout quand ils ont une surface lisse et polie (grains de plomb), et rester ainsi silencieux et inoffensifs pendant de nombreuses années; mais, même sous cette forme, ils ne mettent pas l'œil à l'abri de tout danger, car on les voit quelquefois se déplacer et produire des accidents redoutables. Du reste, cet enkystement est exceptionnel, et le plus souvent le corps étranger détermine, soit un phlegmon du globe, soit une irido-cyclite chronique qui aboutit au décollement de la rétine et à la phthisie de l'œil, soit quelquefois un abcès localisé qui s'ouvre par la sclérotique et lui permet de s'échapper. Ce n'est pas tout encore, car il est pour l'autre œil une menace constante d'ophthalmie sympathique.

Traitement. Dans le cas de corps étranger de l'humeur vitrée, la conduite à tenir est souvent assez embarrassante. Faut-il temporiser, dans l'espérance de le voir s'enkyster, et doit-on simplement chercher à modérer les phénomènes inflammatoires et en surveiller la marche, de façon à être prêt à pratiquer l'énucléation, dès qu'ils deviennent violents? Doit-on, au contraire, intervenir de suite et débarrasser l'œil de l'hôte malfaisant qu'il recèle, au prix de manœuvres opératoires délicates et qui ne sont pas sans danger? C'est à ce dernier parti que nous nous rangeons avec de Graefe et un grand nombre d'auteurs, toutes les fois que sa position dans le corps vitré fait espérer qu'on pourra le saisir.

Le procédé d'extraction diffère alors selon le siège occupé par le corps étranger. Quand il se trouve au voisinage du cristallin, c'est par la cornée qu'on va à sa recherche, en pratiquant préalablement une iridectomie et l'extraction de la lentille; quand il est très profondément situé, c'est du côté de la sclérotique qu'il faut l'attaquer, en incisant cette membrane dans une étendue de 6 à 8 millimètres, perpendiculairement au bord de la cornée et au delà de la région ciliaire. Il est alors possible que l'issue brusque d'une petite quantité d'humeur vitrée l'entraîne au dehors : sinon, on cherche à l'extraire au moyen de pinces ou de l'aimant. C'est là une manœuvre opératoire dont il ne faut pas toutefois se dissimuler le danger : l'atrophie de l'œil en est le plus souvent la conséquence. Mais on peut quelquefois être assez heureux pour conserver au globe sa forme et même un degré utile de vision, ce qui légitime l'intervention, dans une affection où l'œil abandonné à lui-même est voué à une perte presque certaine.

Un point important à noter, c'est que la nature du corps étranger a une grande influence sur la facilité de son extraction. En effet, toutes les fois qu'il s'agit de particules de fer, de fonte ou d'acier, on peut, pour les extraire, mettre à profit les propriétés magnétiques de l'aimant. Dixon, M. Keown, M. Hardy, Hirschberg, ont ainsi obtenu de nombreux succès, et c'est aussi par ce procédé que l'un de nous a pu retirer de l'œil, en conservant la vision, une paillette de fer de 2 millimètres de diamètre fixée dans la rétine (1).

Pour ce mode de traitement, il faut avoir à sa disposition un petit stylet aimanté d'une force suffisante pour supporter un poids de 8 à 10 grammes environ. On l'introduit dans l'œil, quelquefois par l'ouverture d'entrée du corps étranger lui-même, quand elle est suffisamment large, mais le plus souvent par une incision de 6 à 8 millimètres pratiquée dans un des méridiens de la sclérotique, sur le point le plus rapproché possible de la particule métallique. Quand il est à proximité suffisante, celle-ci vient s'y fixer, et il ne reste plus qu'à retirer avec soin l'instrument, de façon que le corps étranger ne soit pas retenu par les bords de la plaie, ce que l'on évite surtout en maintenant ceux-ci légèrement écartés avec deux petits crochets mousses. Après l'extraction, on suture la plaie scléroticale, et on applique des compresses d'eau froide ainsi qu'un bandage compressif.

(1) Voir *Bulletins et Mémoires de la Société de chirurgie*, 1881.

Les indications opératoires ne sont plus les mêmes, lorsque le corps étranger est comme perdu dans le fond de l'œil et y a amené de graves désordres inflammatoires incompatibles avec le retour de la vision. L'énucléation du globe devient alors nécessaire pour préserver l'œil malade des longues souffrances qui le menacent et son congénère des accidents sympathiques auxquels il est exposé.

TRAUMATISMES DE LA CHOROIDE, DE LA RÉTINE ET DU NERF OPTIQUE.

Les lésions traumatiques de la choroïde et de la rétine forment deux grandes classes qui comprennent : 1° celles qui accompagnent les plaies perforantes de la sclérotique et qui rentrent dans le groupe des plaies perforantes du globe ; 2° celles qui, succédant habituellement à une violente contusion de l'œil, intéressent particulièrement l'une ou l'autre de ces membranes.

Dans cette dernière classe se rangent les apoplexies, la rupture et le décollement soit de la choroïde, soit de la rétine, affections qui ont déjà été décrites et sur lesquelles nous n'avons pas à revenir. Ce n'est que dans des cas extrêmement rares qu'une contusion directe du globe détermine un trouble visuel appréciable sans lésion ophthalmoscopique apparente. On l'a alors attribué à la commotion de la rétine, à un spasme vasculaire, mais ce ne sont là que des hypothèses, et, d'après ses recherches sur les animaux, M. Berlin le rattache à un astigmatisme irrégulier passager, dû à la présence d'hémorrhagies le long des fibres du muscle ciliaire.

Nous n'avons également qu'à signaler pour le moment les divers traumatismes qui peuvent intéresser le nerf optique.

Les uns succèdent à des plaies pénétrantes de l'orbite ou à des corps étrangers logés dans cette cavité ; les autres résultent principalement d'un choc ou d'une contusion de la région orbitaire, et nous verrons plus loin quelles sont les diverses altérations produites et quelle part en revient au nerf optique lui-même.

LÉSIONS TRAUMATIQUES DES PAUPIÈRES.

Les blessures des paupières ont un grand intérêt en pathologie oculaire, en raison du rôle important que ces voiles membraneux jouent par rapport à l'œil qu'ils sont chargés de protéger. Sans parler des phénomènes inflammatoires, les principaux accidents qu'elles déterminent sont : la déformation des paupières, l'ectropion, l'entropion, le ptosis, le symblépharon, accidents qui ont tous une certaine gravité et auxquels il est souvent fort difficile de remédier.

Ces blessures comprennent : 1° les contusions ; 2° les plaies proprement dites ; 3° les brûlures ; 4° les corps étrangers.

1° *Contusions.* — La contusion des paupières est fréquemment suivie d'une ecchymose considérable, favorisée par la laxité du tissu cellulaire de cette région et par le grand nombre de vaisseaux que l'on y rencontre. Bien que l'abondance de l'épanchement sanguin soit souvent suffisante pour distendre les paupières, cet accident n'a que peu de gravité, car la résorption du sang se fait généralement en deux ou trois semaines, et n'amène que très exceptionnellement la formation d'un abcès.

Mais si l'ecchymose des paupières n'est pas grave en elle-même, tout autre est son pronostic lorsqu'elle est symptomatique d'une fracture de la base du crâne. Elle ne se déclare alors que deux ou trois jours après l'accident et a pour caractère d'être toujours précédée d'une ecchymose de la conjonctive bulbaire, ainsi que nous avons déjà eu occasion de le signaler.

2° *Plaies.* — Les plaies par instruments piquants n'offrent qu'un intérêt secondaire, à cause de leur étroitesse et de leur peu de gravité, à moins qu'elles n'aient traversé la paupière tout entière et intéressé le globe lui-même.

Les plaies par instruments tranchants ont une tout autre importance, et ce qui doit principalement attirer l'attention, c'est leur étendue, leur direction, l'état de leurs bords et le siège qu'elles occupent.

Relativement à leur direction, les plaies horizontales ont plus de tendance à se rapprocher que les plaies verticales et peuvent quelquefois être maintenues par de simples bandelettes de diachylum. C'est là une condition favorable à leur guérison, et comme, d'autre part, leur cicatrice se confond souvent avec un pli de la peau et passe inaperçue, ce sont celles qui défigurent le moins le malade. Les plaies verticales et profondes ont, au contraire, leurs bords écartés par la contraction du muscle orbiculaire et ne peuvent être réunies que par des sutures. C'est surtout lorsque la paupière est sectionnée dans toute son étendue (coloboma palpébral) qu'on doit à tout prix en obtenir la cicatrisation, en avivant au besoin ses bords et en les suturant.

L'état des bords de la plaie a aussi une grande influence sur son pronostic. S'ils sont déchirés, morcelés, ils se réunissent difficilement par première intention, et donnent souvent lieu à une suppuration abondante et à des cicatrices vicieuses qui altèrent la configuration normale des paupières.

Enfin le siège de la blessure présente également un grand

intérêt, car il est un organe de cette région qui peut être atteint et qui a une grande importance; nous voulons parler du muscle releveur de la paupière, dont la section entraîne le ptosis.

3° *Brûlures.*—De toutes les plaies des paupières, ce sont les brûlures qui sont généralement les plus graves, en raison de l'étendue qu'elles peuvent avoir, des pertes de substance qu'elles occasionnent et des déformations auxquelles expose leur rétraction cicatricielle.

Si l'épiderme seul est enlevé, on peut avec avantage appliquer sur la portion dénudée un morceau de baudruche gommé que l'on recouvre d'une couche de collodion élastique. Lorsqu'il existe une perte de substance étendue, c'est surtout la cicatrisation qu'il faut surveiller et chercher à rendre régulière. On trouve pour cela une précieuse ressource dans la greffe épidermique, et, dès que la plaie commence à bourgeonner, il est nécessaire de la recouvrir d'une mosaïque de lambeaux d'épiderme, pris en grand nombre sur la partie interne de l'avant-bras.

4° *Corps étrangers.* — Les corps étrangers des paupières sont rares, mais il est bon de savoir que de tels corps, même assez volumineux, peuvent se loger dans leur intérieur et passer inaperçus, grâce à la laxité du tissu cellulaire, ainsi que les projectiles de guerre nous en offrent quelquefois des exemples. Il y a donc lieu d'établir comme règle la nécessité de sonder avec soin ces plaies, toutes les fois qu'on a quelque raison de supposer une telle complication.

LÉSIONS TRAUMATIQUES DE L'ORBITE.

Les lésions traumatiques de l'orbite comprennent : 1° les contusions ; 1° les plaies par instruments piquants, tranchants et par projectiles de guerre ; 3° les corps étrangers ; 4° enfin les fractures.

1° *Contusions.* — Une particularité intéressante des contusions de l'orbite, c'est que lorsqu'un corps contondant vient à frapper le rebord orbitaire, surtout en haut et en dehors, celui-ci, qui représente une arête osseuse tranchante, sectionne les tissus de dedans en dehors et produit ainsi des désordres plus considérables en réalité qu'ils ne le sont en apparence. On constate, en effet, qu'une assez grande quantité de sang s'infiltre dans les tissus, et, comme ceux-ci sont déchirés, meurtris, il n'est pas rare de les voir s'enflammer et devenir le siège d'une abondante suppuration.

Une seconde particularité à signaler, c'est que les contusions de l'orbite entraînent quelquefois la perte de la vision de l'œil correspondant. On en trouve souvent l'explication dans des lésions graves survenues de l'intérieur de l'œil, telles que le décollement de la rétine, la déchirure de la choroïde ou l'apoplexie du corps vitré. Dans d'autres cas, l'ophthalmoscope ne laisse d'abord constater aucune altération, et ce n'est qu'après plusieurs mois qu'on voit survenir l'atrophie de la papille ; il s'agit alors probablement d'une déchirure du nerf optique ou de sa compression par une fracture siégeant au sommet de l'orbite. Cette explication nous paraît plus conforme à la réalité des faits, que l'hémorrhagie intra-vaginale de ce nerf signalée par quelques auteurs et qui est une pure imagination. Quant à l'hypothèse consistant à admettre que l'amaurose produite est un phénomène reflexe dû à la lésion du nerf sus-orbitaire, elle est aujourd'hui à peu près complètement abandonnée.

2° *Plaies.* — Les instruments piquants ou tranchants, ainsi que les projectiles de guerre, pénètrent dans l'orbite, tantôt après avoir traversé l'œil de part en part, tantôt en passant dans l'espace restreint qui sépare le globe des parois orbitaires. Arrivés dans la cavité de l'orbite, ils rencontrent des muscles, des vaisseaux et des nerfs nombreux, qu'ils peuvent intéresser en plus ou moins grand nombre, y compris le nerf optique qui est le principal organe de la région. Enfin, on les voit souvent continuer leur trajet et venir fracturer les parois orbitaires et même pénétrer dans les cavités voisines.

Les accidents qu'ils déterminent sont très variables. Le plus fréquent est un épanchement de sang, souvent assez considérable pour produire l'exophthalmie, mais on peut également observer le strabisme, la perte de la vue, des phénomènes inflammatoires, etc.

Le traitement se résume dans l'application de compresses d'eau froide et dans l'emploi des antiphlogistiques locaux et de quelques révulsifs intestinaux. Traitement.

3° *Corps étrangers.* — Les corps étrangers de l'orbite sont de nature très diverse : on y a trouvé des projectiles de guerre, des balles, des grains de plomb, des éclats de verre, des fragments de fleuret ou d'épée, et jusqu'à l'extrémité d'un parapluie, comme dans l'observation souvent citée de Nélaton (1).

Ce qu'il y a de remarquable, c'est que des corps étrangers même assez volumineux peuvent pénétrer dans l'or-

(1) Un malade se présente dans le service de Nélaton pour se faire traiter d'une fistule lacrymale qui s'était déclarée à la suite d'un coup de parapluie reçu dans une querelle. La sonde introduite conduisait sur un corps dur, situé dans l'orbite, ayant dévié l'œil en dehors et y ayant aboli presque toute vision. Le professeur, après avoir fait une large incision, put retirer de la cavité orbitaire un bout de parapluie de quatre centimètres et demi de long sur un centimètre de diamètre : après l'opération l'œil reprit sa place et la vision se rétablit.

bite, sans intéresser l'œil qui échappe au traumatisme, grâce à sa mobilité et à sa forme arrondie. Ainsi Duret a observé un blessé chez lequel une balle pénétra dans l'orbite droite, passa en arrière du globe sans l'intéresser et sortit par l'orbite gauche, en détruisant l'œil de ce côté. L'un de nous a extrait une balle de pistolet logée en arrière et un peu du côté externe de l'orbite, sans que le globe oculaire ait été atteint.

Quoi qu'il en soit, ces corps étrangers déterminent des accidents fort divers : les uns sont susceptibles de s'enkyster et de rester silencieux ; d'autres déterminent rapidement des phénomènes phlegmoneux ; plusieurs ne provoquent qu'une suppuration peu abondante, mais qui dure des mois et des années et devient ainsi par sa constance un signe précieux de diagnostic. Ce travail suppuratif tend à éliminer le corps étranger, mais celui-ci peut sortir par un point tout autre que son ouverture d'entrée, et on en a vu s'échapper par la narine et même par la bouche.

L'extraction des corps étrangers doit toujours être tentée, quand on la juge possible sans trop de délabrements. Elle est souvent plus facile quand un abcès s'est formé, mais ce n'est une raison de temporiser que quand le peu de volume de l'agent vulnérant et sa trop grande profondeur excluent toute intervention hâtive.

4° *Fractures*. — Il nous reste à dire un mot des fractures des parois orbitaires, dont les unes sont directes et les autres indirectes, mais dont l'étude rentre dans la pathologie chirurgicale plutôt que dans la pathologie oculaire.

Lorsque la fracture occupe la paroi interne de l'orbite, elle intéresse souvent les cellules ethmoïdales et même le sinus frontal, de sorte que l'air des narines s'introduit avec la plus grande facilité dans le tissu cellulaire des paupières et produit l'emphysème. Les fractures des parois externes et inférieures tirent leur principal intérêt des lésions de l'œil qui les accompagnent, car elles sont souvent déterminées par des projectiles qui atteignent le globe, ou l'intéressent par les esquilles osseuses qu'ils poussent au devant d'eux (Legouest). Enfin, les fractures de la paroi supérieure sont les plus graves de toutes, à cause du voisinage de l'encéphale et des altérations cérébrales dont elles peuvent s'accompagner.

Pour s'opposer aux accidents inflammatoires que provoquent ces traumatismes, il faut se conformer aux règles de la chirurgie générale, en ayant soin de surveiller attentivement l'état de l'œil, afin d'être prêt à combattre toutes les complications qui se produisent du côté de cet organe.

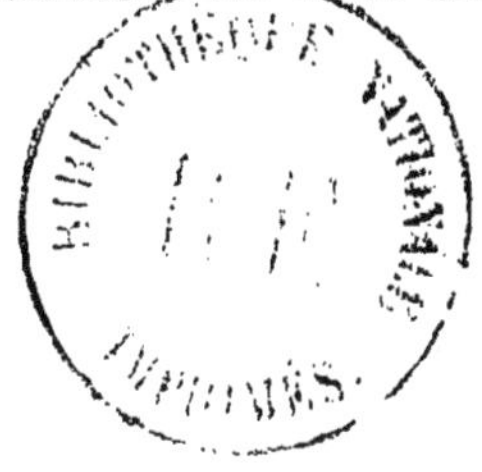

FIN.

TABLE DES MATIÈRES

3554-85. — Corbeil. Typ. et Stér. Crété.

3542-85. — CORBEIL. Typ. et stér. CRÉTÉ.

www.ingramcontent.com/pod-product-compliance
Ingram Content Group UK Ltd.
Pitfield, Milton Keynes, MK11 3LW, UK
UKHW022323190726
13856UKWH00001B/185